U0302914

全美经典学习指导系列

人体解剖与生理学

（第二版）

〔美〕K．M．范德赫拉夫　R．沃德里斯　著

高秀来　张茂先　等译

科学出版社

北　京

内 容 简 介

本书包括人体解剖与生理学的基本知识,提供大量实践性信息,帮助学生实际操作或解决具体问题。通过列举实例,强调了解剖学与生理学的结合,有针对性地展示了人体的结构及功能。

本书编排设计符合认知科学规律,益于提高学习能力和学习效率。各章先确定主题,再引出解释和说明,随后以启发式问答展开探讨。还附有临床、发育和人体动态平衡过程的相关知识点。各章末的复习题和答案有助于学生的应试。本书采用大量透视图和流程图直观地表达解剖结构和生理过程。章末附关键的临床术语。

本书适用于高等院校医学科学和生命科学相关专业师生及健康卫生相关职业人员。

Kent M. Van De Graaff, R. Ward Rhees.

Schaum's Outline of Theory and Problems of

HUMAN ANATOMY AND PHYSIOLOGY, Second Edition

ISBN:0-07-066887-6

Copyright © 1997 by The McGraw-Hill Companies, Inc.

Authorized translation from the English language edition published by The McGraw-Hill Companies, Inc.

图字:01-2002-0540 号

图书在版编目(CIP)数据

人体解剖与生理学/(美)范德赫拉夫(Van de Graaff,K.M.)等著;高秀来等译.—北京:科学出版社,2002.8

(全美经典学习指导系列)

ISBN 978-7-03-010144-0

Ⅰ.人…Ⅱ.①范…②高…Ⅲ.①人体解剖学②人体生理学Ⅳ.①R322②R33

中国版本图书馆 CIP 数据核字(2002)第 008928 号

责任编辑:林梦阳

责任印制:赵 博/封面设计:陈敬

斜 学 出 版 社 出版

北京东黄城根北街 16 号

邮政编码:100717

http://www.sciencep.com

北京科印技术咨询服务有限公司数码印刷分部印刷

科学出版社发行 各地新华书店经销

*

2002 年 8 月第 一 版 开本:890×1240 1/16

2025 年 1 月第八次印刷 印张:23

字数:753 000

定价:89.00 元

(如有印装质量问题,我社负责调换)

作 者 简 介

KENT M.VAN DE GRAAFF 目前是犹他州 Ogden 市韦伯州立大学动物学教授。1965 年获得韦伯州立学院动物学理学学士学位；1969 年获得犹他大学理学硕士学位；1973 年获得北方亚利桑那大学博士学位。1974 年修完神经肌学方面的博士后，并在明尼苏达州和 Brigham Young University 担任"人体解剖学"教学工作。Van De Graaff 主编或参编了众多医学系列教材的，包括《人体解剖学》、《解剖和生理学概论》和《人体解剖生理学大纲》等。

R.WARD RHEES 是 Brigham Young University 的动物学教授。1967 年获得犹他州大学药学理学学士学位。1971 年获得科罗拉多州立大学生理学博士学位。曾于韦伯州立大学任教，是 UCLA 医学院解剖系和脑研究所的访问学者。他关于人脑的性别差异的研究曾多次被权威性学术期刊发表，并多次出席国内和国际学术会议。

（周　馨　高秀来　译）

参 译 人 员

主译 高秀来 张茂先

参译人员（以姓氏笔画为序）

万华瑛 王 伟 方学平 刘丽敏 刘 霞

朱 莹 孙丽娜 李 莉 邵雪梅 杨 琳

周 馨 赵 珏 常丽荣 谢 燕

秘书 周 馨

前　　言

掌握人体解剖学和生理学这两门科学,对即将从事医疗事业(如药学、护理学、牙科学、医药技术、物理治疗以及体育训练等)的学生来说至关重要。Schaum's 第二版《人体解剖生理学》的宗旨是向广大学生提供大量实践性信息,使他们在实际操作或遇到具体问题时能够得心应手,游刃有余。此外,该书通过列举大量实例强调了另一原则——解剖学和生理学的结合、形态与功能的结合。我们将二者完美统一起来,有针对性地展示人体的结构及功能。该书这种强有力的结合和特有的临床针对性,对致力于从事健康相关职业学生的学习将大有裨益。此外,针对国际 MCAT,DAT 以及其他相关的国际医学资格考试认证的各类题型,本书进行了系统归纳和整理,针对性强。

本书的主题顺序及内容安排与现行人体解剖学和人体生理学教材相一致,若做为课本补充材料或笔记,本书将有效地提高学生的学习效率和学习成绩。

本书组稿缜密,专为提高实际学习能力而设计。每章节都由三大部分组成,采用"目的—概况—问题"模式。其中,目的部分确定主题,提供讨论对象以及期望学生达到的掌握程度。

目的后面的概况部分带有放大镜的小图标 标示,后面为段落主体,对主题的本质进行详细的解释和说明。问题及答案部分用于检查对主题的理解程度,并为达到预期目的提供额外补充。

除正文部分,我们可以看到一些用小图标标示出的、强调性的小段落。这些很有趣的内容将涉及后面要讨论的部分。通常采用了以下三种图标:

医生的拐杖:表示临床相关知识。

胚胎:表示医学进展和现实重要性。

天平:表示人体维持动态的稳态平衡的过程。

本书提供的不仅限于文字性说明。解剖学和生理学都属于视觉型学科,本书的插图艺术性加上更逼真的设计,并以最佳位置附于文字性内容旁边,一目了然,是最大的优势。大量透视图的采用使学习变得更轻松,而流程图则将一些复杂的生理过程用极其简单明了的形式表达出来。

本书的创新点是囊括了一些有关生长稳态及与目的相关的临床概念。这些与人体器官发育相关的知识,将更有助于广大学生理解人体各系统之间的相互作用机制。新图、新的标题以及表格又对文字性内容进行了有效的补充。标题加黑以示强调。每章的末尾是附有完整答案及解释的复习题,便于学生考察自己对知识的掌握程度。每章末尾处有关键的临床术语的定义。

很多人参与了本书的编写工作,在这里向他们一一致谢。Christopher H. Creek 和 Scott Schwendiman 负责透视图的设计,Rendell Ashton 和 Joseph Ashton 负责编写问题部分,同时对负责本书录入校稿的 Ann Mirels 表示诚挚的谢意。Michael W. Hancock 和 Jhon L. Crawley 负责版面设计。最后,感谢麦格劳 希尔的编写秘书 Maureen Walker 对本书最终定稿所作的贡献。

(周　馨　高秀来　译)

目　　录

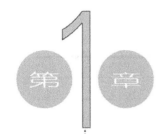

人体概述

目的 A　解剖学和生理学的定义及二者的关系。

　　解剖学和生理学是生物学的分支,生物学主要研究活的生命体,包括植物和动物。人体解剖学是研究人体结构和结构之间的相互关系。人体生理学则是研究有关人体各部分的功能。一般来讲,结构决定功能。

1.1　人体解剖学的分科。

　　包括:大体解剖学,研究肉眼观察到的结构;显微解剖学,研究显微镜辅助下观察到的结构(细胞学是研究细胞和细胞器,而组织学是研究构成器官的组织);发育解剖学,是研究从受精到出生的结构变化;病理解剖学(病理学),则是研究由疾病引起的结构改变。

1.2　人体生理学的分科。

　　包括:细胞生理学,研究细胞各部分之间的相互作用以及通常情况下细胞器和细胞的特殊功能;发育生理学,研究生物体发育过程中发生的功能变化;病理生理学,则是研究器官老化或疾病引起的功能变化。

目的 B　参照物种分类图描述人类并列举生命的生理需求。

　　智人,我们人类赋予自己的名称,是与许多动物有着共同特征的生物体。因为人类具有独特的特征,所以在以结构特征同源为基础进行分类的物种图中,人类是单独的一个分支。

1.3　解释为什么把人类归于动物一类?

　　像其他动物一样,人也要呼吸、摄入和消化食物、排泄废物、繁殖子代。作为有机体,人死后,肉体可被其他动物(主要是微生物)分解、消耗。人体产生、储存和利用能量的过程与所有生命体相同。整个自然界都拥有着与人类共同的遗传密码。在许多物种中观察到的基本发育模式在人类胚胎中同样存在。

1.4　生物体生存的基本生理需求是什么?

　　水,为各种代谢过程所必需;食物,为新生命的产生提供能量、原料,为生命反应提供化学原料;氧,从食物中释放能量;热,促进化学反应;气压,呼吸发生的条件。

1.5　人类分类（分类学角度）。

表 1.1　人类的分类

分类单元	类　群	特　　　征
界	动物界	细胞具有清晰可见的细胞核，缺少细胞壁、质体和光合色素
门	脊索门	脊索；背部中空神经索；咽囊
亚门	脊椎动物亚门	软骨或骨质的内骨骼；脊柱
纲	哺乳动物纲	毛发；乳腺；三块听小骨；附着的胎盘；肌肉的隔膜
目	灵长目	有指的手；适于抓握；较大的大脑
科	人科	发达的、高度进化的大脑；扁平的面部；两足站立和行走；高度进化的发音结构；拇指可以对掌
属	人属	
种	人种	

目的 C　人体结构层面。

　　　化学层面和细胞层面分别从基本结构和功能上反映人体。人体结构的每一层面均表明了与上一层面的关系（图 1.1）。虽然成人体细胞数以亿万计，但细胞的类型却只有几百种。

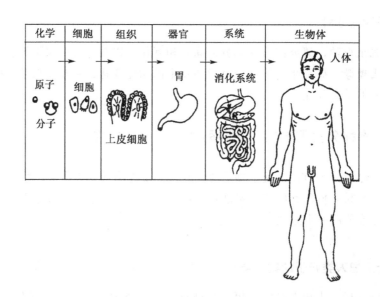

化学	细胞	组织	器官	系统	生物体
原子 分子	细胞 上皮细胞		胃	消化系统	人体

图 1.1　人体结构层面。化学、细胞、组织层面是微观的，而器官、
系统和生物体水平是宏观的。

1.6　相同的细胞是如何结合在一起的？

　　相同的细胞均一排列，通过分泌的非生命基质连接成组织。不同组织的基质成分各异，可以是液体、半固体或固体等多种形态。例如，血液组织具有液体基质，而骨细胞则是固体基质。然而，不是所有相同的细胞都有连接基质，如分泌细胞是分散在另一种组织细胞中的单个的个体。

1.7　组织的定义及重要性。

　　组织（tissue）是由发挥特定功能的，以支持基质结合起来的相同细胞的集合。组织学是研究有关组织的显微科学。病理学是研究有关病变组织的医学科学。有关组织的描述见第4章。

1.8 列举组织的4种主要类型并描述各自的功能。

上皮组织（epithelial tissue）［亦即上皮（epithelium）］覆盖身体和器官表面，内衬体腔和器官内腔（身体管道的空腔部分），并构成各种腺体。上皮组织负责保护、吸收、排泄和分泌。

结缔组织（connective tissue）连结、支撑和保护身体各部分。

肌肉组织（muscle tissue）通过收缩完成身体各部分的运动。

神经组织（nervous tissue）始发并传导神经冲动，协调身体活动。

1.9 举例定义器官并描述器官的功能。

骨，如股骨，就是一个**器官**（organ），即由几种类型的组织构成的，发挥特定功能的集合体。股骨的成分包括骨组织、神经组织、血管（血液）组织和软骨组织（关节上）。股骨作为骨骼系统的一部分，辅助支撑身体；作为肌肉系统的一部分，为肌肉提供附着点；作为循环系统的一部分，红骨髓可以造血。

生命器官是发挥关键性功能的器官。例如，心脏泵血，肝脏储存糖原并分解衰老的血细胞，肾脏过滤血液，肺交换呼吸的气体，而脑有控制和协调身体的功能。生殖器官不是生命必须器官，但也不是附属器官。当一个或多个生命器官功能衰竭时，人就会死亡。

1.10 定义人体的系统。

系统（system）是两个或两个以上的器官及相关结构作为一个功能整体，行使一种或一系列的相同功能的组合。如循环系统推动血液流动。有些器官不止参与人体一个系统。胰腺既参与消化系统，产生和分泌消化酶（胰液）；又参与内分泌系统产生激素（化学信使、胰岛素和胰高血糖素）。每个人体系统的基本结构和功能见图1.2至图1.11。

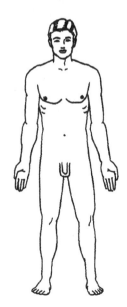

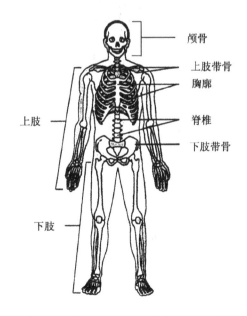

组成 皮肤及其附属结构(毛发、指趾甲和脂汗腺)
功能 保护身体、调节体温、排除废物并感受特殊刺激(触觉、温度和痛觉)

图1.2 皮肤系统。

组成 骨、软骨和韧带（在关节处连接骨）
功能 支持、保护、运动和力量；造血、贮存矿物质

图1.3 骨骼系统。

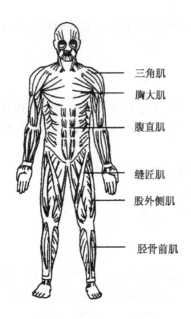

组成　骨骼肌和附着的腱
功能　影响身体运动,保持姿势,产生身体热
　　　量

图1.4　肌肉系统。

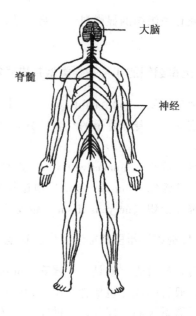

组成　脑、脊髓、神经和感觉器官(眼、耳)
功能　感觉并对内外环境的变化作出反应,推
　　　理和记忆,协调身体活动

图1.5　神经系统。

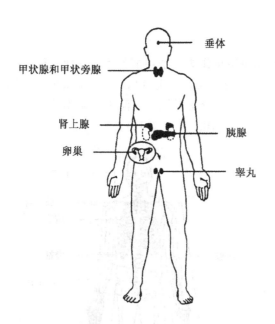

组成　产生激素的腺体
功能　通过对分泌进入血液循环激素的控制和整
　　　合人体功能

图1.6　内分泌系统。

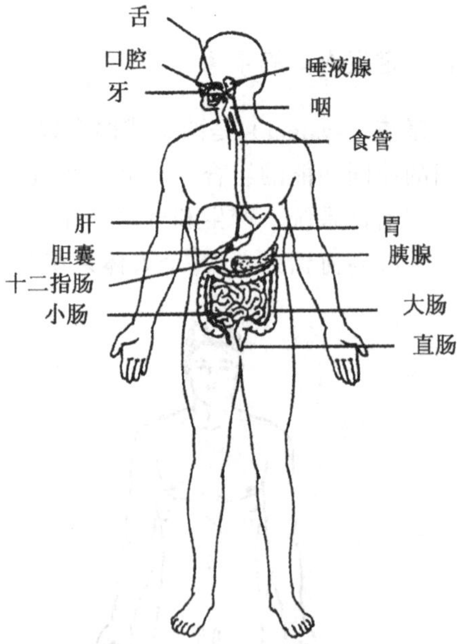

组成　消化吸收食物的人体器官
功能　机械和化学方式分解食物供细胞利用
　　　并排出未消化的残渣

图1.7　消化系统。

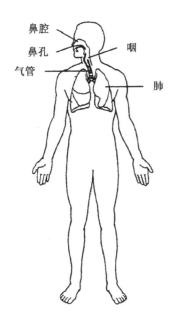

组成　与进出肺部血液的气体（O_2 和 CO_2）运
　　　送有关的器官
功能　给血液提供氧并排出二氧化碳；帮助调
　　　节酸—碱平衡

图 1.8　呼吸系统。

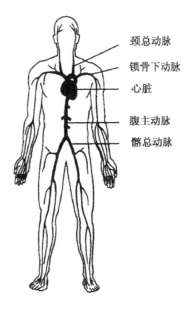

组成　心脏和运送血液或血液成分的血管
功能　运送呼吸的气体、营养、废物和激素；
　　　保护免于疾病和液体流失；帮助调节体
　　　温和酸碱平衡

图 1.9　循环系统。

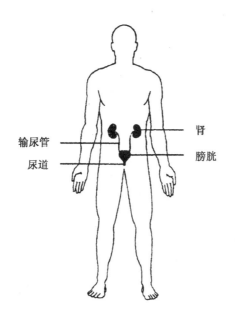

组成　消除血液中的废物及从人体排出尿的器官
功能　从血液中消除各种废物；调节化学成分、容积和
　　　血液的电解质平衡；帮助保持人体的酸碱平衡

图 1.10　泌尿系统。

　　除生殖系统外，构成人体系统的所有器官均在出生前胚胎发育期的六周内形成
（从第三周开始至第八周结束）。生命器官和系统不仅在这个时期形成，而且许多已
开始发挥功能。例如：受精后 25 天，心脏通过循环系统泵血。生殖系统的器官在
受精后 10 至 12 周形成，但直到青春期 12 或 13 岁才成熟并发挥功能。

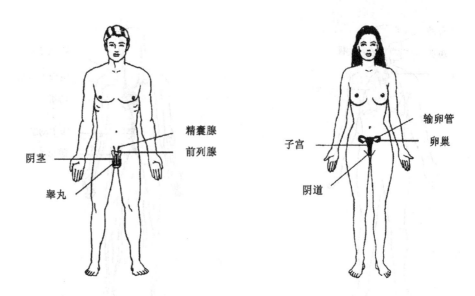

组成　产生、贮存并运送生殖细胞（配子、或精子和卵）的人体器官
功能　繁殖后代，产生性激素

图 1.11　男性和女性生殖系统。

目的 D　人体系统及其大体功能。

1.11　哪一种人体系统发挥支撑和运动功能？

肌肉和骨骼常被看作是肌肉骨骼系统，因为它们在人体的支撑和运动方面联合发挥作用。这两个系统包括关节（滑液）在运动学（人体运动的机理）中进行了深入细致的研究。皮肤系统也提供一些支撑，它的弹性为运动提供了空间。

1.12　哪一种人体系统发挥整合和协调功能？

内分泌系统和神经系统保持人体功能的协调一致，前者通过激素（化学物质）进入血液循环发挥作用，后者通过传导神经元（神经细胞）的神经冲动（电化学信号）发挥作用。

1.13　哪一种人体系统涉及处理和运输人体物质？

营养、氧和各种废物是通过消化、呼吸、循环、淋巴和泌尿系统处理并运输的。淋巴系统常被认为是循环系统的一部分，是由淋巴管、淋巴液、淋巴结、脾和胸腺构成。淋巴系统从组织运送淋巴到血液中，保护人体免于感染，还可以帮助脂肪吸收。

　循环系统的疾病或功能问题在临床上是非常重要的，因为血液流动分配到各生命器官。动脉硬化，是一种常见的退行性血管疾病，导致动脉血管失去弹性、壁变厚。动脉粥样硬化是动脉硬化的一种，在血管的内壁形成了粥样的斑块物质。血栓是血管内的血凝块。动脉瘤是动脉的膨胀或膨出，而缩窄则是血管的一部分狭窄。

目的 E　解释稳态的含义。

　稳态（homeostasis）是指机体内环境维持近似平衡的过程，以保证细胞发挥高效的代谢功能。自身平衡通过一些效应器（通常是肌肉或腺体）保持，通过内环境的感觉信息来调节。

1.14　稳态的主要调节方式。

本质上，身体的所有控制系统都是通过负反馈调节。如果内环境的某个因素偏离了预设的点，监测这个因素的系统就会启动纠错（因此是负反馈）使其回到正常状态。图 1.12 列举一个实例。

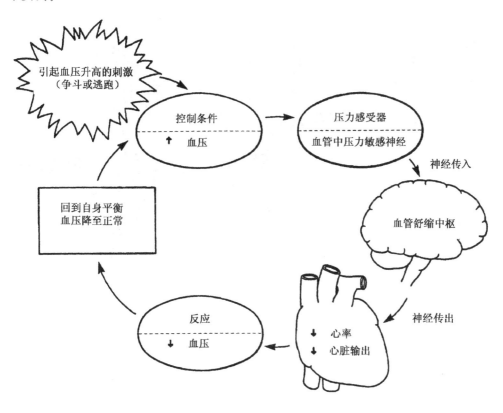

图 1.12　血压的稳态。反馈机制维持动态平衡的形式：输入（刺激）、监测中心、输出（反应）。

1.15　稳态与病理生理学之间的关系。

在感觉上，这两者之间是对立的，健康反应了稳态；而功能异常，即病理生理学，标志着稳态的偏离。病理生理学是诊断和治疗疾病的基础，以恢复正常的形态。

目的 F　解剖学姿势。

描述身体各部分之间关系的方位术语都是参照标准解剖学姿势而言的（图 1.13）。解剖学姿势是身体直立，两足并立，足尖向前，两眼平视前方，上下肢垂直于躯干两侧，手掌向前，手指向下的状态。

1.16　手掌的方向为何不是自然状态?

在胚胎发育早期，手掌是旋后的（面向前或上方）。后来，上臂绕轴旋转使手掌处于旋前位置（面向下或后方）。因此，解剖学姿势根据的是早期发育而定位的。

目的 G　定位和描述结构的参考平面。

人体的三个平面（假想的平面）常用于描述结构排列。这三个平面分别是正中矢状面、冠状面、横切面。

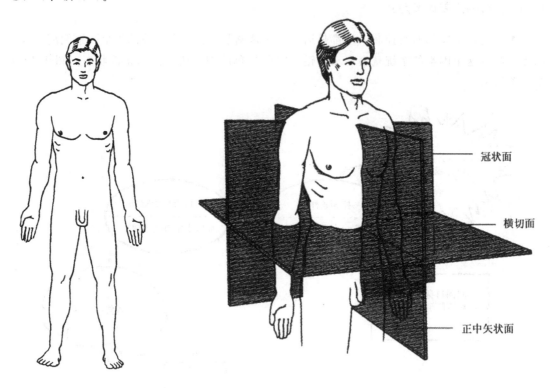

图 1.13　解剖学姿势。　　　　　　　　　图 1.14　人体的参考平面。

1.17　区别人体主要平面。

正中矢状面（midsagittal plane）是人体的对称面，将人体分为左右两部分。**旁矢状面** [sagittal（parasagittal）plane] 是与正中矢状面平行，将人体分为左右不等的两部分。**冠（额）状面** [coronal（frontal）plane] 将人体分为前后部分。**横切（水平或横断）面** [transverse（horizontal or cross-sectional）plane] 将人体分为上下两部（见图 1.14）。

1.18　参照人体平面，讨论 CT 和 MRI 优于传统 X 射线的原因。

传统的 X 射线光片其临床价值有限，因为它是在一个垂直面上成像，不同结构的图像经常重叠。计算机体层成像（CT 扫描）和核磁共振成像（MRIs）的一个重要的优点是它们能沿横切面或矢状面成像。这些图像与人体实际切面所反映的相同。

目的 H　确定并定位主要的身体区域。

　　主要的身体区域有：头、颈、躯干、上肢（两个）和下肢（两个）。躯干又常分为胸部和腹部。

1.19　说明含有臂、肘窝、草窝和腋的局部。

在主要人体区域中，特殊结构或临床重要区域的解剖学名称见图 1.15。了解这些术语以便为以后深层结构的学习打下基础。

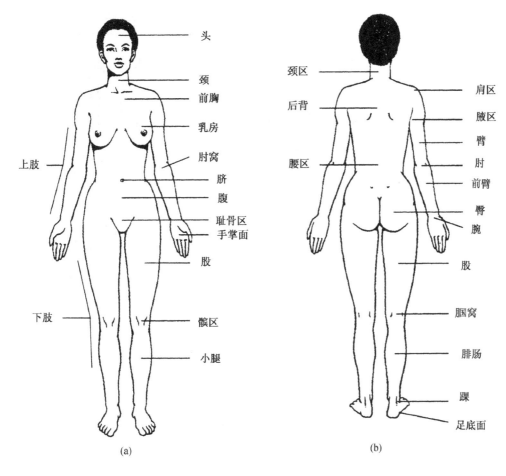

图 1.15　主要人体局部。　　(a) 前面观；(b) 后面观。

目的 I　确定并定位主要的体腔及其中的器官。

　　　　体腔是由连续的膜限制起来的空间，用于保护、分隔、支持器官的。如图 1.16 所示，**后（背）侧体腔** [posterior (dorsal) cavity]，包括**颅腔**（cranial）和**椎管** [verteral cavity (or vertebral canal)]，容纳脑和脊髓。**前（腹）侧体腔** [anterior (ventral) cavity] 包括**胸**（thoracic）、**腹**（abdominal）、**盆腔**（pelvic cavity），容纳内脏。腹腔和盆腔常看作**腹盆腔**（abdominopelvic cavity）。体腔按功能分隔器官和系统。神经系统的大部分占据后侧体腔；呼吸系统的主要器官在胸腔里；消化系统基本器官在腹腔中；而生殖器官则在盆腔里。

1.20　什么是内脏器官？

内脏器官（visceral organ），或**内脏**（viscera），是位于前体腔的器官。胸腔的内脏包括心脏和肺。腹腔的内脏包括胃、小肠和大肠、脾、肝和胆囊。

1.21　胸膜腔和心包腔处于什么位置？

胸腔有两个胸膜腔 [pleural cavity （一肺一个）] 和一个**心包腔** [pericardial cavity （包围心脏）]。两肺之间的结构称为**纵隔**（mediastinum）。

1.22　胸腔器官位于不同腔室的临床意义。

每个胸腔器官位于不同的腔室内，可将损伤减少到最小；而且可防止疾病从一个器官到

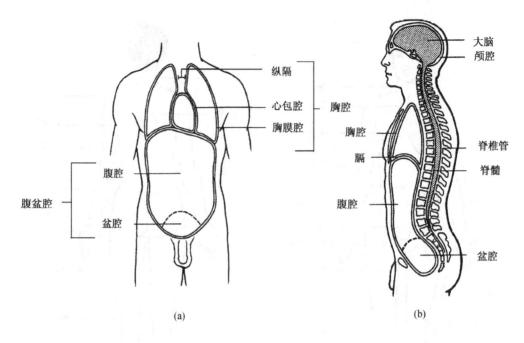

图 1.16　主要的体腔。　　（a）前面观；（b）中矢观。

另一个器官的蔓延。虽然双肺是同时发挥功能，但它们也可以单独工作。损伤可能引起一侧肺塌陷，另一侧仍可发挥功能。

目的 J　讨论各种体膜的类型和功能。

　　　　　　　体膜由薄层的结缔组织和上皮组织构成。它们覆盖、保护、润滑、分隔或支撑内脏器官并划分体腔。主要有粘膜和浆膜。

1.23　黏膜的功能是什么？

　　黏膜（mucous membrane）分泌黏稠的物质，称黏液，润滑和保护分泌处的器官。

1.24　下列哪个器官全部或部分被覆黏膜？

　　（a）气管，（b）胃，（c）子宫，（d）口腔和鼻

　　以上所有器官内壁都有黏膜结构。鼻腔和气管中的黏液能捕获空气中的微粒；口腔黏液防止干燥；黏液覆盖胃的上皮保护其免受消化酶和盐酸损害；而子宫中的黏液则防止病原体进入。

　　　　　　黏膜在鼻、口腔以及子宫是提供保护的第一道防线。温暖、湿润、血供丰富的黏膜易于受到病原体的侵入。然而，在这些部位分泌的酸性黏液能有效杀死大多数微生物。有时黏膜被感染，人体其他免疫应答会作出反应。感冒或咽喉疼痛是因黏膜感染出现肿胀和充血而致，这是抗感染的第一反应。

1.25　描述浆膜的组成和通常的位置，并与黏膜区分。

　　浆膜（serous membrane）分布于胸和腹盆腔，并覆盖内脏器官。由薄层的上皮组织（单层鳞状上皮）构成，润滑、支撑、分隔内脏器官。浆液是其分泌的水样润滑剂。

1.26　独立浆膜的特殊位置。

见表 1.2 和图 1.17。

表 1.2　浆膜及其位置（分布）

腔	浆膜	位置（分布）
胸腔	内脏胸膜	紧贴肺的外表面
	壁胸膜	内衬胸壁和膈的胸面
	内脏心包（心外膜）	覆盖心脏的外表面
	壁心包	包围心脏的持久覆盖（物）
腹盆腔	内脏腹膜	覆盖腹部内脏
	壁腹膜	内衬腹壁
	肠系膜	连结壁与内脏腹膜的腹膜双层折叠

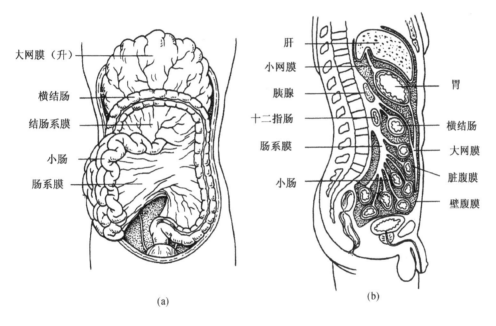

大网膜（升）
横结肠
结肠系膜
小肠
肠系膜

肝
小网膜
胰腺
十二指肠
肠系膜
小肠

胃
横结肠
大网膜
脏腹膜
壁腹膜

(a)　　　　　　　　　　　(b)

图 1.17　浆膜和它们相关的内脏器官。　（a）前面观；（b）中矢观。

胸膜炎是胸膜发生的炎症。这种感染通常局限在一个胸膜腔。胸膜腔的损伤（如压碎了肋架或枪伤或刀伤）会使空气进入胸膜腔——称为气胸。血液进入胸膜腔称为血胸。气胸引起伤侧肺的塌陷，彼此分隔的胸腔器官保证了健侧肺的正常功能。

1.27　腹膜腔及腹膜外位器官的含义。

壁腹膜是附着在腹壁内面的一层薄膜。而脏腹膜继续包绕肠及其他内脏。**腹膜腔**（peritoneal cavity）是壁腹膜与脏腹膜之间的空隙。腹膜外位器官，如肾、肾上腺和部分胰，位于壁腹膜后面，但仍在腹盆腔中。

腹膜炎是腹膜发生的炎症。这种感染局限于腹膜腔，正常情况下，腹膜腔是无菌的，但可能因内脏器官破裂（如破裂的阑尾）、异位妊娠（异常位置妊娠）或术后并发症而污染。腹膜炎一般非常痛苦，可以危及生命。治疗通常使用大剂量的抗生素，必要时行腹膜腔插管引流。

1.28　陈述肠系膜的功能。

　　肠系膜（mesentery）是支撑悬垂状态的盆腔脏器的双层浆膜，不妨碍肠的蠕动（肌肉的节律性收缩）。肠系膜内走行着支配和营养内脏的血管及神经。

目的 K　熟悉解剖学结构的描述性和方位性术语。

　　　　　　　　描述性和方位性术语是参考解剖学姿势来表达人体的结构、面和身体区域的
位置。

1.29　描述性和方位性术语的定义及用法。

　　一些最常用的描述性和方位性术语列于表1.3。

表 1.3　常用的描述和方位术语

术　语	定　义	举　例
上（颅侧）	较近颅为上	胸在腹的上方
下（尾侧）	较近足为下	腿在躯干的下方
前（腹侧）	距身体腹面近者为前	脐在身体的前面
后（背侧）	距身体背面近者为后	肾在小肠的后面
内侧	距身体正中面近者为内侧	心脏在肺的内侧
外侧	距身体正中面远者为外侧	耳在头的外侧
内（深）	离身体表面远者为内	脑在颅内
外（浅）	离身体表面近者为外	皮肤在肌肉外
近侧	距躯干近者为近侧	膝在足的近侧
远侧	距躯干远者为远侧	手在肘的远侧
脏	与内部器官有关的	肺被一层称为脏胸膜的薄膜覆盖
壁	与体壁有关的	壁胸膜是胸腔的内衬

复　习　题

选择题

1. 细胞分泌物的研究可以看作是（　　）学科的一部分。　　（a）组织学　　（b）细胞学　　（c）发育生物学　　（d）免疫学　　（e）解剖学

2. 指甲属于人体系统（　　）部分结构。　　（a）骨骼　　（b）循环　　（c）体被　　（d）淋巴　　（e）网状内皮

3. （　　）两个人体系统是调节性的。　　（a）内分泌　　（b）神经　　（c）肌肉　　（d）骨骼　　（e）循环

4. 头和胸之间的人体局部最可能是（　　）。　　（a）腰部　　（b）喉部　　（c）躯干部　　（d）颈部　　（e）咽部

5. 解剖学姿势是指（　　）。　　（a）面向下躺着　　（b）面向上躺着　　（c）面向前直立　　（d）以胎儿的姿势

6. 解剖学姿势中，拇指位于（　　）。　　（a）外侧　　（b）内侧　　（c）近侧　　（d）水平　　（e）浅的

7. （　　　）不属于四种主要的组织类型。　　（a）神经组织　　（b）骨组织　　（c）上皮组织　　（d）肌肉组织　　（e）结缔组织

8. （　　　）不是浆膜。　　（a）壁腹膜　　（b）肠系膜　　（c）内脏胸膜　　（d）口腔的内衬　　（e）心包

9. 除了在人体的特定部位外，对器官结构和功能之间关系的最恰当的描述是（　　　）。　　（a）负反馈系统　　（b）结构决定功能　　（c）器官系统的自身平衡是重要的　　（d）不存在

10. （　　　）不是脊索动物的特征。　　（a）脊柱　　（b）脊索　　（c）咽囊　　（d）背部中空神经索

11. 腹腔包括（　　　）。　　（a）心脏　　（b）肺　　（c）脾　　（d）气管

12. 前腔由以下所有腔构成，除了（　　　）。　　（a）脊椎腔　　（b）胸膜腔　　（c）胸腔　　（d）盆腔　　（e）腹腔

13. 前臂（antebrachium）是指（　　　）。　　（a）胸部　　（b）手　　（c）臂部　　（d）腋窝　　（e）前臂（forearm）

14. 属腹膜后位器官的是（　　　）。　　（a）胃　　（b）肾　　（c）心脏　　（d）阑尾　　（e）肝

15. 脚对于股部就像手对于（　　　）。　　（a）臂　　（b）肩　　（c）手掌　　（d）手指

16. （　　　）术语定义膝与髋的位置最恰当。　　（a）外侧　　（b）内侧　　（c）远侧　　（d）后　　（e）近侧

17. 胸腔与腹盆腔的分隔是通过（　　　）。　　（a）纵隔　　（b）腹壁　　（c）胸骨　　（d）腹中隔　　（e）膈

18. 血液进行远距离调节是通过运送以下（　　　）化合物来完成的。　　（a）血细胞　　（b）激素　　（c）离子　　（d）机械冲动　　（e）神经递质

19. 当医生切除感染阑尾时，（　　　）浆膜首先切开。　　（a）壁腹膜　　（b）背肠系膜　　（c）内脏胸膜　　（d）壁胸膜

20. 如果一个解剖学家想了解气管、食管、颈部肌肉和颈椎之间的结构关系，那么（　　　）切面是最适合的。　　（a）矢状面　　（b）冠状面　　（c）横切面　　（d）垂直面　　（e）旁矢状面

21. （　　　）方位术语是最接近的反义词。　　（a）内侧与近侧　　（b）上与后　　（c）近侧与外侧　　（d）浅与深

22. 肺位于（　　　）。　　（a）纵隔腔、胸膜腔和胸腔　　（b）胸腔、胸膜腔和前腔　　（c）腹膜腔、胸膜腔和胸腔　　（d）胸膜腔、心包腔和胸腔　　（e）以上都不是

23. 下列（　　　）浆膜共同内衬横膈。　　（a）内脏胸膜——内脏腹膜　　（b）内脏胸膜——壁腹膜　　（c）壁胸膜——壁腹膜　　（d）壁胸膜——内脏腹膜

24. 在负反馈系统中（　　　）。　　（a）传入总是保持稳定的（自身平衡）　　（b）传入没有实际目的　　（c）传出部分返回系统　　（d）传出总是保持稳定的

25. 血液从心脏经主动脉流到子宫，其经过的体腔或区域的先后顺序是（　　　）。　　（a）胸、心包、骨盆、腹　　（b）心包、纵隔、腹、骨盆　　（c）胸膜、纵隔、腹、骨盆　　（d）心包、胸膜、腹、骨盆

判断正误

_____1. 组织学是对组织的显微研究。

_____2. 器官的功能可以从它的结构预测。

_____3. 一群细胞协作完成一项特殊功能称为组织。

_____4. 在解剖学姿势中，身体直立，两足并立，上肢放松置于身体两侧，掌心向前。

_____5. 矢状面将人体分为左右两半。

_____6. 拇指位于其他手指的外侧、前臂的远侧。

_____7. 从黏膜分泌的黏液保持肺部的湿润。

_____8. 运动中体温的升高是自身平衡反馈机制的实例。

_____9. 肠系膜将内脏紧紧连结在体壁以防止它们过度运动。

_____10. 一个 6 英寸长的刀从外侧刺入男性左乳，将刺穿壁胸膜引起气胸。

_____11. 所有的内脏器官都包括在腹盆腔内。

_____12. 计算机体层（CT）扫描可以沿横切面成像。

_____13. 术语 parietal 指体壁，而术语 visceral 指人体的内脏器官。

_____14. 人类是人科中仅有的成员。

_____15. 在科学名称智人中，Homo 是属的分类而 sapiens 是种的分类。

填空题

1. _____ 门的动物在它进化的某些阶段，具有背索、背部中空神经索和咽囊。

2. _____ 是我们人类的科学名称。

3. _____是由支撑基质相连接的集合体。

4. _____系统包括皮肤、毛发、指甲以及皮脂腺和汗腺。

5. 神经系统和_____系统控制和整合人体的其他系统。

6. _____ 是维持人体内近于稳定的内环境的动态平衡，以便新陈代谢的完成。

7. _____ 反馈机制在维持自身平衡过程中提供输入到控制器官。

8. 描述身体一部分与另一部分关系的所有方位术语是参照_____姿势。

9. _____ 面将人体分为左右相等的两部分。

10. 腋窝术语上称为_____。

11. 肘的前侧部分称为_____窝，是抽取静脉血的重要部位。

12. 肺被包围在_____腔中，而此腔包括在胸腔中。

13. 黏液由_____膜分泌，而浆液由_____膜分泌。

14. _____ 以悬垂方式支撑腹盆内脏，使其可以蠕动。

15. _____ 是一个方位术语，意思是"远离颅"或"朝向人体较低部位"。

匹配题　将描述人体平面或方位术语配对

_____1. 朝向中央参考点　　　　（a）背侧

_____2. 垂直于颅尾轴　　　　　（b）颅侧或上

_____3. 将人体分为左右两半　　（c）横切面

_____4. 朝向背部　　　　　　　（d）远侧

_____5. 朝向头　　　　　　　　（e）外侧

_____6. 远离正中矢状面　　　　（f）前

_____7. 身体的上表面　　　　　（g）后

_____8. 朝向前　　　　　　　　（h）尾侧或下

_____9. 将人体分为前后两部分　（i）内侧

_____10. 朝向足　　　　　　　　（j）近侧

_____11. 远离中央参考点　　　　（k）冠状面

_____12. 朝向正中矢状面　　　　（l）正中矢状面

填图题 标注右图的人体局部

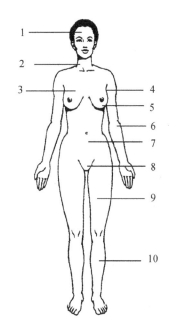

1. _____

2. _____

3. _____

4. _____

5. _____

6. _____

7. _____

8. _____

9. _____

10. _____

填表题 根据提供的信息，完成下表

系 统	主要器官	功 能
循环系统		
	鼻、咽、喉、气管、肺	
		消化食物供细胞利用，排泄残渣
	肾、膀胱、输尿管、尿道	
		支持、保护、运动；血细胞生成的地方
肌肉系统		
	脑、脊髓、神经、感觉器	
		化学调控和整合人体活动
生殖系统		

答　案

选择题

1．（b）细胞学是研究细胞及其功能的。因为分泌产物的产生涉及细胞的代谢功能，因而归于细胞学的一个方面。

2．（c）体被系统包括所有人体的外表面结构；表皮和表皮结构（毛发、指甲和腺体）。

3．（a）、（b）内分泌系统和神经系统参与控制和协调人体功能。神经系统的影响较快，而内分泌系统的影响持续时间较长。

4．（d）术语"颈部的"指有关颈或一个器官的似颈区域。

5．（c）另外，腿、臂垂直，手掌向前。

6．（a）因为在解剖学姿势中，手掌向前，所以拇指处于上肢末端的外侧或桡侧。

7．（b）骨是一种结缔组织类型（见第 4 章）。

8．（d）口腔的内衬来源于外胚层，是复层鳞状上皮。所有浆膜来源于中胚层，是单层鳞状上皮（见第 4 章）。

9．（b）所有人体结构都适应它们担当的特殊功能，而且当结构损坏或畸变，功能常无法完成。

10．（a）所有的脊椎动物（有脊柱的动物）都是脊索动物，但不是所有的脊索动物都能进化出脊椎。

11．（c）心脏、肺和气管包括在胸腔，腹腔的上方。

12．（a）脊椎腔包括在后腔里。

13．（e）术语"ante"意思是"前"；"brachium"意思是"臂"。

14．（b）腹膜后器官位于腹腔的浆膜内衬的后面。肾在腹腔中，但在壁腹膜后。

15．（a）上肢中的臂对应下肢的股（大腿）部位置。

16．（c）"远侧"是指具肢体根部较远，就像膝对于髋。

17．（e）膈是骨骼肌，随吸气和呼气上、下运动，所有的腹部器官位于膈下，仅肺和纵隔内的器官位于其上。

18．（b）激素是内分泌器官直接释放进入血液的化合物。它们常影响相对远离释放激素器官的靶组织或器官的新陈代谢。

19．（a）壁腹膜位于腹腔的内面，在任何腹部手术中首先被切开。

20．（c）横切面提供颈部的剖面观，清晰地看到不同结构之间的空间关系。

21．（d）"浅"意思是"离皮肤近"；"深"意思是"离皮肤远而距人体中心近"。

22．（b）胸膜腔是浆膜包围肺（脏胸膜）形成的。胸膜腔在胸腔的里面，是前腔的一部分。

23．（c）因为膈构成两腔之间的分隔壁，而壁膜通常内衬腔壁，壁胸膜衬在膈的外表面，壁腹膜衬在膈的内表面。

24．（c）系统的传出进入系统，限制进一步传出。

25．（b）仅有肺是包含在胸膜腔的，而且主动脉在到达盆腔之前必须经过腹腔。

判断正误

1．正确

2．正确

3．正确

4．错误；手掌朝前而拇指在外侧。

5．错误；矢状面将人体分为左右两部分；正中矢状面将人体分为左右两半。

6．正确

7．错误；肺周围是浆膜分泌的润滑浆液。

8．错误；但是运动后的出汗是一个反馈现象。

9．错误；肠系膜松弛的悬吊内脏以便其蠕动。

10．正确

11．错误；内脏器官也包括在胸腔内。

12．正确

13．正确

14．正确

15．正确

填空题

1．脊索动物门	2．智人
3．组织	4．体被
5．内分泌	6．自身平衡
7．负	8．解剖学
9．正中矢状	10．腋窝（axilla）

11. 肘　　　　　　　　　　　　　　**12.** 胸膜

13. 黏，浆　　　　　　　　　　　　**14.** 肠系膜

15. 下（尾侧）

匹配题

1.（j）　　　　　　　　　　　　　**2.**（c）

3.（l）　　　　　　　　　　　　　**4.**（g）

5.（b）　　　　　　　　　　　　　**6.**（e）

7.（a）　　　　　　　　　　　　　**8.**（f）

9.（k）　　　　　　　　　　　　　**10.**（h）

11.（d）　　　　　　　　　　　　 **12.**（i）

填图题

1. 头　　　　　　　　　　　　　　**2.** 颈

3 胸　　　　　　　　　　　　　　**4.** 腋窝

5. 乳房　　　　　　　　　　　　　**6.** 肘部

7. 腹　　　　　　　　　　　　　　**8.** 耻骨区

9. 大腿　　　　　　　　　　　　　**10.** 小腿

填表题

系　统	主要器官	功　能
循环系统	心脏、血管、脾、淋巴管	经过血液运送物质；调节酸碱平衡；保护免于疾病和体液流失
呼吸系统	鼻、咽、喉、气管、肺	给血液提供氧并排出二氧化碳；帮助调节酸碱平衡
消化系统	舌、牙齿、咽、食管、胃、小肠和大肠、肝和胰	消化食物供细胞利用，排泄残渣
泌尿系统	肾、膀胱、输尿管、尿道	过滤血液；调节化学成分、液体容积和血液的电解质平衡
骨骼系统	骨、软骨、关节和韧带	支持、保护、运动；血细胞生成的地方
肌肉系统	肌肉和腱	引起身体运动；保持姿势，产生人体热量
神经系统	脑、脊髓、神经、感觉器	对环境的变化作出反应；推理和记忆，协调身体活动
内分泌系统	内分泌腺（垂体、脾、胰、肾上腺、生殖腺等）	化学调控和整合人体活动
生殖系统	生殖腺和生殖器	产生配子和性激素，繁殖后代

（王　伟　高秀来　译）

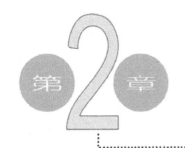

第2章

细胞化学

目的 A　通过名称和符号辨认人体基本的化学元素。

所有物质，无论有生命还是无生命，都由化学元素这一基本单位构成。110
种化学元素中，有 92 种是自然界存在的，而其中的 22 种广泛分布于大多数动物
组织中。人体的化学组成总结于表 2.1。

表 2.1　人体的化学组成

化学元素		身体组成%
碳（C）	氮（N）	96%
氧（O）	氢（H）	
钙（Ca）	磷（P）	3%
钾（K）	硫（S）	
铁（Fe）	氯（Cl）	微量
碘（I）	钠（Na）	
镁（Mg）	铜（Cu）	
锰（Mn）	钴（Co）	
锌（Zn）	铬（Cr）	
氟（F）	钼（Mo）	
硅（Si）	锡（Sn）	

2.1　原子和分子的概念及区别。

原子（atom）是元素保持其化学特性的最小单位。每一种元素仅由一种原子构成，例
如：碳，生命体的关键元素，仅仅由碳原子构成。

分子（molecule）由两个或更多的原子通过化学键化合而成。分子可由同种元素的原子
构成（氧分子 O_2）也可以由不同元素的原子构成（硫化氢分子，H_2S）。原子是化学元素的
最小单位，而分子是化合物的最小单位。水是生命必需的化合物，由分子构成，每个分子包
含一个氧原子和两个氢原子（H_2O）。

化学又称为**中心科学**，因为化学的基本原理同时又是了解其他各类科学的
核心，包括生物学和生理学。化学在培养医务工作者中起着非常重要的作用。
要了解人体的正常或异常功能，必须先了解组成人体的原子、分子以及它们之
间的相互作用。**药理**是一门关于药物的科学，包括药物的成分、用途及对身体
的影响。药物是对人体机能有特定影响的化合物。

目的 B　描述原子的结构。

原子由三种基本粒子组成：**质子**（proton）、**中子**（neutron）和**电子**（elec-
tron）。粒子的基本特性通常从两方面描述：质量和电荷（表 2.2）。规定碳原子
的质量为 12，电子所带的电荷为"—1"，作为参照标准。质子和中子位于原子
核内，质子的数量称为**原子序数** [atomic number，(Z)]。对某种化学元素的所有

原子来说，原子序数都是相同的；每个原子原子核中的质子数也固定；而原子核外正好有 Z 个电子围绕，使原子在整体上呈电中性。电子围绕原子核运动，就像太阳系的行星围绕太阳运行。电子既有波动性，又有粒子性，因此研究电子的能级水平是非常有意义的。把这些能级水平设想为连续的电子层，元素的化学性质便可以通过 Z 个电子在各层的分布来解释。

表 2.2 亚原子粒子，相对质量和电荷

粒子（符号）	相对质量（近似值）	电荷
质子（p^+）	1	$+1$
中子（n^0）	1	0
电子（e^-）	1/1840	-1

2.2 氢（Z＝1）、碳（Z＝6）和钾（Z＝19）的结构概图。

元素的电子层通常用围绕原子核外的同心圆表示（图 2.1）。前四层分别容纳 2、8、8 和 18 个电子。原子的电子依次进入电子层，只有当内层电子充满后才进入下一电子层。

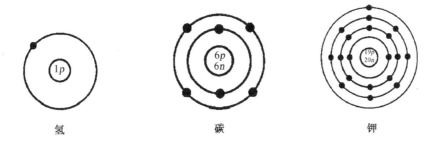

氢　　　　　　　碳　　　　　　　钾

图 2.1 原子的能级水平或电子层表达式。

2.3 什么是同位素？

质子数相同而中子数不同的同一元素的原子互称为同位素。例如：碳元素，除了标准的含 6 个中子的外，还有含 7 个和 8 个中子的碳。元素周期表中给出的化学元素的相对原子质量是该元素所有同位素质量的平均值。例如：6 个中子的碳相对质量为 12.0000；而碳的相对原子质量为 12.01115。原子核中中子的数量与质子的数量接近，如表 2.2 所示，所以元素的原子量近似于 2Z。但这一原则更适用于小原子，对于大原子而言出入较大。因为同一元素的不同同位素之间电子层结构相同，所以它们的化学性质相同。然而，质量上的差异也会导致稳定性和其他性质上的差异。

同位素有重要的医学用途。虽然所有的同位素其化学性质相同，但某些同位素有放射性，可通过放射照相仪检测出来。放射学家常用放射性同位素来诊断和治疗疾病，即把放射性同位素注入病人体内，追踪同位素的运动、细胞摄取、组织分布及排泄。

目的 C 描述分子的键和结构。

分子的结构是由原子通过化学**键**（bond）结合而成。**离子键**（ionic bond）形成的条件是：原子失电子或得电子而带正或负的电荷，此时带电荷的原子被称为离子，正负离子之间强烈吸引。原子之间共用电子时形成**共价键**（covalent bond）。分子形成、破坏或原子之间重排就是化学反应发生的过程。在化学表示法中，下标表示在化合物分子中每种元素的原子个数。

2.4　计算水（H_2O）、二氧化碳（CO_2）和葡萄糖（$C_6H_{12}O_6$）的分子量。

　　分子量（MW）是组成分子的所有原子的原子量的总和（表2.3）。

表 2.3　水、二氧化碳和葡萄糖的分子量

水（H_2O）	原子量　H＝1	2×1＝2
	原子量　O＝16	1×16＝16
		MW＝18
二氧化碳（CO_2）	原子量　C＝12	1×12＝12
	原子量　O＝16	2×16＝32
		MW＝44
葡萄糖（$C_6H_{12}O_6$）	原子量　C＝12	6×12＝72
	原子量　H＝1	12×1＝12
	原子量　O＝16	6×16＝96
		MW＝180

2.5　分子中原子是通过何种键结合在一起的？

　　离子键（ionic bond），离子是带电荷的原子，是由于原子最外电子层失去或得到一个或多个电子而导致其失去电中性。得电子后原子带负电称为**负（阴）离子**（anion），失电子后原子带正电称为**正（阳）离子**（cation）。离子键就是存在于正、负离子间的电吸引力。离子键和共价键的强度不一样，共价键是电子共用而非转移。NaCl 分子是通过离子键结合的（图 2.2）。与大多数离子化合物一样，NaCl 有很高的熔点，这是因为离子间有很强的吸引力。离子键在水中很容易电离。

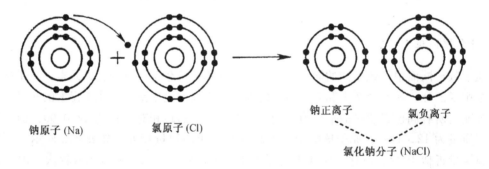

图 2.2　NaCl 分子中（一个）离子键的形成，氯化钠分子（NaCl）。

　　共价键（covalent bond），很多原子可以共用而不是完全转移电子，它们可以共用 1 对、2 对或 3 对电子。这种原子之间共用电子的形式称为共价键。共价键牢固，用一条短线表示共用一对电子。例如，在氧分子 O_2 中，有两对电子共用（图 2.3）可表示为 O＝O。

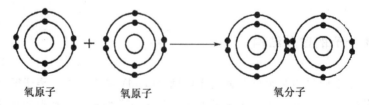

图 2.3　氧分子中共价键的形成。

　　氢键（hydrogen bond），当氢原子和其他原子（如氧）形成共价键时，由于较大的氧原子对共用电子吸引力较大而使氢原子常带有部分正电荷。带部分正电荷的氢原子亲和化合物中其他分子里带部分负电荷的氧原子，这种吸引力称为氢键（图 2.4）。它不是新形成的化学键而是分子之间的一种"弱键"。氢键不如共价键或离子键作用强，但它在决定水和其他许多与生命相关的化合物的性质中发挥重要的作用。

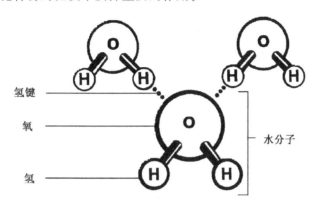

图 2.4 　水分子间氢键的构成。

　　从很多方面讲，水都是一种独特的化合物。它不但覆盖了地球约 70% 的表面积，还是在常温下，惟一的能以三种不同状态（固、液和气态）存在的化合物。水占任何生命体体重的绝大部分，并在表面张力、黏附力、内聚性和毛细血管活动方面发挥特殊作用。这些性质以及水沸点、冰点的特性都是由于水分子间氢键的作用。水是一种常见的溶剂，几乎所有的生化反应都由水作介质。水的存在及其特性，是我们人体几乎所有物质的稳态得以实现的基础。

目的 D 　理解*摩尔*的概念。

　　与升或米一样，**摩尔**（mole）也是度量单位。它是一种质量单位，1 摩尔通常含有 6.022×10^{23} 个分子，而 1 摩尔氢分子含 6.022×10^{23} 个氢原子。1 摩尔任何物质的质量都与该物质分子量数字相同。

2.6 　2mol 食盐（NaCl）重量是多少克？

$$NaCl\ 的分子量 = 23 + 35 = 58$$
$$2mol\ (58g/mol) = 116g$$

2.7 　在 1ml（毫升）水中有多少水分子？

$1ml\ \ H_2O = 1g$

$1mol\ \ H_2O = 18g$

$1mol\ \ H_2O = 6.022 \times 10^{23}$

$(1ml)\ (1g/ml)\ (1mol/18g)\ (6.022 \times 10^{23}\ 个分子/mol) = 3.34 \times 10^{22}\ 个分子$

目的 E　混合物、溶液、悬浮液和胶体。

　　两种或两种以上的物质混合而彼此间不形成化学键，结果就是**混合物**（mixture）。**溶液**（solution）是所有参与混合的物质的分子实现均匀分布的混合物。溶液包括固体溶解在液体中，如盐水；还有，如合金中的金属的相互溶解。**悬浮液**（suspension）是一种物质的颗粒悬浮于另一种物质中而形成的混合物，但达不到分子水平的均匀分布。悬浮液中颗粒可从混合物中沉积，如房间里的灰尘从空气中沉积，但胶体的颗粒太大而不发生沉积（降）。

2.8　什么是溶剂和溶质？

　　在有机化学中，溶液是一种最重要的混合物。很多生物溶液都是一些固体物质溶解在水中，这时，水担当溶液中溶剂的作用，而固体物质盐、糖或蛋白质，都是溶质。给溶剂一个实用的定义就是溶液中占绝大部分的那种物质，通常是水，而其他的物质都看作是溶质。但这种区别，在合金中却不太适用，合金可能是两种或多种物质的等量混合。

2.9　如何测量溶液的浓度？

　　溶液中溶质的浓度可以用多种方法测量，最合适的方法是视难易或需要而定。比如，测溶液中溶质的百分数法就非常常用。**质量摩尔浓度**（molality）是每1kg溶剂中所含溶质的摩尔数，**摩尔浓度**（molarity）（M）是每升溶液中所含溶质的摩尔数。对生物溶液而言，摩尔浓度是最常用的一种测定方法。

目的 F　酸、碱和 pH 值。

　　任何水样中，都有少量的水分子以离子状态存在。如 H^+（氢离子）和 OH^-（氢氧根离子）。纯水中，H^+ 的数目等于 OH^- 的数目，每种浓度都是 $10^{-7}M$。化学物质加入水中制成溶液，增加 H^+ 浓度的物质称**酸**（acid）；增加 OH^- 浓度的物质称为**碱**（base）。溶液的酸碱性用 **pH 值**的数值来表示，是氢离子浓度的负对数值。

2.10　什么是纯水的 pH 值？

　　因为纯水的氢离子浓度为 $10^{-7}M$，它的 pH 值为 7。这是取 H^+ 浓度的对数，等于 -7，然后改变其符号使其成为正数。因此，如果一种溶液的 H^+ 浓度为 $10^{-2}M$，pH 值就是 2。

2.11　什么是强酸？什么是弱酸？

　　强酸是指在水中能完全电离的酸，或者说是每一个酸分子在水溶液中都失去其质子。典型的强酸有盐酸（HCl）和硫酸（H_2SO_4）。弱酸仅部分电离，或者说在水溶液中有部分分子，而不是全部酸分子失去质子，通常强酸对溶液 pH 值的改变比弱酸显著得多。然而，弱酸及其形成的盐在有机化学中是极重要的，因为他们是缓冲液的基础。

2.12　盐的定义。

　　盐（salt）是由酸和碱构成的离子化合物，当一个酸失去质子（H^+）而一个碱失去氢氧根离子（OH^-），分子剩下的离子如果同时存在溶液中，有时会互相键合而形成盐。以 HCl（一个酸）和 NaOH（一个碱）反应形成食盐（NaCl）为例：

$$HCl + NaOH \longrightarrow H_2O + NaCl$$
$$\text{酸}　　\text{碱}　　　\text{水}　\text{盐}$$

目的 G 缓冲液。

缓冲液（buffer）是弱酸及其盐的混合溶液，具有稳定溶液 pH 值的作用。如果一种溶液含有缓冲液，加入强酸或强碱时，不会引起其 pH 值的明显改变。加入酸时，它被弱酸盐中和；而加入碱时，它被弱酸本身中和。

2.13 什么是血液的 pH 值，它如何保持稳态？

血液 pH 为 7.4，与水相比具有弱碱性。血液通过碳酸氢盐缓冲系统保持其 pH 值的稳态，这是通过调节溶解在血液中二氧化碳的量来实现的。缓冲系统的酸是碳酸 H_2CO_3，由二氧化碳和水形成。缓冲系统的盐是碳酸氢钠，在溶液中以碳酸氢根离子的形式存在，HCO_3^-。

2.14 列表说明体内重要的缓冲系统及其位置。

表 2.4 缓冲系统及其位置

碳酸氢盐缓冲系统	血液，细胞外液（最容易调节的体内缓冲液）
磷酸缓冲系统	肾，细胞内液
蛋白质缓冲系统	所有组织（最充足的体内缓冲液）

目的 H 区分无机化合物和有机化合物。

无机化合物（inorganic compound）不含碳（除 CO 和 CO_2 外），通常是小分子。有机化合物一般含碳并且分子之间以共价键相连。**有机化合物**（organic compound）通常一些是大而复杂的分子。在研究生命基本过程的生物化学中，无机和有机化合物都很重要。

2.15 列举生命有机体中的无机化合物。

水、氧、二氧化碳、盐、酸、碱和电解质（如：Na^+、K^+ 和 Cl^-）。

电解质有极其重要的临床意义。它们在人体各个系统中发挥作用，并且是体内过程相互连接的纽带。通过离子键相连的特定溶质溶于水中，离子键断裂形成电解质，在水溶液中产生自由的离子。这些离子中最重要的包括钾离子（K^+）、钠离子（Na^+）、氯离子（Cl^-）和钙离子（Ca^{2+}）。电解质对于神经冲动的传递、体液的保持以及酶和激素发挥功能都是重要的。许多机能失调，如肾衰、肌肉痉挛和一些心血管疾病都与电解质失衡有关。

2.16 列举四种主要有机化合物。

表 2.5 有机化合物及举例

碳水化合物	葡萄糖、纤维素、糖原、淀粉
类 脂	磷脂、类固醇、前列腺素
蛋白质	酶、胰岛素、白蛋白、血红蛋白、骨胶原
核 酸	DNA、RNA

2.17　生物化合物的产生及降解。

所有生化大分子都是若干小单位的分子连接反应而成，这一过程称为**脱水缩合**（dehydration synthesis）。在此过程中，两个单位结合产生一个大分子和一个水分子。**水解反应**（hydrolysis）是这个反应的逆反应，它是水作用于大分子，将其降解为组成单位。脱水缩合和水解反应是最重要的生物反应。在生命有机体中，这些反应常通过酶来催化，酶是能提高和加速反应的蛋白质。

目的 I　三种碳水化合物。

所有**碳水化合物**（carbohydrate）都是由碳、氢、氧构成。碳水化合物中氢和氧的比例是2:1。碳水化合物分为**单糖**〔（monosaccharide）（简单糖类，如葡萄糖）〕、**双糖**〔（disaccharide）（两个单糖构成，如蔗糖）〕及**多糖**〔（polysaccharide）（复杂糖类，通常由数千个单糖构成，如糖元）〕。

2.18　碳水化合物在体内是如何利用的？

1. 作为体内主要能量来源
2. 参与细胞结构和细胞产物的合成
3. 构成 DNA 和 RNA 的部分结构。（脱氧核糖和核糖都是糖类）
4. 转化成蛋白质和脂肪
5. 用于贮存（糖贮存在肝脏和骨胳肌中）

2.19　单糖的不同形式。

丙糖是三碳糖；丁糖是四碳糖；戊糖是五碳糖；己糖是六碳糖；庚糖是七碳糖。六碳糖葡萄糖的结构见图 2.5，两个重要的五碳糖见图 2.6。

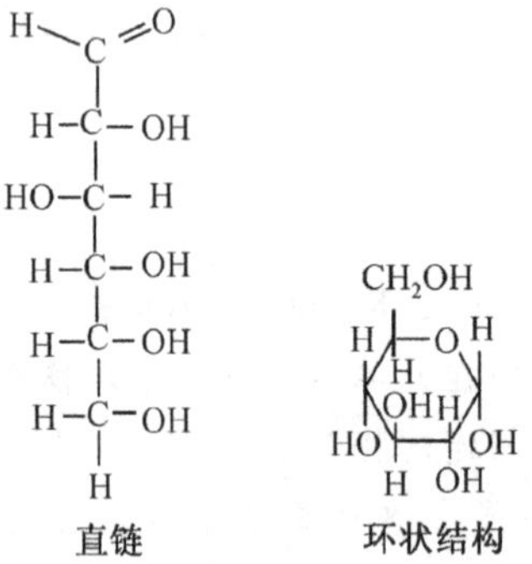

直链　　　　　　环状结构　　　　　　　核糖　　　　　　脱氧核糖

图 2.5　葡萄糖的结构。 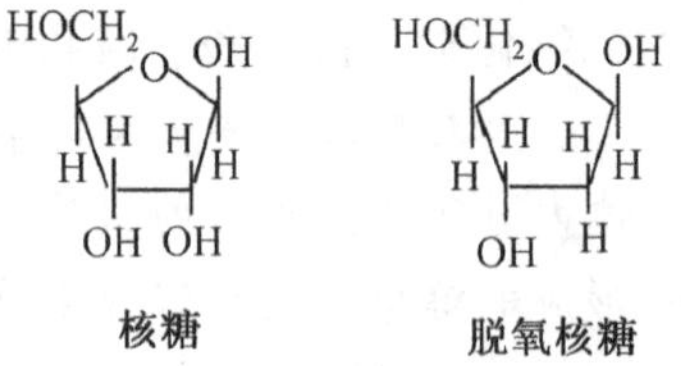　　　　　　　图 2.6　RNA 和 DNA 中的糖类。

2.20　单糖如何形成双糖？

在酶的催化下，当两个单糖通过脱水缩合反应，构成双糖麦芽糖（由两个键合葡萄糖构

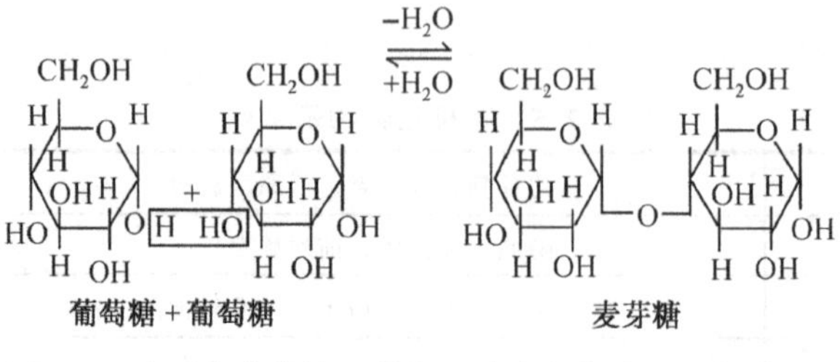

葡萄糖 + 葡萄糖　　　　　　　　　麦芽糖

图 2.7　从两个葡萄糖（单糖）形成麦芽糖（双糖）。

成的双糖）的合成过程见图 2.7。

简单的方法：葡萄糖＋半乳糖＝乳糖

葡萄糖＋果糖＝蔗糖（食糖）

双糖的水解反应即脱水缩合反应的逆过程，是这些碳水化合物在消化道内消化过程的第一步。特殊的酶类帮助双糖降解为组成它们的单糖。人体常见的失调有些是由于缺乏这些酶引起的。最值得注意的乳糖不耐症，是缺乏把乳糖降解为葡萄糖和半乳糖的乳糖酶。因为乳糖是牛奶和其他一些日常食物中所含的糖类，一个人如果不能消化这种糖，在食用含牛奶的食物后，会出现腹部胀痛、痉挛、腹泻。在消化道中，乳糖作为细菌的食物。这种病人可以给予这种必需酶用于消化糖类。

2.21　多糖与单糖和双糖的不同。

多糖，或淀粉，有时称为复杂的碳水化合物，因为他们包含许多化学键。与单糖或双糖的消化相比，人体能用一种更有效和稳定的方法降解多糖，并在一段更长的时间内提供能量。同时，多糖缺乏单糖和双糖典型的甜味。

目的 J　脂类的化学组成。

脂类（lipid）（脂和油）的构成基础是脂肪酸——碳原子和氢原子以共价键相结合形成的长链。脂肪酸结合一个甘油（特殊的三碳醇）构成基本的脂类分子。（图 2.8）

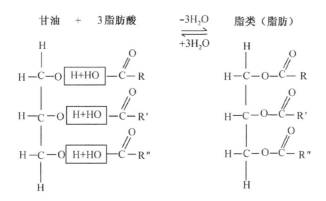

图 2.8　一种基本的脂类分子和形成。

2.22　饱和与不饱和脂肪的区别及举例。

在饱和脂肪中，分子中的每个碳结合尽可能多的氢；碳碳之间不存在双键。不饱和脂肪则是至少有一对碳是通过双键结合的。

饱和的：

丁酸：$CH_3(CH_2)_2COOH$

软脂酸：$CH_3(CH_2)_{14}COOH$

不饱和的：

油酸：$CH_3(CH)_7CH=CH(CH_2)_7COOH$

亚油酸：$CH_3(CH_2CH=CH)_3CH_2(CH_2)_6COOH$

目的 K   蛋白质的化学组成。

　　　　　蛋白质（protein）是氨基酸经过脱水而成的大而复杂的分子。蛋白质分子中一个氨基酸的氨基（NH_2）与另一个氨基酸（可能与第一个氨基酸相同也可不同）的羧基通过共价键结合（图 2.9），该共价键称为肽键。相对分子质量超过 10 000 的分子称为蛋白质，小于该值则称为多肽。蛋白质的功能取决于组成它的氨基酸的性质。蛋白质种类繁多，功能广泛。

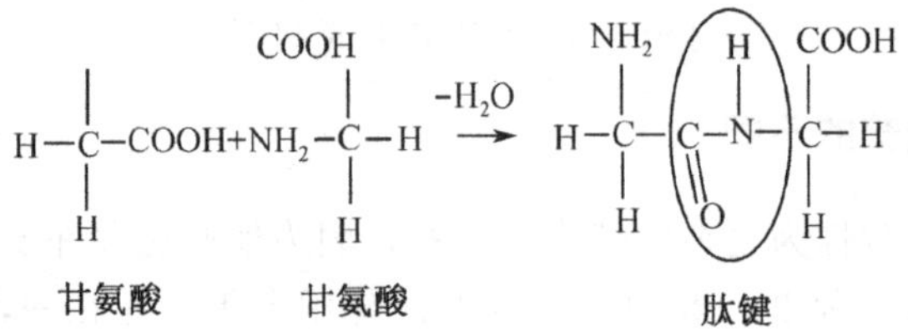

图 2.9　氨基酸之间肽键的形成。

2.23　列举 20 种氨基酸及简称。

见表 2.6。

表 2.6　20 种氨基酸

非极性	极性，不带电荷	极性，带电荷
甘氨酸（Gly）	丝氨酸（Ser）	赖氨酸（Lys）
丙氨酸（Ala）	苏氨酸（Thr）	精氨酸（Arg）
缬氨酸（Val）	天冬酰胺（Asn）	组氨酸（His）
亮氨酸（Leu）	谷氨酰胺（Gln）	天冬氨酸（Asp）
异亮氨酸（Ile）	酪氨酸（Tyr）	谷氨酸（Glu）
蛋氨酸（Met）	半胱氨酸（Cys）	
脯氨酸（Pro）		
苯丙氨酸（Phe）		
色氨酸（Trp）		

2.24　什么是必需氨基酸？

　　人体能将特定的氨基酸转化成其他类型的氨基酸；在 20 种氨基酸中，有 12 种可以用这种方式合成。剩下的 8 种是必需氨基酸，因为它们必须从饮食中补充。

2.25　列举一些主要的蛋白质功能并给出一些常见例子。

见表 2.7。

表 2.7　蛋白质的功能及举例

蛋白质的功能	举例
酶	胰蛋白酶、胰凝乳蛋白酶、蔗糖酶、淀粉酶
分子的转运和贮存	血红蛋白、肌红蛋白
运动	肌动蛋白、肌球蛋白、管状蛋白（纤毛运动）
结构支撑	骨胶原、弹性硬蛋白
免疫	抗体（免疫球蛋白）
神经传导	内啡肽、视紫红质（眼内的感光色素）
细胞间信使	胰岛素、葡萄蛋白、生长激素

目的 L　核苷酸的化学组成，核酸的组成成分。

 　　如图 2.10 所示，**核苷酸**（nucleotide）由三部分组成：一个磷酸基团（实心圆），一个戊糖和一个含氮碱基（椭圆）。戊糖在 RNA 中是核糖，在 DNA 中是脱氧核糖。不同的核苷酸，磷酸基固定不变，碱基在 DNA 中可以是以下四种中的一种：腺嘌呤（A）、胸腺嘧啶（T）、鸟嘌呤（G）或胞嘧啶（C）。RNA 中尿嘧啶（U）取代胸腺嘧啶。核苷酸通过脱水缩合结合在一起，构成大分子。DNA 和 RNA 分子的结构和功能在第 3 章讨论。

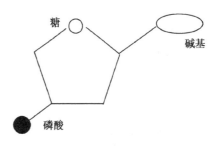

图 2.10　核苷酸的组成。

2.26　嘌呤和嘧啶的区别。

在 DNA 的四个含氮碱基中，两个是**嘌呤碱类**（purine base），两个是**嘧啶碱类**（pyrimidine base）。图 2.11 表示由氮和碳原子构成的两种环状结构。与图 2.12 比较可见，腺嘌呤和鸟嘌呤是建立在嘌呤环基础上的，而胞嘧啶和胸腺嘧啶是建立在嘧啶环基础上。

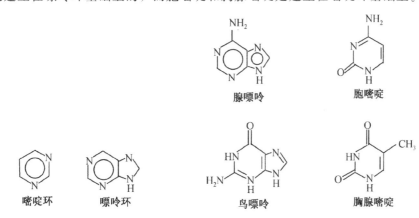

图 2.11　碱性环状结构。　　　　　　　　图 2.12　DNA 的含氮碱。

 　　三磷酸腺苷（ATP）也可称为核酸，因为它是二核苷酸（一个分子中含两个核苷酸）。ATP 是葡萄糖或所有食物降解后的最终产物，是体内共用（通用）的能量分子。任何时候，一个细胞或组织需要能量，便可分解一个 ATP 获得能量。人体每日所用的 ATP 数量是惊人的。如果 ATP 分子不能再循环（利用），我们每日所需 ATP 贮量约 50 磅。

复　习　题

选择题

1. 一个中性原子包含（　　）。　　(a) 相同数目的电子和质子　　(b) 质子多于电子　　(c) 相同数量的电子和中子　　(d) 电子多于质子

2. 一个原子中的质子数来源于（　　）。　　(a) 质量数　　(b) 原子序数　　(c) 原子序数和质量数之间的差别　　(d) 原子量

3. 化合物是一个分子（　　）。　　(a) 由两个或更多原子构成　　(b) 仅由一种类型的原子构成　　(c) 只通过共价键结合　　(d) 包含碳（元素）

4．由共用电子形成的化学键称为（　　）。　　（a）离子键　　（b）共价键　　（c）肽键　　（d）共价键或肽键　　（e）离子键或共价键

5．由电子转移形成的化学键称为（　　）。　　（a）离子键　　（b）共价键　　（c）肽键　　（d）极性键　　（e）以上所有的

6．只由氢和碳构成的分子称为（　　）。　　（a）碳水化合物　　（b）无机分子　　（c）脂类　　（d）烃

7．以下（　　）是错误的陈述。　　（a）碳水化合物通过脱水缩合而成　　（b）碳水化合物由碳、氢和氧构成　　（c）碳水化合物包括一条一端是羧基的碳链　　（d）碳水化合物分为单糖、双糖和多糖

8．脂肪是脂肪酸和（　　）反应的产物。　　（a）氨基酸　　（b）甘油　　（c）单糖　　（d）核酸

9．蛋白质与碳水化合物的不同在于蛋白质（　　）。　　（a）不是有机化合物　　（b）通过共价键结合　　（c）含氮　　（d）提供身体的大部分能量

10．（　　）不是核酸的组成成分。　　（a）嘌呤碱　　（b）五碳糖　　（c）嘧啶碱　　（d）甘油　　（e）磷酸基

11．体内主要的溶剂是（　　）。　　（a）脂类（油）　　（b）水　　（c）血液　　（d）淋巴液

12．以下（　　）是错误的陈述。　　（a）酸增加溶液中氢离子的浓度　　（b）酸充当质子提供者　　（c）酸导致氢氧根离子浓度高于氢离子浓度　　（d）酸的 pH 值低

13．组成反应是（　　）。　　（a）分解反应　　（b）合成反应　　（c）不是人体的代谢的部分　　（d）将分子分解作为能量来源利用

14．脱氧核糖核苷酸命名是根据（　　）。　　（a）碱　　（b）糖　　（c）磷酸基　　（d）它们在大分子中的位置

15．分子量等于（　　）。　　（a）所有同位素重量之和　　（b）所有原子重量之和　　（c）原子数之和　　（d）以上都不是

16．磷脂包含一个磷酸基和（　　）。　　（a）四个或更多的脂肪酸　　（b）三个脂肪酸　　（c）两个脂肪酸　　（d）一个脂肪酸

17．以下含氮碱中，（　　）是只在 RNA 中发现的。　　（a）胸腺嘧啶　　（b）鸟嘌呤　　（c）腺嘌呤　　（d）尿嘧啶

18．根据由小到大的顺序，（　　）表示正确的顺序。　　（a）原子、氨基酸、多肽、蛋白质　　（b）氨基酸、原子、多肽、蛋白质　　（c）原子、氨基酸、蛋白质、多肽　　（d）氨基酸、原子、蛋白质、多肽

19．离子拥有（　　）。　　（a）只有正电荷　　（b）只有负电荷　　（c）正或负电荷　　（d）无电荷

20．相同原子序数而不同的质量数（核子数不同）的原子归于（　　）。　　（a）离子　　（b）同位素　　（c）阳离子　　（d）紧密原子

21．以下（　　）不是有机化合物。　　（a）淀粉　　（b）核糖　　（c）二氧化碳　　（d）脂肪酶

22．以下（　　）是双糖。　　（a）葡萄糖　　（b）核糖　　（c）果糖　　（d）乳糖

23．体内不能从其他氨基酸形成的八种氨基酸归于（　　）。　　（a）必须酶　　（b）中性氨基酸　　（c）正常氨基酸　　（d）必需氨基酸

24．脱水缩合（　　）。　　（a）需要水　　（b）导致分子的分解　　（c）形成双糖的一种方式　　（d）发生在贮存糖原被组织细胞动用

25．核苷酸缺乏（　　）。　　（a）磷酸基　　（b）氨基　　（c）含氮碱　　（d）五碳糖

判断正误

____1．原子和电子分别是中子质量的若干倍。

____2．在已存在的 110 种元素中，在体内发现的有 75%。

____3．钠的原子序数是 11，原子量 23，因此，钠有 12 个中子。

____4．带有正电荷的离子称为阳离子。

____5．不饱和脂肪酸在碳原子间仅有共价单键。

____6．氨基酸通过肽键结合构成多肽。

____7．蛋白质的特性主要取决于它的氨基酸序列和各自氨基酸 R^- 基团的性质。

____8．增加氢离子浓度的物质称为碱。

____9．共价键在生命有机体中比离子键更重要。

____10．氢、碳、氮和氧占体重约一半。

____11．核酸分子是小而普通的分子。

____12．嘌呤碱具有一个碳和氮原子构成的单环。

填空题

1．两个或两个以上原子通过化学键结合而成____。

2．当原子失去或接受电子而带正或负电荷，形成____。

3．____键是最强的化学键。

4．由数以千计的葡萄糖分子构成，人体内的"食物贮存"的多糖称为____。

5．____是四碳糖。

6．基本的脂类分子由三个____和一个____分子键合而成。

7．____脂肪在分子中碳碳间不含双键，而____脂肪含有双键。

8．仅在 RNA 中____碱取代胸腺嘧啶。

9．含氮有机碱____和____是建在嘌呤环基础上的。

10．____是蛋白质的结构基础。

匹配题

____1．碳水化合物　　　　（a）质子接受者

____2．原子和中子　　　　（b）腺嘌呤和鸟嘌呤

____3．电子　　　　　　　（c）$C_n(H_2O)_n$

____4．共价键　　　　　　（d）Cl^-

____5．核酸　　　　　　　（e）原子核

____6．脂类　　　　　　　（f）质子提供者

____7．蛋白质　　　　　　（g）亚层

____8．氢键　　　　　　　（h）DNA 和 RNA

____9．肽键　　　　　　　（i）K^+

____10．嘌呤碱　　　　　　（j）胞嘧啶和胸腺嘧啶

____11．嘧啶碱　　　　　　（k）蛋白质的一级结构

____12．阳离子　　　　　　（l）蛋白质的二级结构

____13．阴离子　　　　　　（m）不溶于水

____14．酸　　　　　　　　（n）共用电子

____15．碱　　　　　　　　（o）$H_2O—CH—COOH$

　　　　　　　　　　　　　　　　|

　　　　　　　　　　　　　　　　R

答　案

选择题

1．（a）中性指的是缺乏电荷或相反电荷的平衡。因为电子带有负电荷，因此需相同数量的质子来平衡全部的电荷。

2．（b）原子序数代表一个原子中质子的数量。

3．（a）化合物是一种由两个或两个以上原子构成的分子，如：H_2O，$NaCl$。

4．（d）共价键和肽键产生是由于共用电子。

5．（a）离子键是电子转移产生的。

6．（d）前缀 hydro—指 hydrogen（氢），后缀—carbons 指 carbon（碳）。

7．（c）一端为羧基的碳链是脂肪酸。

8．（b）三个脂肪酸分子与一个甘油分子结合构成一个脂肪分子（见图 2.7）。

9．（c）蛋白质含氮，而碳水化合物仅含碳、氢和氧。

10．（d）核酸由一个五碳糖、一个磷酸基、一个嘌呤或嘧啶碱组成。

11．（b）水是体内最重要的溶剂。

12．（c）酸使氢离子浓度升高，碱使氢氧根离子浓度升高。

13．（b）组成反应包括合成贮存能量的大分子，如糖原、脂肪和蛋白质。

14．（a）DNA 核苷酸的组成除决定整个分子化学性质的含氮碱外，其余部分相同。

15．（b）分子量是将分子中所有原子的原子量相加计算得出的。

16．（c）磷脂包括一个磷酸基和两个脂肪酸分子。

17．（d）含氮碱尿嘧啶只在 RNA 中发现。

18．（a）氨基酸是由原子构成，几个氨基酸结合构成多肽，几个多肽结合构成蛋白质。

19．（c）离子可能带正或负电荷（如：Na^+、Cl^-、H^+、OH^-）。

20．（b）一种元素的同位素具有相同数目的质子但有不同数量的中子。

21．（c）含有碳的分子是有机分子，只有二氧化碳（CO_2）和一氧化碳（CO）是值得注意的例外。这些分子在自然形成过程中涉及其他有机分子及有机系统。

22．（d）乳糖由两个单糖构成：葡萄糖和半乳糖。

23．（d）必需氨基酸是那些不能在体内形成的八种氨基酸。

24．（c）两个单糖通过脱水缩合反应结合形成一个双糖（见图 2.6）。

25．（b）核苷酸由一个五碳糖结合一个含氮碱和一个磷酸基构成。

判断正误

1．错误；质子和中子比电子重得多。

2．错误；在 106 种已知元素中，只发现有 22 种（21％）在体内存在。

3．正确

4．正确

5．错误；不饱和脂肪酸碳原子之间存在共价双键。

6．正确

7．正确

8．错误；碱升高氢氧根离子（OH^-）浓度而酸升高氢离子（H^+）浓度。

9．正确

10．错误；H、C、N 和 O 占人的体重超过 90％。

11．错误；核酸是高度分化的大分子。

12．错误；嘌呤碱具有碳、氮双环；而嘧啶碱则是碳、氮单环。

填空题

1．分子   2．离子

3．共价键   4．糖原

5．丁糖   6．脂肪酸、甘油

7．饱和、不饱和   8．尿嘧啶

9．腺嘌呤、鸟嘌呤   10．氨基酸

匹配题

1．(c)   2．(e)   3．(g)

4．(n)   5．(h)   6．(m)

7．(o)   8．(l)   9．(k)

10．(b)   11．(j)   12．(i)

13．(d)   14．(f)   15．(a)

（朱　莹　高秀来　译）

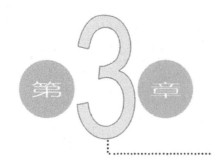

细胞结构和功能 ⟵⌐

目的 A 区分原核细胞与真核细胞。

原核细胞（prokaryotic cell）（图 3.1a）的胞核没有膜包裹，而是一条核酸。这种细胞几乎没有细胞器。细胞（质）膜周围坚韧或半坚韧的细胞壁决定细胞的形状。

　　真核细胞（eukaryotic cell）（图 3.1b）具有真正的细胞核，核内含多条染色体。真核细胞还有多种类型有膜包裹的细胞器。像原核细胞一样，真核细胞也有细胞（质）膜。因为所有的人体细胞都是真核细胞，故本章重点集中在真核细胞及其功能。

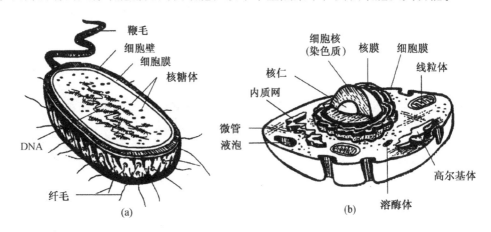

图 3.1　（a）原核细胞；（b）真核细胞的结构。

3.1　原核细胞和真核细胞举例。

　　细菌是原核单细胞生物体的典型。蓝细菌（以前称为蓝绿藻）也是原核生物。

　　由真核细胞构成的生物体包括原生动物、真菌、藻类、植物以及无脊椎和有脊椎动物。

　　注意，**病毒既不属于原核生物也不属于真核生物**。它们只在某种程度上符合生命标准，而不是全部。关于病毒是否是具有生命的生物体仍有争议。病毒携带 DNA（有时是 RNA），并通过它传代，但病毒只能通过寄生利用宿主细胞的繁殖过程完成自己的传代。病毒没有新陈代谢，对周围的环境无反应，也没有分泌或排泄。但是，病毒作为病原体仍起着重要的作用，引起许多常见疾病，包括常见的感冒、流感、脊髓灰质炎、麻疹、水痘和艾滋病。病毒可用于基因研究，为分子生物学提供载体，即作为将一种遗传物质从一个生物体引入另一个生物体的媒介。

目的 B　所有细胞共同的结构。

　　　　　　原核细胞和真核细胞都有细胞（质）膜。细胞的遗传信息都编码在 DNA 中，DNA 螺旋折叠形成**染色体**。细胞内部的液体基质是**细胞质**。所有细胞遗传信息的表达都是通过在**核糖体**中合成蛋白质来实现，核糖体由 RNA 和蛋白质构成。一些真核细胞和原核细胞一样，在细胞膜外还有**细胞壁**。细胞壁进一步保护细胞并增加细胞硬度。

3.2　细胞（质）膜。

　　细胞膜的主要成分是**磷脂**（phospholipid），一种一端连有带电荷磷酸基团的类脂（脂肪）分子（图 3.2）。磷酸基团在细胞内和细胞外均与水接触。分子的类脂"尾部"面对面形成一个类脂双分子层，分子层镶嵌有不同形状和大小的蛋白质。有些蛋白质带有**碳水化合物**（carbohydrate component）成分，在细胞识别中发挥作用。例如，利用糖分子识别不同血型。温度不同，膜分子的特性可以不同，并可在二维结构中移动。

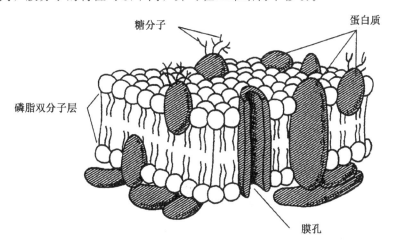

图 3.2　细胞膜的结构。

3.3　什么是选择性渗透？为什么适用于细胞膜？

　　渗透是指物质可以通过。选择性渗透表示只有特定的物质可以通过，其余不能。细胞膜的一个重要功能就是调控进出细胞的物质。水、酒精和气体易于通过细胞膜，但离子、大的蛋白质和碳水化合物则不能。

3.4　物质转运通过细胞膜的过程。

　　扩散（diffusion）——物质从高浓度区域向低浓度区域的运动。氧进入细胞采用这种方式。高浓度的氧从血液进入氧浓度低的细胞内。

　　渗透（osmosis）——扩散的一种类型，仅涉及水通过膜的运动。水运动到溶质分子多的膜一边。

　　被动转运（facilitated transport）——在膜中构成门或通道的蛋白质辅助下完成，允许大分子或带电荷的分子通过，若没有蛋白辅助不能实现。

　　主动转运（active transport）——与通常扩散方向相反，消耗能量 ATP 将分子"泵"过膜。

　　吞噬（phagocytosis）——细胞包裹异物过程，与阿米巴类似。异物首先被膜包裹，后被消化或利用。

胞饮（pinocytosis）——通过膜的泵水过程。

3.5　列出细胞质的成分。

细胞质是细胞中的液体基质。基本要素有：水和悬浮其中的细胞器，以及溶解在细胞质中的成分：

1．气体，如氧和二氧化碳。
2．细胞废物，如尿素。
3．构造分子，如氨基酸、脂肪酸和核苷酸。
4．食物分子，如葡萄糖。
5．离子，如钾（K^+）、钠（Na^+）、氯（Cl^-）和钙（Ca^{2+}）。
6．蛋白质和 RNA。
7．细胞器，如核糖体和线粒体（只有真核细胞有）。
8．ATP 和其他能量分子。
9．经血液运送的激素、药物或毒素。

3.6　解释核糖体的功能

核糖体（ribosome）常称为细胞的"蛋白工厂"，负责翻译过程，从 DNA 获取信息，编码 RNA，制造细胞需要的蛋白质（见目的 D）。核糖体能将氨基酸连结成长链，不同氨基酸的顺序决定了最终蛋白质的性质和功能。只有在细胞核中由 DNA 合成的 mRNA 片段引导下，核糖体才合成蛋白质（因为原核细胞没有细胞核，核糖体甚至可以从 RNA 离开 DNA 之前就开始工作）。

3.7　为什么植物中需要细胞壁而动物不需要？

所有的植物细胞在细胞膜外都包裹着一层坚硬的细胞壁。细胞内水给予细胞壁的压力提供植物一定的刚性，这使得植物能对抗重力、风或其他外力而保持自己的形状。而动物通过骨骼系统的进化适应环境，同时也拥有了更自由的活动空间。人类和其他脊椎动物有内骨骼，不再需要细胞壁的支持。

许多种类细菌的细胞壁对微生物学和临床药物抗生素类的使用来说很重要。植物细胞的细胞壁是纤维素，一种葡萄糖聚合物；而细菌的细胞壁由肽糖组成，是蛋白质和碳水化合物的混合物。革兰氏阳性菌的细胞壁非常简单，易于接受化学染色。它们对抗生素也很敏感，抗生素易于穿透细胞壁。革兰氏阴性菌抵抗染色和抗生素的作用更强。革兰氏染色提供了划分细菌种类的方法。一些抗生素，著名的青霉素及其类似物，通过抑制细菌细胞壁的合成发挥作用。

3.8　染色体的分子组成是什么？

细胞核中的 DNA 被线状的**组蛋白**（histone）紧紧缠绕起来（图 3.3）。组蛋白又围绕其他蛋白质经过多次卷曲形成大的棒状分子，称为**染色体**（chromosome）。DNA 和蛋白质共同形成**染色质**（chromatin）。当 DNA 部分主动表达或复制时，被复制区的染色体解螺旋，以便酶接近 DNA 完成复制或转录。

3.9　人类的每个细胞有多少染色体？

每种生物体在各种细胞核中都有特定的染色体数量。人类每个体细胞中都有 46 条或 23 对（二倍体）染色体。性细胞（配子、精子和卵）有 23 条（单倍体）染色体。

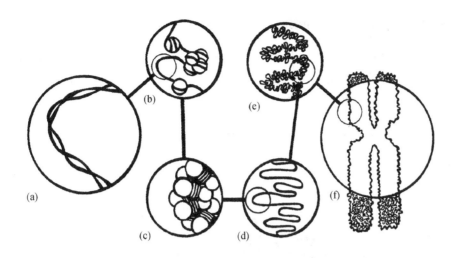

图 3.3　染色体的结构。(a) DNA 双螺旋；(b) DNA 片段上的核小体；
(c) 染色质纤维；(d) 环形区域；(e) 染色质（异染色质的部分）；(f) 中期染色体。

　　　一些常见病或发育问题与染色体数目有关。Down 综合症由每个细胞核中多余一条染色体引起（21 号染色体）。患有 Down 综合症的病人表现为不同程度的智力障碍，明显的发育异常和潜在性疾病，如阿耳茨海默氏病（Alzheimer's disease）。这些病人通常比正常人寿命短。

目的 C　真核细胞的细胞器

　　　细胞器是有特殊功能的亚细胞结构。除了在目的 B 中提及的结构，大多数真核细胞具有表 3.1 所列的部分或全部细胞器。

表 3.1　真核细胞的细胞器

细胞器	结　　构	功　　能
细胞核	圆形或卵形；含核仁并有核膜包围；含 DNA 构成的染色体	遗传物质的储存；所有细胞活动的控制中心
核仁	细胞核中 RNA 的圆形体	组织核糖体和其他 RNA 有关的产物的中心
核糖体	蛋白质构成的粒状微粒	合成蛋白质
内质网（ER）	散布在细胞质中的膜质网状结构；延续细胞膜和核膜	
粗面内质网	附着核糖体的膜质网状结构	合成细胞外使用的蛋白质
滑面内质网	缺乏核糖体	合成甾族化合物；细胞间转运；解毒
高尔基体（复合体）	堆积的膜和管（池）	包装粗面内质网合成的蛋白质；形成分泌泡和溶酶体
线粒体	棒形或卵形细胞器；膜形成折叠称为嵴	生产 ATP（通过克雷布氏循环和氧化磷酸化）
溶酶体	填充酶的致密泡	分解衰老的细胞成分或被吞食的微粒
分泌泡	膜包围的囊	储存预先分泌的蛋白质和其他合成物
微管	长而中空的结构；由聚合的微管蛋白（蛋白质）构成	结构支撑；细胞分裂、细胞运动以及转运
微丝	长而实心的纤维；由聚合的肌动蛋白（蛋白质）构成	结构支撑；细胞运动
中心粒	两组短棒或颗粒，由九套三个融合的微管构成；位于细胞核附近	细胞分裂；有丝分裂期染色体的运动

3.10 哪些组织中有富含粗面内质网或滑面内质网的细胞？

制造分泌性蛋白质的细胞含大量粗面内质网。例如，胰脏中的腺泡细胞，分泌消化酶——胰蛋白酶等。合成甾类化合物的细胞，如睾丸和肾上腺中的细胞，富含滑面内质网。滑面内质网在肝细胞中也大量存在，负责血液和代谢中毒素的解毒。

3.11 描述溶酶体消化通过细胞胞吞作用摄入的颗粒

见图 3.4。

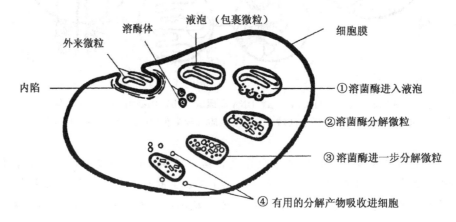

图 3.4 细胞中溶酶体消化摄入的微粒。

 许多细胞生物学家认为线粒体就像植物中的叶绿体一样，最初是独立的原核细胞，进化中逐渐与较大的细胞形成细胞内共生关系。这些小原核生物逐渐依赖宿主细胞提供食物和保护，而宿主细胞依赖这些小细胞生产能量。有许多证据支持这种细胞内共生理论，比如在现代原核生物与线粒体和叶绿体发现了相似的遗传物质和蛋白质。

目的 D 复制、转录和翻译的过程。

 复制（replication）是指 DNA 在细胞分裂前制造一个完全一样的复制品的过程。转录（transcription）是指依据 DNA 模板产生 mRNA 的过程。mRNA 离开细胞核进入细胞质中的核糖体合成蛋白质的过程称为翻译（translation）。这三个过程有时合称生物学的中心法则，因为它们构成了所有生命共同的遗传编码信息表达的方式。

3.12 图示并描述 DNA 分子的结构。

DNA 的每股是通过磷酸二酯键将核苷酸连结在一起。然后，两股彼此缠绕，形成右手

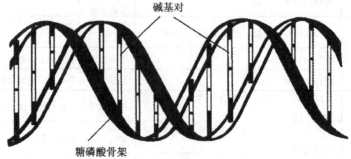

图 3.5 DNA 双螺旋结构。

方向的双螺旋（图 3.5）结构。每股彼此间是互补的，意味着一股的碱基能与另一股上的碱基配对，A 对应 T 和 C 对应 G（见第 2 章有关 DNA 碱基的解释）。

3.13　与复制有关的要素

复制过程中的每一步都伴随着特殊酶的参与（图 3.6）。解旋酶首先将双螺旋解旋成两个平行的股，然后"拉开"两股。DNA 聚合酶 I 和 III 再移动到分开的两股之间，分别加入互补碱基，一次一个，最后形成两个双股，彼此完全一样。其他酶检查 DNA 复制中的错误，并在出错时校正。整个过程异常精确。各种酶通过在不同阶段发挥作用，把错误率降低到每复制 100 亿个碱基只出现 1 次错误。

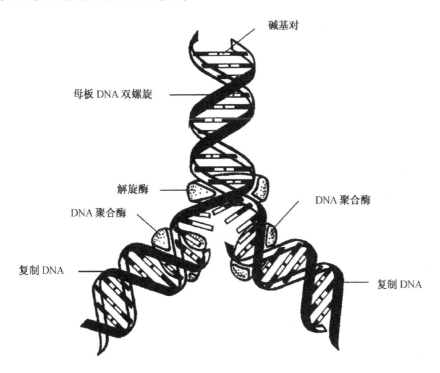

图 3.6　复制的步骤。

复制中的突变是一种无法修复的错误。在大量的复制中，突变是极罕见的。然而，它们在决定物种遗传多样性中发挥重要的作用。大多数的突变是无害或不引人注意的。有些突变对生物体可能是有害甚至是致命的，而其他则可能是有利的。有些突变是自然发生的，但许多突变是由称为诱变剂的多种物质或因素诱导的。常见的诱变剂包括辐射（太阳光或 X-射线）和存在于特定染料、甜味剂及防腐剂中的化学物质。

3.14　与转录有关的要素

象复制一样，转录也是在细胞核中进行的，并由特殊的酶启动。转录的过程类似于复制，不同的是，对应的酶是 RNA 聚合酶，而且结果是得到与一条 DNA 螺旋配对的单链 RNA（图 3.7）。

3.15　内含子及其重要性

DNA 转录后，得到单股的 RNA。在 RNA 离开细胞核到达核糖体进行翻译之前，需要进行几次修饰。其中最重要的一次修饰是去掉**内含子**（intron）。这些切下的未编码部分不再离开细胞核。RNA 单股的其余部分称为**外显子**（exon），离开细胞核进行翻译（见图3.7）。内含子切除没有明显意义,似乎只是 RNA 离开细胞核前"编辑"过程的结果。由什么控制、选择

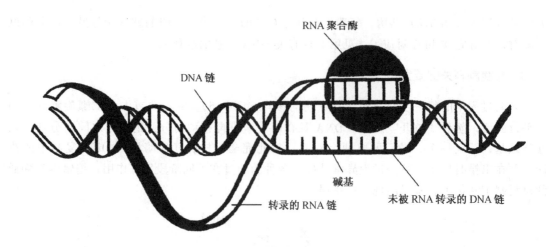

图 3.7　转录的过程。

哪一部分作为内含子尚不清楚,但答案可能有助于解释关于基因表达和调控的大问题。

3.16　与翻译有关的要素。

翻译发生在细胞质中的核糖体上。从细胞核出来的信使 RNA（mRNA）被核糖体捕获,其核苷酸序列被翻译成氨基酸序列。这个过程中都有酶的参与。mRNA 核苷酸三个一组读取,称为**密码子**（codon）。密码子与特定的转运 RNA（tRNA）分子的互补**反密码子**（anti-codon）配对。带有一个特定反密码子的 tRNA 分子运送一个特定的氨基酸并将它装配在增长的肽链上,最终连接成一个完整的蛋白质分子。肽链中的氨基酸序列称为蛋白质的一级结构,它决定蛋白质分子的性质和功能。

目的 E　有丝分裂和减数分裂的过程。

有丝分裂（mitosis）是正常细胞的分裂过程（图 3.8）。发生在体细胞生长发育或替换修复而需要制造更多细胞的时候。有丝分裂的结果是产生与母细胞染色体数目一样的两个相同的子细胞。

减数分裂（meiosis）是配子（性细胞）的形成过程。在许多方面类似于有丝分裂,但减数分裂的结果产生四个子细胞,分别含有母细胞染色体数目的一半。

3.17　有丝分裂和减数分裂中出现的突变结果相似吗?

出现在有丝分裂期的突变不会传给下一代,只有包含在配子中的遗传信号会传给后代。因此,发生在减数分裂期的突变可能在所有后代中留下遗传特性或特征。

3.18　为什么在有性繁殖的生物体中染色体是成对的?

除配子外,在所有细胞中,都含有一条来自配偶的决定同一性状的同源染色体。这种成对的染色体称为二倍体（2N）。字母 N 代表一个物种所有细胞中染色体的特定数目,2 表示将这个数目加倍。人类的染色体数目 N 是 23,二倍（或 46）是每个体细胞的染色体数目。通常每对中只有其中一条的基因表达（见第 24 章）。在有丝分裂中,两条染色体之间的作用并不关键;但在减数分裂中,只有在减数分裂 I 期,同源染色体正确分配,配子才能正确形成。这意味着每个配子都携带决定某一性状的某个基因。当来自一个亲本的配子与来自同一物种的另一亲本的配子结合,同源染色体互相配对。这种相互作用决定了遗传性状在后代中的表达。

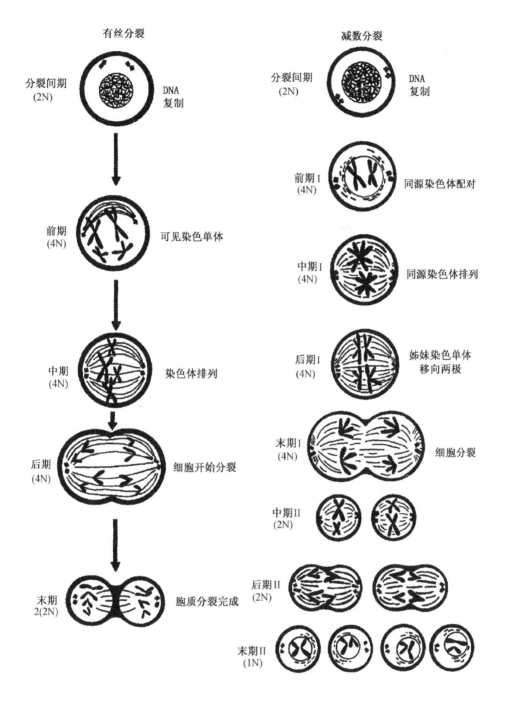

图 3.8 有丝分裂和减数分裂的阶段。

细胞分裂是一种重要的保持自身稳定的机制。当细胞分裂时，它们增殖并分化。未分化的"干"细胞可能变成一个红细胞或一个白细胞。胰腺中发育的干细胞可能变成一群分泌激素的内分泌细胞或生产酶的外分泌细胞。细胞分化的方式取决于生物体本身的需要，以及负责调控发育、功能的基因组的需要。

目的 F 定义细胞交流、接触抑制和癌症。

为了身体各系统的功能正常，必须保证彼此邻近或分离的细胞间的联系。这种联系可能通过几种方式完成。化学信使，如激素或神经递质（图 3.9），可以加速或抑制细胞功能的发挥。一个细胞与另一个细胞的物理接触可能触发接触抑制，常表达为有丝分裂的抑制。当细胞对接触抑制反应失败而继续失控分裂，这种情况称为癌症。

3.19　图示相邻神经细胞的连结。

突触（图 3.9）是位于一个神经元的轴突末端和下一个神经细胞的树突之间的结构。化学信使（神经递质）正是在突触发挥作用（见第 9 章）。

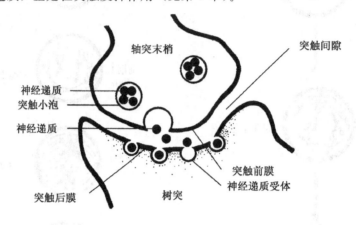

图 3.9　突触是突触前神经元与突触后神经元之间的空间。

3.20　蛋白质激素的制造和分泌。

激素可以是蛋白质、甾类化合物或其他分子（见第 13 章）。蛋白质激素通过核糖体的翻译过程（象其他蛋白质一样）产生。因为激素由细胞分泌而出，为了实现分泌，蛋白质需要由高尔基体包裹，包含在膜泡中（见表 3.1）。细胞受刺激时，通过反馈机制，膜泡与细胞膜融合，泡内容物释放到周围细胞的间质液中。激素很快被血液运送到靶位。

3.21　常见类型的癌症及在美国的发生率列表。

见表 3.2。

表 3.2　癌症的种类及发病率

肺癌	占男性所有癌症的 20%，女性的 11%
乳腺癌	占女性所有癌症的 28%
前列腺癌	占男性所有癌症的 21%
皮肤癌（黑色素瘤）	占男、女性所有癌症的 3%
结肠/直肠癌	占男、女性所有癌症的 15%
卵巢癌	占女性所有癌症的 4%
子宫癌	占女性所有癌症的 9%
白血病/淋巴瘤	占男性所有癌症的 17%，女性的 7%

3.22　癌症的起因。

发现癌症的诱因是科学研究的目的之一。有证据表明特定的病毒有诱癌作用。正常基因组中的基因被未知的刺激激活也可能引起同样的结果。证实能引起癌症的物质通常被称为致癌物。已知的致癌物包括烟、酒、来源于太阳和 X 射线的辐射、工业化合物（如石棉和氯乙烯）、高脂饮食和特殊药物（如类固醇）。

3.23　癌症发生的危险信号。

癌症的危险信号列举如下。有下列症状的任何一个人都应立即咨询医生。

- 乳腺或身体的其他部分发现肿块或增厚
- 不愈的疼痛
- 胎记、痣或疣的迅速改变
- 总是声音嘶哑或咳嗽
- 消化不良或吞咽困难
- 异常出血
- 大小便习惯改变

3.24　治疗癌症的一些方法。

手术（surgery）—— 去除未转移（扩散到其他地方）肿块的有效方法。手术常配合其他治疗方法。

放疗（radiation therapy）—— 照射、钴治疗或 X 射线治疗。放疗是用高能射线照射癌性组织，杀死肿瘤细胞。

化疗（chemotherapy）—— 使用抗癌药物。化疗是治疗癌转移最有效的方法。

所有治疗癌症的方法都是有限的，而且有些还有副作用。早期发现和防止转移是最有效的治疗。

复 习 题

选择题

1. 细胞膜（　　）。　（a）围住细胞成分　（b）调节吸收　（c）保持细胞形状　（d）以上都是

2. 细胞中最大的结构是（　　）。　（a）高尔基体　（b）细胞核　（c）核糖体　（d）线粒体

3. （　　）细胞器含有水解酶。　（a）溶酶体　（b）核糖体　（c）线粒体　（d）高尔基体

4. 问题 3 中，（　　）细胞器涉及蛋白质合成。

5. 附着核糖体的内质网称为（　　）。　（a）光面内质网　（b）高尔基体　（c）结状内质网　（d）粗面内质网

6. 细胞吞食固体物质称为（　　）。　（a）胞饮　（b）吞噬　（c）主动转运　（d）扩散

7. 细胞膜是一层（　　）的"三明治"。　（a）脂质-蛋白质-脂质　（b）脂质-脂质-蛋白质　（c）蛋白质-蛋白质-脂质　（d）蛋白质-脂质-蛋白质

8. 高尔基体的功能是（　　）。　（a）在细胞质中包装运出细胞的物质　（b）生产有丝分裂和减数分裂的纺锤体　（c）排出多余的水　（d）通过氧化磷酸化生产 ATP

9. 线粒体的功能是（　　）。　（a）在细胞质中包装运出细胞的物质　（b）以 ATP 的形式将光能转化为化学能　（c）从细胞排出多余的水　（d）通过氧化磷酸化合成 ATP

10. 在蛋白质合成过程中，氨基酸在线性链中是通过（　　）键连结在一起的。　（a）氢键　（b）肽键　（c）离子键　（d）磷酸键　（e）氨基键

11. DNA 中没有（　　）核苷酸碱基。　（a）腺嘌呤　（b）胞嘧啶　（c）鸟嘌呤　（d）胸腺嘧啶　（e）尿嘧啶　（f）以上都没有

12. 信使 RNA 是在（　　）合成的。　（a）细胞核中，在 DNA 指导下　（b）细胞质中，在中心粒指导下　（c）中心粒中，在 DNA 指导下　（d）高尔基体中，在 DNA 指导下

13．信使 RNA 分子的核苷酸序列是由（　　　）决定的。　　（a）基因中的核苷酸序列　（b）RNA 聚合酶　（c）蛋白质中的氨基酸序列　（d）核糖核酸酶　（e）tRNA 的反密码子的核苷酸序列

14．在大多数生物体中遗传信息的流程可表示为（　　　）。（a）蛋白质－DNA－mRNA　（b）蛋白质－tRNA－DNA　（c）DNA－mRNA－蛋白质　（d）四个核苷酸

15．编码一个氨基酸的遗传密码包括（　　　）。　　（a）一个核苷酸　（b）两个核苷酸　（c）三个核苷酸　（d）四个核苷酸

16．在 DNA 分子中，含氮碱腺嘌呤与（　　　）配对。　　（a）尿嘧啶　（b）胸腺嘧啶　（c）胞嘧啶　（d）鸟嘌呤

17．DNA 的"骨架"包括重复顺序的磷酸基和（　　　）。　　（a）糖类（葡萄糖）　（b）糖类（脱氧核糖）　（c）核酸　（d）蛋白质（核糖）

18．附着一个氨基酸准备蛋白质合成的分子是（　　　）。　　（a）核糖体 RNA　（b）信使 RNA　（c）转运 RNA　（d）病毒 RNA　（e）核仁 RNA

19．蛋白质分子中的氨基酸序列由（　　　）的序列决定。　　（a）其他蛋白质分子中的氨基酸　（b）转运 RNA 中的碱基　（c）信使 RNA 中的碱基　（d）核糖体 RNA 中的碱基　（e）DNA 中的糖

20．在一股 DNA 的编码部分中，特定的基因含有 1200 个核苷酸（碱基）。由这个基因编码的蛋白质包括（　　　）。　　（a）400 个氨基酸　（b）600 个氨基酸　（c）1200 个氨基酸　（d）2400 个氨基酸　（e）3600 个氨基酸

21．如果 DNA 分子的一股含有的碱基序列是 ACGGCAC，那么另一股的序列则是（　　　）。　　（a）ACGGCAC　（b）CACGGCA　（c）CATTACA　（d）UGCCGUG　（e）TGCCGTG

22．转运 RNA 含有反密码子序列 UAC。在信使 RNA 中（　　　）密码子与它配对。　　（a）GGC　（b）UAC　（c）AUU　（d）CAU　（e）AUG

23．染色体复制发生在（　　　）。　　（a）分裂末期　（b）分裂间期　（c）分裂中期　（d）分裂后期

24．问题 23 中的（　　　）期发生胞质分裂。

25．通过有丝分裂的两个子细胞含有（　　　）。　　（a）相同的遗传结构　（b）精确为母细胞一半的基因　（c）与母细胞一样多的细胞质　（d）以上都没有

判断正误

＿＿＿＿**1**．真核细胞没有膜包围的细胞核并且有少量的细胞器。

＿＿＿＿**2**．主动转运不需要能量而且通过这种机制 O_2 进入细胞。

＿＿＿＿**3**．植物具有保持细胞形状对抗重力和其他外力的细胞壁。

＿＿＿＿**4**．DNA 被称为组蛋白的蛋白质包裹。

＿＿＿＿**5**．在 DOWN 综合症中，有一条额外的 ♯21 染色体。

＿＿＿＿**6**．生产甾族化合物的细胞，如睾丸、卵巢和肾上腺中的细胞，含有大量的粗面内质网。

＿＿＿＿**7**．突变是发生在 DNA 复制过程中无法修复的错误。

＿＿＿＿**8**．转录发生在细胞的细胞质中。

＿＿＿＿**9**．信使 RNA 含有反密码子。

＿＿＿＿**10**．减数分裂是配子（性细胞）形成的过程。

＿＿＿＿**11**．可能引起癌症的因素称为致癌物。

＿＿＿＿**12**．化疗在治疗转移癌中是最有效的。

填空题

1．＿＿＿是既不属于原核生物又不属于真核生物的生物体。

2．____可抵抗染色和抗生素。

3．____是仅涉及水通过膜的运动的一种扩散类型。

4．DNA 和蛋白质合称____。

5．____是在细胞核中围绕 RNA 的物质。

6．RNA 中的糖是____。

7．人体细胞中的染色体数目 N 是____。

8．____是由聚合的微管蛋白构成的长而中空的结构。

9．蛋白质的合成在细胞质中的____中进行。

10．DNA 的每股由通过磷酸二酯键连结的____构成。

匹配题

____1．溶酶体　　　　　　　(a) 细胞的控制中心

____2．中心粒　　　　　　　(b) 含有水解酶的泡

____3．高尔基体　　　　　　(c) 合成甾族化合物以及解毒

____4．核糖体　　　　　　　(d) 有丝分裂期染色体的运动

____5．细胞核　　　　　　　(e) 分泌泡和溶酶体的形成

____6．光面内质网　　　　　(f) 合成蛋白质

答　案

选择题

1．(d) 细胞膜是一种有许多功能的动态细胞成分。

2．(b) 细胞核比任何细胞质中的细胞器都大。

3．(a) 溶酶体含有能分解细胞成分或被吞食微粒的水解酶。

4．(b) 核糖体合成蛋白质。游离的核糖体生产供细胞使用的蛋白质。附着在内质网上的核糖体合成的蛋白质在细胞外使用。

5．(d) 使用术语粗面内质网是因为这种细胞器的粗糙表面。

6．(b) 吞噬是大的固体物质吸收进细胞的机制。

7．(d) 细胞膜是内外表面上和里面镶嵌蛋白质的脂质双分子层。

8．(a) 高尔基体包装分泌物质并且形成溶酶体。

9．(d) ATP 由线粒体通过克雷布氏循环和氧化磷酸化产生。

10．(b) 氨基酸通过肽键相连。

11．(d) 胸腺嘧啶在 RNA 中被尿嘧啶代替。

12．(a) RNA 的所有三种类型（mRNA、tRNA 和 rRNA）都是在 DNA 的指导下，在细胞核里合成的。

13．(a) mRNA 是在基因中核苷酸的指导下产生的。

14．(c) DNA＞RNA（转录）＞蛋白质（翻译）。

15．(c) 编码一个氨基酸的遗传密码由三个核苷酸构成，称为一个密码子。

16．(b) A－T，C－G。

17．(b) DNA 中的糖是脱氧核糖，RNA 中的糖是核糖。

18．(c) tRNA 运送氨基酸到核糖体组装成蛋白质。

19．(c) mRNA 中的碱基（三个＝一个密码子）决定蛋白质中的氨基酸序列。

20．(a) 1200/3（一个密码子中三个）＝400 个氨基酸。

21．(e) TGCCGTG。

22．(e) AUG。

23.（b）染色体在分裂间期复制。

24.（a）细胞在末期分裂（胞质分裂）。

25.（a）每个子细胞含有与原来母细胞相同数量和种类的染色体。

判断正误

1. 错误；原核细胞没有细胞核，几乎没有细胞器。

2. 错误；主动转运需要 ATP 提供能量。

3. 正确

4. 正确

5. 正确

6. 错误；它们含有大量的滑面内质网。

7. 正确

8. 错误；转录（DNA＞RNA）发生在细胞核里。

9. 错误；信使 RNA 含有密码子。

10. 正确

11. 正确

12. 正确

填空题

1. 病毒	**2.** 革兰氏阴性菌
3. 渗透	**4.** 染色质
5. 核仁	**6.** 核糖
7. 23	**8.** 微管
9. 核糖体	**10.** 核苷酸

匹配题

1.（b）	**2.**（d）
3.（e）	**4.**（f）
5.（a）	**6.**（c）

（朱　莹　高秀来　译）

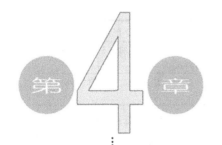

第 4 章

组　织

目的 A　组织学和组织的定义，四种组织类型的主要区别

　　组织学是对构成器官的组织的显微学研究。所谓组织是一组发挥特定功能的、结构相似的细胞集合体。人体由 25 种以上的组织构成，分为上皮组织、结缔组织、肌肉组织和神经组织。

4.1　组织分类的基础。

　　组织学的分类依据有：胚胎发育、结构构造和功能特性。**上皮组织**（或上皮）（epithelial tissue，or epithelium）胚胎期来源于外胚层、中胚层和内胚层；它覆盖在身体和器官的表面上，内衬体腔和器官腔（身体器官或管道的空腔部分），并形成各种腺体。上皮组织参与保护、吸收、排泄和分泌。**结缔组织**（connective tissue）源于中胚层；连结、支撑和保护人体各部分。**肌肉组织**（muscle tissue）亦来源于中胚层；承担人体的活动和运动。**神经组织**（nervous tissue）来源于内胚层；它发出并传导神经冲动，协调身体活动。

4.2　组织在临床诊断中发挥的作用。

　　很多情况下，对某种疾病异常变化的描述通常通过活组织检查、尸检及病理学检查的方法。

　　病理学是医学的一个分支，主要研究对象是组织。病理学家从大体上和显微水平研究病理器官，确定患者死因。疾病可引起组织细胞表面和功能上的特征性改变。病理学家检查死者尸体的过程称为尸体检验。从活体取组织进行镜下观察的过程称为**活组织检验**。

目的 B　从细胞水平描述上皮组织及其与其他组织类型的差异。

　　上皮由一层或多层细胞构成。上皮的表层暴露于体表、体腔或管腔的外面。上皮的深层为上皮细胞糖蛋白构成的基底膜，并与下层结缔组织的胶原和网状纤维构成的网状结构相连。上皮组织无血管，由紧密连结的细胞构成。由单层细胞构成的上皮称为单层上皮；多层细胞构成的上皮为复层上皮。根据表层细胞的形状，上皮组织分为鳞状（扁平表面——鳞状）、立方或柱状。

4.3　五种单层上皮的结构、功能和体内分布列表。

　　见表 4.1 和图 4.1。

表 4.1　单层上皮组织的分类

类　型	结构和功能	位置（分布）
单层鳞状上皮	单层致密连接的细胞；渗透和过滤	构成毛细血管壁；肺泡的内衬；覆盖内脏器官；内衬体腔
单层立方上皮	单层立方状细胞；排泄、分泌或吸收	覆盖卵巢表面；肾小管、唾液腺导管和胰腺的内衬
单层柱状上皮	单层非纤毛柱状细胞；保护、分泌和吸收	消化道、胆囊和一些腺体排除管道的内衬
单层纤毛柱状上皮	单层纤毛柱状细胞；通过纤毛运动的转运作用	输卵（法婆皮欧氏）管和呼吸道特定区的内衬
假复层纤毛柱状上皮	单层纤毛无规则细胞；保护、分泌、纤毛运动	呼吸道和咽鼓管的内衬

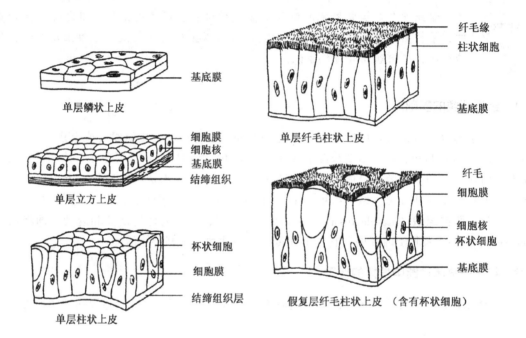

图 4.1　单层上皮组织的比较。

4.4　什么是基底膜？

基底膜（basement membrane）是连接上皮组织与不同细胞层的黏接物。大多数上皮都有基底膜。由上层细胞的糖蛋白和下层结缔组织的胶原纤维、网状纤维的网状结构构成。

4.5　判断正误：**内皮和间皮是单层上皮类型**。

正确，单层鳞状上皮被覆于血管和淋巴管内腔称为**内皮**（endothelium），被覆于内脏器官和体腔时称为**间皮**（mesothelium）。

4.6　以下哪种上皮包含杯状细胞？（a）单层柱状上皮　　（b）单层纤毛柱状上皮（c）假复层纤毛柱状上皮

特殊的单细胞腺体称为**杯状细胞**（goblet cell），分布于所有类型的柱状上皮组织，在假复层柱状上皮中也大量存在。杯状细胞沿组织的外表面分泌润滑和保护性黏液。上皮中杯状细胞所占的比例，取决于该区域对黏液的需求程度。假复层纤毛柱状上皮分布于呼吸道，需要大量的黏液，因此这种类型的被覆上皮同时伴有大量的杯状细胞分布。

4.7 四种复层上皮结构、功能和体内位置列表。

见表 4.2 和图 4.2。

表 4.2 复层上皮组织的分类

类 型	结构和功能	位 置
复层鳞状上皮（角质化的）	多层，含角蛋白（见问题 4.8），表层是无生命的，扁平的；保护	皮肤的表皮
复层鳞状上皮（非角质化）	多层，缺乏角蛋白，表层是活的湿润的；保护和韧性	口鼻腔、食管、阴道和肛管的内衬
复层立方上皮	通常是立方状细胞；增强腔壁强度	大汗腺管、唾液腺管和胰腺管
移行上皮	数层圆形非角质化细胞；扩张	膀胱、部分输尿管和尿道的内衬

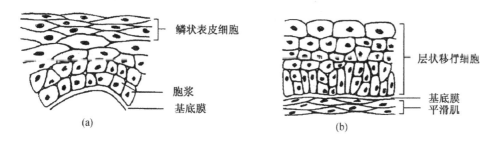

图 4.2 （a）复层鳞状上皮；（b）移行上皮的比较。

4.8 定义两种角（质）化及其在复层鳞状上皮中的意义。

角质化（keratinized）和角化（cornified）在使用中经常互换，尽管角蛋白（与角质化有关）和角化层（与角化有关）是两个不同的概念。鳞状排列的复层鳞状上皮细胞生理性迁移时，失去了下方血管的营养支持，发生死亡，这一过程称为角质化。**角蛋白**（keratin）是这种细胞死亡过程中形成的蛋白质。（见问题 5.11）。细胞接近皮肤表面时，逐渐变得扁平、干燥，这种过程称为角化。角化发生于皮肤的最外层，形成**角质层**（corneum）。角质化的结果使皮肤具有抗水性，角化的结果是防止皮肤磨损及病原体的侵入。

4.9 移行上皮与复层鳞状上皮的区别。

移行上皮与非角质化的复层鳞状上皮相比，除了前者较大、圆而非扁平状，并且可以有两个核外，二者基本相似。移行上皮具有允许膀胱和输尿管扩张、抵抗尿毒性的特殊功能。能够扩张是因为移行上皮可以根据需要而呈现立方形或扁平状不同的形态。

　　上皮内衬的出现和细胞的相对数量对病理学家而言是非常有意义的。某一特定类型的细胞太多或太少或是分泌物不正常都可能是一个器官患病或功能紊乱的信号。尸体解剖中，病理学家仔细地检查能表达这些紊乱信号的体腔和器官的内衬。例如，致密（扁平）核的细胞表示特定的疾病。过多黏液或脓的出现表明某一器官受到感染。

目的 C 腺上皮组织的定义；外分泌腺的形成、分类和功能。

　　出生前，某种上皮细胞侵入到下层结缔组织并蓄积特殊的分泌物，称为外分泌腺。这些腺体以导管与表面相联系。相比而言，内分泌腺无导管且分泌物直接进入血液循环。

4.10 外分泌腺及其有关的身体系统。

体表系统中外分泌腺包括皮脂（油）腺、汗腺和乳腺。消化系统中，外分泌腺包括唾液腺、胃腺和胰腺。

外分泌腺的功能紊乱会导致一系列的疾病和症状。痤疮是皮脂腺的炎症。溃疡常伴有胃中的壁细胞胃酸分泌过多。腮腺炎是分泌唾液的腮腺的传染性疾病。

4.11 根据结构分类外分泌腺及各类型分泌物举例。

见表 4.3、4.4 和图 4.3。

表 4.3 外分泌腺的结构分类

	类 型	功 能	举 例
简单	单细胞腺	保护和润滑	杯状细胞
	管腺	帮助消化	肠腺
	分枝管腺	保护；帮助消化	子宫腺；胃腺
	卷曲管腺	调节温度	（小）汗腺
	泡腺	提供精子添加物	精囊
复杂	分枝泡腺	调节皮肤	皮脂腺
	管腺	润滑男性尿道；帮助消化	尿道球腺；肝
	泡腺	提供婴幼儿营养；帮助消化	乳腺；唾液腺（下颌腺和舌下腺）
	管泡腺	帮助消化	唾液腺（腮腺）；胰

表 4.4 外分泌腺的分泌分类

类 型	功 能	举 例
部分分泌	锚细胞分泌水分；调节温度，帮助消化	唾液腺和胰腺 特定汗腺
顶浆分泌	分泌细胞的部分产生分泌物；提供婴幼儿营养，辅助调节温度	乳腺 特定汗腺
全浆分泌	全部分泌细胞产生包裹分泌物；调节皮肤	皮脂腺

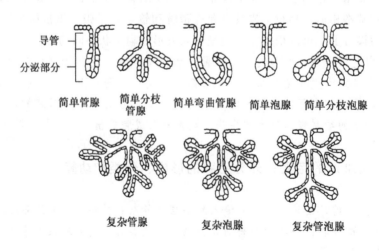

图 4.3 外分泌腺的结构。

目的 D 结缔组织的特征、位置（分布）和功能。

结缔组织中一种最重要的成分是**基质**（matrix）——产生多种成分有机物质的基层，负责组织中远离细胞之间的连接。所有的结缔组织来源于胚胎期的中胚层；结缔组织分布于全身，支持并连接其他组织、储存营养、制造保护性和调节性物质。

4.12 不同种类的结缔组织有哪些？其结构、功能及状态如何？

成熟的有差异的结缔组织均由胚胎期统称为间充质结缔组织发育而来。这些成熟的组织分为四种主要种类，见图 4.4. 注意其中的血液组织不同于其他的结缔组织，它有液体基质。进一步分类见表 4.5。

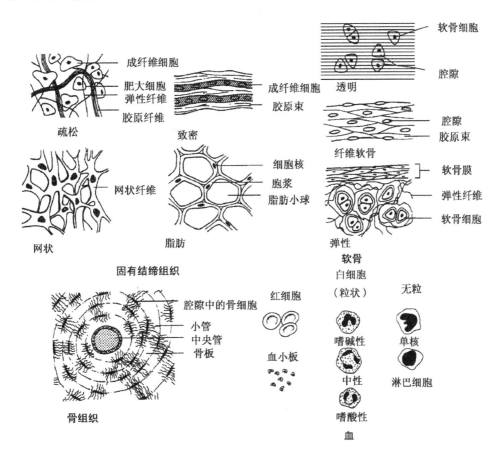

图 4.4 结缔组织的类型。

坏血病是一种常见于海员中令人恐惧的疾病，以胶原缺乏为特征。胶原是结缔组织中主要的结构蛋白（见表 6.4）。坏血病的发生是食物中缺乏维生素 C，而维生素 C 在胶原纤维的形成中是一个必须的因素，没有维生素 C，这些纤维就会断裂而无法支持组织，最终症状包括皮肤疼痛、海绵状齿龈、血管变脆和伤口难以愈合。

表4.5　结缔组织的分类

	组织类型	细 胞	基 质	功 能	位 置（分布）
固有结缔组织	疏松的	成纤维细胞；肥大细胞	弹性纤维；胶原	连接和填充；保护和营养；容纳液体；分泌肝素	皮肤的深层；包裹肌肉、脉管和器官
	致密纤维的	成纤维细胞	致密的胶原纤维	稳固，柔韧	腱，韧带
	弹性的	成纤维细胞	弹性硬蛋白纤维	柔韧和扩张性	动脉，喉，气管，支气管
	网状的	吞噬细胞	凝胶状基质中的网状纤维	行使吞噬细胞功能	肝，脾，淋巴结，骨髓
	脂肪的	脂肪细胞	非常小	储存类脂	皮下组织，包裹器官
软骨	透明的	软骨细胞	纤细的胶原纤维	覆盖并保护骨骼；骨前体；支持	关节，气管，鼻，肋软骨
	纤维软骨	软骨细胞	致密胶原纤维	对抗牵拉和压缩	膝关节，椎间盘，耻骨联合
	弹性的	软骨细胞	胶原纤维 弹性硬蛋白	柔韧，有强度	外耳，喉，外耳道
骨	松质骨	骨细胞	胶原纤维 碳酸钙	轻、强、内部支持	骨内面
	密质骨	骨细胞	胶原纤维	强支持	骨外面
血液	血液	红细胞 白细胞 血小板	血浆	运送营养和废物	循环系统

4.13　人体免疫中，哪一种结缔组织最重要？

（a）血　　（b）致密结缔组织　　（c）纤维软骨　　（d）网状组织

血液中的白细胞和淋巴器官中的网状组织通过吞噬作用保护人体。

4.14　为什么把血液看作一种结缔组织？

因为它包括细胞（红细胞、白细胞和血小板）和基质（血浆），所以把血浆看作一种粘性的结缔组织（见13章）。

4.15　为什么涉及软骨的关节损伤愈合慢？

软骨无血管，只能通过周围组织的渗透获得营养。因此软骨组织有丝分裂速度慢，因而损伤时恢复慢。

4.16　区别脂肪和脂肪组织。

脂肪细胞贮有类脂或脂肪，呈空泡状。新生儿的第一年是**脂肪细胞**（adipocyte）的形成期，过度喂养会导致脂肪组织的过度发育。脂肪细胞越多的人越容易发胖，节食只能减少脂肪储备，不能减少细胞数量。

4.17　成纤维细胞、网状细胞、肥大细胞、软骨细胞和骨细胞的共同点和不同点。

所有都是结缔组织不同类型的分化细胞，比较见表4.6。

表 4.6 结缔组织的分化细胞

细胞类型	描 述	位 置（分布）	产 物
成纤维细胞	大而不规则细胞	固有结缔组织	弹性胶原和网状纤维
网状细胞	高度分枝，交织在一起	网状结缔组织；淋巴器官	吞噬细胞
肥大细胞	圆形，类似嗜碱细胞	疏松结缔组织；包裹血管	肝素（一种抗凝剂）
软骨细胞	大的卵圆形细胞	软骨组织	软骨基质
骨细胞	小的卵圆形细胞	骨组织	固体基质

4.18 与结缔组织有关的水肿是怎么回事？

大约 11％的体液存在于疏松结缔组织中，称为组织液或间质液。过量组织液聚积，导致的肿胀称水肿。组织液过剩通常是一种由其他疾病引起的症状。

4.19 骨密质和骨松质的区别。

大多数骨由骨密质和骨松质构成（图 6.4）。**骨密质**（compact bone tissue）是坚硬的表层，而骨松质是位于内部，多孔，富含血管的成分。在骨密质上覆有骨膜。**骨松质**（spongy bone tissue）使骨变轻，并且给产生血细胞的骨髓提供空间。在第 6 章进一步讨论。

4.20 骨组织坚硬的原因。

骨的硬度很大程度上取决于细胞（无机）基质间沉积的磷酸钙和碳酸钙盐。此外，无数胶原纤维包埋于基质中，使骨具有一定的弹性。

目的 E 肌肉组织及三种类型的区分。

肌肉组织的收缩特性，使人体能够运送物质、行动协调、直立行走。肌细胞，又称肌纤维，在收缩的方向上被拉伸，纤维受到刺激时缩短而产生运动。肌细胞来源于中胚层，而且肌肉组织在出生前即形成，细胞不能再复制，所以它的收缩具有独特性。人体肌肉组织有三种类型：平滑肌、心肌和骨骼肌。

骨骼肌纤维在受精后 4 周开始形成。此时，无差别的中胚层细胞，成肌细胞开始迁移到肌肉形成的地方。成肌细胞到达这些地方后，聚集形成合胞体的肌管。以后逐渐融合其他的成肌细胞（各有一个核），肌管变长。然后每个肌管中的细胞膜破裂，形成多核肌纤维。9 周时，肌纤维清晰可见，17 周时，肌肉充分发育，孕妇可感觉到胎儿活动，称为胎动。

4.21 各类型肌肉组织的结构、功能和分布。

见表 4.7 和图 4.5。

表 4.7 三种类型肌肉组织的比较

类 型	分 布	结构和功能
平滑肌	中空内脏器官壁	拉长的梭型单核细胞；内脏器官的缓慢无意识运动
心肌	心脏壁	分枝的纹状单核有间盘纤维；快速无意识有节律的收缩
骨骼肌	通过腱跨越骨骼关节	多核、纹状、圆筒状纤维状束（细长束）；骨骼关节快速无意识或有意识运动

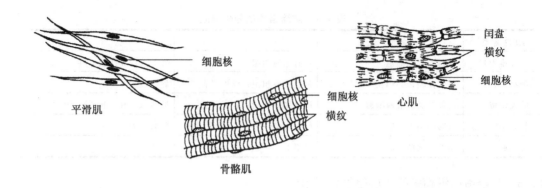

图 4.5　肌肉组织的类型。

4.22　下列哪些是肌肉组织的特性？

　　(a) 兴奋性　　(b) 收缩性　　(c) 延展性　　(d) 弹性

　　所有这些都是肌纤维的特性。当肌纤维应答神经冲动而收缩或缩短时，表现出兴奋性。当冲动减退，肌纤维缩短但放松，它可能被动伸展回去或通过对抗肌肉的收缩纤维而伸长。每个肌纤维都有内在张力或弹性，因而它能在松弛状态下保持特定形状。

　　　　细胞内的新陈代谢以热量释放为终产物。肌肉约占体重的一半，甚至休息状态的肌肉纤维也处于一种纤维连续活动（紧张）状态。因此，肌肉是主要的热量来源。保证足够高的体温，对稳定内环境，为新陈代谢提供适宜的条件具有很重要的意义。随人体活动强度的增加，热量产生的速度极大地提高。

目的 F　神经组织的基本特征和功能。

　　　　神经组织包括两种主要的细胞：神经元和神经胶质细胞。**神经元**（neuron），起源于外胚层，高度分化后可传导动作电位形式的冲动。**神经胶质细胞**（neuroglia）的主要功能是支持和辅助神经元。神经元的数量在出生前不久确定，其后神经元不能再有丝分裂。神经胶质的数量约是神经元的五倍，而且终生具有有丝分裂的能力。

4.23　神经元的结构如何反映它的功能？

　　分枝状的**树突**（dendrite）（图 4.6）增大了神经元胞体接受刺激、传导冲动的表面积。

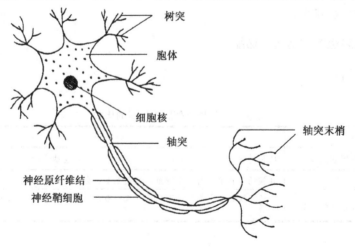

图 4.6　神经元的结构。

伸长的**轴突**（axon）将胞体传出的冲动传至另一个神经元或对该冲动产生反应的器官。

4.24　与某些神经元相连的神经鞘细胞（雪旺氏细胞）。

　　神经鞘细胞（雪旺氏细胞）（neurolemmocyte）是特殊的神经胶质细胞，通过**髓磷脂**（myelin）（见第 9 章）的脂蛋白包裹并支持轴突（图 4.6）。这种**髓磷脂鞘**（myelin sheath）辅助神经冲动的传导并促进神经元损伤后的再生。

4.25　神经胶质的结构和功能。

　　除神经鞘细胞外，还有五种神经胶质细胞，其中的四种见图 4.7。表 4.8 是对所有六种神经胶质的描述（CNS＝中枢神经系统；PNS＝周围神经系统）。

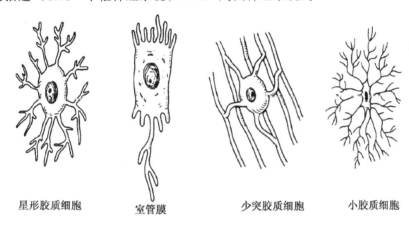

星形胶质细胞　　　　室管膜　　　　　少突胶质细胞　　　　小胶质细胞

图 4.7　存在于 CNS 中的神经胶质类型。

表 4.8　神经胶质的结构和功能

类　　型	结　　　　构	功　　　　能
星形胶质细胞	星星形，有众多突起	构成 CNS 毛细血管和神经元之间的结构支撑；参与血脑屏障
少突胶质细胞	类似于星形细胞，但突少而短	构成 CNS 中的髓磷脂；在 CNS 中引导神经元的发育
小胶质细胞	细胞小，很少短突	吞噬 CNS 病原体和细胞碎片
室管膜细胞	有纤毛状游离表面的柱状细胞	贴附在 CNS 的脑室和中央管内，在此通过纤毛运动进行脑脊液循环
神经节胶质细胞（卫星细胞）	小的扁平细胞	支撑 PNS 的神经节
神经鞘细胞（雪旺氏细胞）	连续排列在树突的轴突周围的扁平细胞	构成 PNS 的髓磷脂

　　　　神经元一旦成熟，就不再具有分裂和增殖的能力，神经细胞的损伤是永久性的。药物、酒精、中枢或周围神经元缺氧或外伤都会引起神经元的不可逆性损伤。一些疾病可使神经元或神经胶质遭受损害。其中有阿耳茨海默氏病、帕金森病和亨廷顿氏病等三种疾病。即使神经元貌似脆弱，但良好的营养并避免药物（包括酒精）刺激，神经元能终生存活并发挥功能。

复　习　题

选择题

1. 上皮包括以下所有的，除（　　）外。　（a）保护　（b）分泌　（c）连结　（d）吸

收　　(e) 排泄

2. 以下的（　　）不是上皮的一种类型。　　(a) 单层鳞状　　(b) 移行　　(c) 单层纤毛柱状　　(d) 复合复层　　(e) 假复层纤毛

3. 上皮的分类是基于细胞的层数和（　　）。　　(a) 形状　　(b) 染色性质　　(c) 大小　　(d) 位置（分布）　　(e) 生命细胞与非生命细胞的比例

4. 特有的基底膜存在于大多数（　　）。　　(a) 上皮组织　　(b) 结缔组织　　(c) 神经组织　　(d) 肌肉组织　　(e) 软骨组织

5. 单层鳞状上皮未发现在（　　）。　　(a) 血管　　(b) 口腔的内衬；　　(c) 淋巴管　　(d) 肺泡　　(e) 体腔的内衬

6. 杯状细胞是一类（　　）。　　(a) 多细胞腺体　　(b) 细胞内腺体　　(c) 单细胞腺体　　(d) 细胞间腺体　　(e) 唾液腺

7. 全泌腺的一个实例是（　　）。　　(a) 汗腺　　(b) 唾液腺　　(c) 胰腺　　(d) 皮脂腺

8. 分泌细胞部分排出分泌物的外分泌腺称作（　　）。　　(a) 顶泌　　(b) 部分分泌　　(c) 内分泌　　(d) 全泌

9. （　　）类型的上皮损伤引起消化吸收能力的丧失。　　(a) 纤毛柱状　　(b) 单层柱状　　(c) 单层鳞状　　(d) 单层立方　　(e) 复层鳞状

10. （　　）词组适合用于复层鳞状上皮。　　(a) 中胚层-钙化　　(b) 外胚层-角质化　　(c) 中胚层-骨化　　(d) 内胚层-角质化

11. （　　）最好地描述了结缔组织。　　(a) 来源于内胚层并分泌代谢物　　(b) 来源于中胚层并传导冲动　　(c) 来源于中胚层并含有大量的基质　　(d) 来源于外胚层并通常分层

12. 感染很可能会增加（　　）组织的吞噬活性。　　(a) 弹性组织　　(b) 移行组织　　(c) 脂肪组织　　(d) 网状组织　　(e) 胶原组织

13. 软骨组织损伤后，通常恢复慢是因为（　　）。　　(a) 软骨中没有血管　　(b) 软骨不能进行有丝分裂　　(c) 基质是半固体　　(d) 软骨组织由液体包围

14. 下列（　　）不是在结缔组织中特有的细胞类型。　　(a) 淋巴细胞　　(b) 巨噬细胞　　(c) 杯状细胞　　(d) 肥大细胞　　(e) 成纤维细胞

15. 致密规则的结缔组织其功能是（　　）。　　(a) 弹性回位　　(b) 连结和支撑　　(c) 血管的包裹　　(d) 关节

16. 吞噬作用是（　　）类型的结缔组织的功能。　　(a) 软骨　　(b) 松软纤维　　(c) 弹性　　(d) 网状　　(e) 脂肪

17. 脂肪组织形成（　　）。　　(a) 仅在胎儿发育期　　(b) 一生中　　(c) 主要在胎儿发育期和产后一年　　(d) 主要在青春期

18. 椎间盘的构成是（　　）。　　(a) 弹性结缔组织　　(b) 弹性软骨　　(c) 透明软骨　　(d) 纤维软骨

19. 闰盘存在于（　　）。　　(a) 心肌组织　　(b) 运动关节　　(c) 脊柱　　(d) 骨组织　　(e) 透明软骨

20. 组织（间质）液最可能存在于（　　）。　　(a) 松软结缔组织　　(b) 神经组织　　(c) 脂肪组织　　(d) 骨组织　　(e) 肌肉组织

判断正误

——1. 结缔组织只来源于中胚层并具有连结、支撑和保护身体部分的功能。

——2. 单层纤毛柱状上皮通过较低的呼吸道帮助从肺中移出碎屑。

——3. 上皮细胞是紧密连结的、大部分无血管并没有重要的基质。

——4. 神经组织仅分布于大脑和脊髓。

——5．神经元具有有丝分裂的能力以适应学习。

——6．体内的大部分骨骼开始时是纤维软骨，骨化后变成成骨。

——7．泡腺有一个瓶样分泌部分。

——8．产生抗凝肝素的肥大细胞分布在疏松结缔组织中。

——9．红细胞是血液组织中惟一的细胞成分。

——10．按照结构和分泌的方式，乳腺归类于复泡和顶泌。

——11．移行上皮仅存在于泌尿系统。

——12．所有复层鳞状上皮都角质化。

——13．当节食时，脂肪细胞死亡；当体重增加时，新细胞形成。

——14．骨骼肌和心肌纤维是纹状的。

——15．神经胶质是对刺激作出反应的神经分化组织细胞。

填空题

1．——是对组织进行专门研究。

2．扁平不规则细胞以单层镶嵌形式紧密相连，构成——上皮组织。

3．包含两层或两层以上的上皮归类于——。

4．——是命名排列在血管内壁单层鳞状上皮的。

5．在肠壁内的——肌肉组织层有节律的收缩导致食物无意识的运动。

6．——是皮肤中的一种蛋白质，能增加表皮的复层鳞状上皮的强度。

7．胰腺归类于——腺，因为腺体的部分不参与分泌。

8．填充骨髓的网状的骨组织称为——骨。

9．——是血液组织的基质。

10．在血液和淋巴结的——组织中，外来物被白细胞包裹。

11．组织中液体的异常贮存称为——。

12．所有结缔组织和肌肉组织来源于胚胎的——。

13．——肌肉组织是由多核、纹状的圆筒状纤维排列成束构成的。

14．神经元的——接受刺激并将冲动传到胞体。

15．神经鞘细胞（许旺氏细胞）的脂蛋白产物形成围绕神经元轴突的覆盖物——。

匹配题

1组：上皮组织的分布

——1．单层鳞状上皮　　　　　　（a）子宫内衬

——2．单层立方上皮　　　　　　（b）毛细血管壁

——3．单层柱状上皮　　　　　　（c）口腔内衬

——4．假复层纤毛柱状上皮　　　（d）胰管内衬

——5．复层鳞状上皮　　　　　　（e）消化道内衬

——6．移行上皮　　　　　　　　（f）呼吸道内衬

——7．单层纤毛柱状上皮　　　　（g）膀胱内衬

2组：腺体的分布及描述

——1．简单泡腺　　　　　　　　（a）杯状细胞

——2．复管腺　　　　　　　　　（b）腮腺

——3．单细胞腺　　　　　　　　（c）精囊

——4．复管泡腺　　　　　　　　（d）肠腺

——5．简单管腺　　　　　　　　（e）肝

——6．复泡腺　　　　　　　　　（f）胃腺

———— 7. 简单分枝管腺　　　　　　　（g）乳腺

3 组：结缔组织或结缔组织结构的分布及描述

———— 1. 透明软骨　　　　　　　（a）外耳的耳廓

———— 2. 骨松质　　　　　　　　（b）微小的管道

———— 3. 小管　　　　　　　　　（c）椎骨间的连结

———— 4. 弹性软骨　　　　　　　（d）内部骨组织

———— 5. 骨密质　　　　　　　　（e）胎儿骨骼

———— 6. 纤维软骨　　　　　　　（f）被骨膜覆盖

答　　案

选择题

1.（c）上皮不包括连结作用，这是结缔组织的功能。上皮的功能涉及保护（皮肤）、分泌（外泌腺）、吸收（消化道内衬）和排泄（肾脏中的肾小球囊）。

2.（d）"复合"不用于描述上皮组织。

3.（a）上皮组织根据（1）层数（单层、复层、假复层），（2）细胞的形状（鳞状、立方、柱状）和（3）表面变化（角质化、纤毛）分类。

4.（a）大多数上皮在上皮组织和下层结缔组织之间有基底膜。

5.（b）管、道的内衬是由立方细胞构成而不是鳞状细胞。

6.（c）杯状细胞是分泌水样黏液至消化道腔的单细胞。

7.（d）皮脂腺是全泌腺，因为它们所有的细胞排出全部的产物（皮脂）。

8.（a）根据发育和分泌类型，乳腺和特殊汗腺归类于顶泌腺。

9.（b）消化道内衬单层柱状上皮，其让最大量的细胞接近食物微粒。

10.（b）皮肤的上皮来源于外胚层的胚层，而且是人体角质化的主要部位。

11.（c）所有的结缔组织来源于中胚层（间充质细胞）。结缔组织根据细胞分泌的基质和成分的排列分类。

12.（d）淋巴管中的网状组织包含大量吞噬细胞，它能吞食侵入的病原体。

13.（a）缺乏毛细血管的血液供应，软骨难以治愈。

14.（c）杯状细胞内衬呼吸道和消化道，在此需要分泌润滑和保护性黏液。结缔组织中发现有巨噬细胞和淋巴细胞，它们在此辅助免疫应答。

15.（b）致密规则结缔组织构成腱和韧带，就像包围器官的囊。

16.（d）网状组织包含大量的吞噬细胞，这种组织存在于淋巴器官中，如脾、胸腺、扁桃腺和淋巴结。

17.（c）一生中，脂肪组织中类脂的贮存量可以变化，但脂肪组织的数量保持不变。

18.（d）关节中出现的纤维软骨，如耻骨联合和相邻的脊椎间的联合及膝关节中的半月板（见第 **6** 章）。

19.（a）闰盘是相邻心肌细胞间特殊的连结，允许细胞传导冲动，非常类似于神经细胞。

20.（a）组织（间质）液填充结缔组织纤维和细胞间的空间。疏松结缔组织具有蓄积液体的最大空间。

判断正误

1. 正确

2. 错误；假复层鳞状上皮是呼吸道中特殊的上皮。

3. 正确

4. 错误；神经元和神经组织中的神经分布全身。

5. 错误；一旦产前形成，神经元不能再分裂。

6. 错误；大多数骨开始形成时是透明软骨。

7. 正确

8. 正确

9. 错误；血液包含红细胞、白细胞和血小板。

10. 正确

11. 正确

12. 错误；内衬口、肛门和阴道腔的上皮是非角质化的，与部分生殖器上的上皮一样。

13. 错误；当人的体重波动时，只有脂质内容物的增加和减少。

14. 正确

15. 错误；神经元对刺激作出反应，而神经胶质支撑和辅助神经元。

填空题

1. 组织学　　　　　　　　　**2.** 单层鳞状

3. 复层　　　　　　　　　　**4.** 内皮

5. 平滑肌　　　　　　　　　**6.** 角蛋白

7. 部分分泌的　　　　　　　**8.** 骨松质

9. 血浆　　　　　　　　　　**10.** 网状

11. 水肿　　　　　　　　　　**12.** 中胚层

13. 骨骼肌的　　　　　　　　**14.** 树突

15. 髓磷脂

匹配题

1组：

1.（b）　　　　**2.**（d）　　　　**3.**（e）

4.（f）　　　　**5.**（c）　　　　**6.**（g）

7.（a）

2组：

1.（c）　　　　**2.**（e）

3.（a）　　　　**4.**（b）

5.（d）　　　　**6.**（g）

7.（f）

3组：

1.（e）　　　　**2.**（d）

3.（b）　　　　**4.**（a）

5.（f）　　　　**6.**（c）

（朱　莹　高秀来　译）

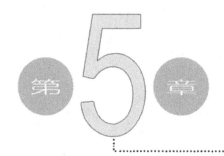

皮肤系统

目的 A　皮肤系统的组成、皮肤的特征和胚胎起源。

皮肤及其附属结构（毛发、腺体和指（趾）甲）共同组成皮肤系统。该系统约占体重的 7%，是身体和外界环境之间的动态界面。

5.1　为什么把皮肤作为一种器官？

因为皮肤是由几种不同组织共同构成的一个功能上的整体。它是身体的最大器官，普通成人皮肤的表面积约为 $2m^2$（$22ft^2$）。厚度在 1.0～2.0mm 之间，但在手掌和脚掌处厚达 6.0mm。手掌和脚掌处称为厚皮，身体其他部位的皮肤称薄皮。

5.2　什么是皮肤的胚胎起源？

皮肤的主要几层组织始建于胚胎发育的第 11 周。表皮及附属结构起源于外胚层，真皮和皮下组织起源于中胚层。皮肤的各层结构将在目的 C 中描述。

皮肤病学是专门处理有关皮肤问题的科学。皮肤病医师的治疗范围可小到痤疮大到严重的烧伤和疤痕。更多地了解皮肤动力学特性及其多种功能角色，皮肤病学作为医学分支的重要性也就越明显。

目的 B　皮肤系统的基本功能。

皮肤系统的功能包括生理性保护作用、水调节作用、温度调节作用、皮肤的吸收功能、合成作用、感受作用和交流功能等。对于绝大多数微生物、水和大部分紫外线，皮肤是一道生理性屏障。其酸性表面（pH4.0～6.8）可以阻止大部分的病原体生长。皮肤在干旱时保持水分，防止脱水，在水中时抑制水分吸收，防止水肿。人体的正常体温 37℃（98.6℉）是靠颤抖和发汗这一对拮抗反应来维持的（见图 5.1）。皮肤能吸收少量的紫外线以满足合成维生素 D 的需求。值得一提的是一些毒素和杀虫剂也可以通过皮肤的吸收进入体内。皮肤可以合成**黑色素** [melanin（一种保护性色素）] 和**角蛋白** [keratin（一种保护性蛋白质）]。在皮肤内存在着大量的感受器，特别是面部、手掌和手指，脚掌以及生殖器等处的皮肤。某些情感，如愤怒或尴尬可以通过肤色的改变反映出来。

5.3　人体的哪些系统与皮肤系统在功能上相互影响？

循环系统在维持内环境稳定方面与皮肤系统有着广泛的联系。内分泌系统产生的性激素（雄激素和雌激素）影响皮肤的功能并维持皮肤外形。循环系统的白细胞和淋巴细胞为皮肤提供免疫功能；有凝集功能的血小板能防止过量出血。皮肤内的无数感受器能将冲动传至神经系统。各种情感可通过表情来传递，这就需要肌肉系统的参与。脸红就是由于循环系统中皮肤小动脉舒张引起的。

5.4　列举皮肤防御感染的一些防御机制。

（1）皮肤（表皮）厚厚的外层及坚硬的表面是抵抗微生物的生理屏障
（2）皮肤油性表面的酸性 pH 值能抑制许多微生物的生长
（3）皮肤富含血管，形成巨大的血管网，因而能在炎症和免疫应答时快速地输送白细胞和其他蛋白质分子

5.5　皮肤如何维持体温的恒定。

人体相对恒定的体温 37℃（98.6℉）是由大脑内的下丘脑维持的，其功能就象一个自动调温器。如果体温低于 98℉，皮内血管收缩保存热量并通过颤抖增加体温。如果体温高于 99℉，则通过血管舒张和出汗加速散热。各种情形都是在（体温）偏离正常状态时的自动应答，称为负反馈。下丘脑可以自动调节必要的生理机制以维持体温的稳定。

目的 C　皮肤的各层及结构。

皮肤主要由两层组成，即表皮和真皮。外面的**表皮**（epidermis）又分为 5 或 6 个结构机能层。较厚和较深的**真皮**（dermis）由两层组成。**皮下组织**（hypodermis）不分层，将皮肤与下面覆盖的结构连在一起。皮肤的结构见图 5.1。

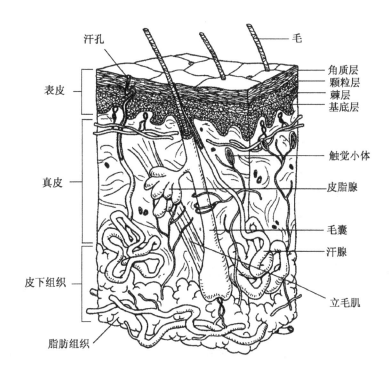

图 5.1　皮肤。

5.6　表皮与真皮在组织构成上有何不同？

具有防御功能的表皮由复层扁平上皮构成，其垂直厚度内平均约有 30～50 个细胞。表皮的各层均不含血管，外层细胞是死亡的角化细胞。相反，相对较厚的真皮内富含血管，并

由大量活细胞组成。许多胶原纤维、弹性纤维和网状纤维支撑着真皮。真皮内还含有大量的汗腺、皮脂腺、神经末梢和毛囊。

5.7　皮下组织的构成

皮下组织含有疏松结缔组织、脂肪组织和血管、淋巴管。胶原纤维和弹性纤维加固皮下组织，特别是在手掌和脚掌。

5.8　正确或错误：**女性的皮下组织比男性厚**。

对。成年女性的皮下组织约比男性厚 8%～10%。这种差异是由于女性脂肪细胞内的脂质堆积更多造成的，并和雌激素明显相关。研究证实脂肪储备过低是闭经患者的共同特征。这些妇女的排卵受到干扰，从而影响生育。

5.9　皮下组织的功能是什么？

皮下组织将真皮与其下方覆盖的器官连在一起；它也能储存脂肪，起隔离和弹性垫作用并调节温度。成熟女性的身体由于富含皮下组织而富有性吸引力。

由于富含脂肪，许多脂溶性药物和药剂都被注射到皮下组织。当病人不能口服药物时一般都采用皮下注射。脂溶性药物一般比水溶性药物作用持久。用于皮下组织注射的针头称为皮针。

目的 D　表皮的结构分层。

表 5.1 按照远离基底膜的顺序从基底层至外层裸露的分离层等各层结构，解释见图 5.2。

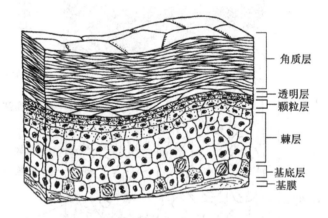

图 5.2　表皮的分层。

表 5.1　表皮的各层成分

皮　层	特　征
分裂层	角质层的最外层，在显微镜下持续脱落
角质层	多层角质细胞组成；一种由死亡细胞组成的胶原质
透明层	存在于手掌和脚掌的厚皮内的薄而透明的一层；无活细胞
颗粒层	一层或更多层的颗粒细胞组成，内有枯萎的胞核；含角蛋白
棘层（芽层一部分）	由多层细胞组成，细胞大，椭圆形，核位于中心，有棘状突起；有丝分裂；大部分细胞死亡并向表面移动
基底层（芽层部分）	一层与基膜相连的营养良好的细胞，持续进行有丝分裂；含有黑色素细胞

起源于外胚层和中胚层的各层参与组成皮肤（见问题 5.2）。表皮和附属结构（毛发，腺体和指（趾）甲）来自外胚层。真皮来自**间充质**，即未分化的加厚中胚层。另外位于真皮内的血管和平滑肌纤维也是由中胚层形成的。

5.10　什么是基膜？

基膜（basement membrane）是上皮组织连接各层细胞的粘合物（见图 5.2）。它由上皮细胞产生的糖蛋白和下方结缔组织形成的胶原纤维和网状纤维共同组成。

5.11　表皮的外层细胞为什么是死的？作用是什么？

有丝分裂或细胞分裂首先在深方的基底层内发生，然后是外面的棘层。分裂发生在这些层内，是由于它们紧邻血管，能为分化细胞提供充足的营养和氧气。当这些细胞纵向分裂时，只有半数会留下与真皮连接。其余的细胞经生理性移动逐渐丧失供血；然后发生细胞死亡。表皮内的角化细胞是能产生角蛋白的特殊细胞。濒死的角化细胞发生核变性（退化）的同时，胞质内充满角蛋白，角化过程完成。角蛋白可以加固皮肤，并使皮肤防水。当细胞继续向皮肤表面移动时，它们变得越来越扁平，这个过程被称为角化。

表皮的这些死亡细胞可以缓冲外环境对身体的冲撞。皮肤是一种动态的器官。虽然表皮的最外层是由死亡细胞构成的，但皮肤内的多数细胞还是非常活跃的，并能反映总体健康状况。身体检查时，肤色的变化、皮肤的质地以及应激性都能为医生诊断提供重要线索。

5.12　表皮细胞是怎样迅速更替的？

细胞从基底层到分裂层一般所用的时间大约是 7 周。这一时间可根据身体不同的部位和年龄不同而有所变化。当一个人变老时，表皮会逐渐变薄，有丝分裂的速度也会下降。

5.13　什么是胼胝？为什么会形成？

胼胝（callus）是手掌或脚掌的角质层由于受到压力或摩擦，该区域基底层细胞的增殖活性增加，形成的局部增生（过度发展）。胼胝可以在受到机械摩损时为皮肤提供附加的局部保护。

水疱是位于基底层和棘层之间的间质液泡。它是皮肤表面受到快速而密集的摩擦时形成的，对柔软的基底层起缓冲和保护的作用。挤压或挫伤一个血性水疱会导致局部的有限出血。

5.14　什么使得正常的肤色发生改变？

人体正常肤色由基因决定，是三种色素的混合：黑色素、胡萝卜素和血色素。黑色素是由基底层和棘层内的**黑色素细胞**（melanocytes）产生的一种棕黑色的色素。所有的种族中黑色素细胞的数量基本相同，但产生的黑色素却各不相同。胡萝卜素是由表皮细胞和真皮的脂肪产生的黄色色素。血红素是红血球内发现的一种与氧气相结合的色素。在真皮和皮下组织内的血管中流动的含氧的血液使皮肤呈现粉红色。

皮肤变色可作为机体功能紊乱的特定标志。**发绀**是一种患有某种心血管或呼吸系统疾病的人表现出来的肤色紫样变。当窒息时人们也会出现发绀症状。**黄疸**是由于血液中胆红素过量引起的皮肤、黏膜和巩膜黄染。黄疸可被看作是肝脏疾病或胆结石的症状。**红斑**通常是由于损伤如烫伤而出现的皮肤变红。

5.15 黑色素细胞、黑色素和晒成褐色之间有什么联系？

黑色素是保护皮肤不受阳光中的紫外线伤害的蛋白类色素。持续暴露在阳光下，黑色素细胞产生黑色素量增加，皮肤被晒成褐色。然而过度的暴晒会形成黑色素瘤，一种由黑色素细胞形成的肿瘤。

5.16 白化病是缺乏黑色素细胞或黑色素或两者都缺乏导致的吗？

遗传病白化病患者的皮肤内有正常的黑色素细胞补体，但缺乏将酪氨酸转化为黑色素的酪氨酸酶。

虽然皮肤上的开放性伤口是病原体潜在的入侵点，但皮肤自身能迅速愈合以维持自身稳定。擦破或表浅的割伤使该区域的细胞分裂活性加强，皮肤快速而有效地愈合。如果基底层的细胞遭到损伤则会导致较重的后果。开放性创伤中血管破裂，会发生出血。通过血小板和血浆中的纤维蛋白原的作用形成血凝块，阻断血流。覆盖在受伤部位的血凝块叫做痂。在痂的下方，各种灭菌机制被激活，处理死亡或受伤的细胞，隔离受伤区域等。总之，这些机制统称为炎症，包括如下反应：红、肿、热、痛。炎症促进伤口的愈合，如果伤得很严重，该部位的成纤维细胞就会形成肉芽组织，最终形成瘢痕组织。瘢痕组织与正常皮肤相比，胶原纤维较密集，无表皮层，血管少见，无毛发，无腺体和感受器。

目的 E　真皮的结构和功能。

真皮的上部为紧靠表皮的乳头层。较深而厚的网状层与皮下组织相连（见图5.1）。真皮的各层都富含血管，营养表皮的基底层。真皮内包含汗腺、毛囊和皮脂腺（分泌油脂）。另外还有大量的感觉热、冷、触、压和痛觉的感受器。

5.17 以下哪种结缔组织纤维类型在真皮中通常不存在？

（A）网状纤维（B）弹性纤维（C）纤维性纤维（D）胶原纤维（C）乳头层内含大量的弹性纤维使皮肤紧张；网状层内含大量的网状纤维交织成强大的网；胶原纤维加上弹性纤维沿着精确的方向延伸排列，在皮肤表面表现为许多条张力线（见图5.3）。这些张力线有重要的临床意义，当手术切口沿这些线的方向切开时，伤口愈合得更快而且留下的疤痕较少。

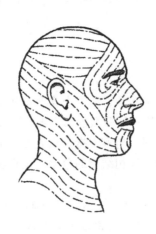
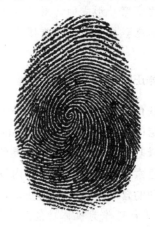

图 5.3　覆盖于头颈部的皮纹。　　图 5.4　每个人的指纹都是特定的。

5.18 给摩擦线定义并解释这些表面标志如何形成。

摩擦线（friction ridge）是指在手掌面和足底出现的纹路。在指（趾）部的表皮上最为明显，通常称作指纹或趾纹（见图 5.4）。摩擦线具有个体差异，在出生前就已按照真皮乳头层的弹性纤维的牵拉而确立下来。如同其名，摩擦线在抓握物体或运动时可以起防滑的作用。

5.19 皮肤的神经支配。

真皮内的特异性效应器构成肌肉或腺体，对自主性神经系统传递的运动（传出）冲动起反应。部分**皮肤感受器**（cutaneous sensory receptor）能感受触觉、压觉、温觉、痒或痛觉刺激。身体的某些区域，如手掌、脚掌、嘴唇和外生殖器等外感受器高度集中，对触觉尤其敏感。皮肤内的感受器见表 5.2。

表 5.2 皮肤感受器

感受器	功 能
（迈斯纳）触觉小体	察觉皮肤上的轻微动作
游离神经末梢	察觉温度的变化；对组织损伤起反应（痛觉感受器）
毛根神经丛	察觉毛发的运动
环层小体	察觉深压觉、高频振动
鲁菲尼终器	察觉深压觉、伸展力
克劳泽球状小体	察觉浅压觉、低频振动

5.20 为什么血液供应对皮肤维持体内平衡极其重要？

真皮内的血管会影响全身的体温和血压。自主性的血管收缩或舒张可关闭或开放浅表真皮小动脉，调整血流。温度变化对血流量的调节可以在 $1\sim150\mathrm{ml/min/100g}$ 皮肤的范围内。皮肤颜色和温度也依赖于血供。当小动脉收缩而毛细血管舒张时，皮肤冰凉、青紫或发灰；而小动脉和毛细血管都舒张时，皮肤温暖、红润。血管收缩也会使血压升高。

休克是由于血压过低引起的突发性神志障碍伴有外周循环的急剧衰竭。休克也见于失血（大出血）、弥漫性全身血管舒张和/或心功能不全时发生。

5.21 何为褥疮性溃疡？

褥疮性溃疡（褥疮）（decubitus ulcer）是指发生在长期卧床不起的衰弱病人身上的溃疡性伤口。主要由骨性突起表面的皮肤血管受压而产生的——如臀部、踝部、肘部或肩部，褥疮使组织愈合更困难。定期变换体位，进行日常按摩可以减少褥疮的发生。

在身体不同部位，真皮内感受器的密度具有特征性。通过这一点神经学家可以检查神经系统的反应。辨别两点间距离的精细触觉能力，在脸或手上可以非常准确而在背部却相对差一些。但是，若在部分区域发生感觉缺如时则提示疾病或损伤诱发了神经病变。

目的 F 描述毛发、指甲、皮脂腺、汗腺和耵聍腺。

毛发、指甲和三种外分泌腺（通过导管分泌的腺体）都在表皮层形成，因此也是起源于外胚层。这些结构通过表皮的胚胎细胞向下生长进入富含血管的真皮，获得营养和机械支持从而发育成型。

5.22 毛囊，毛干，毛根和毛球的定义及毛发的各部和立毛肌。

　　毛囊（hair follicle）是原始的上皮层，向下生长进入真皮（见图 5.5）。毛囊的分裂活性决定毛发的生长。**毛干**（shaft of the hair）是已死亡的，突出皮肤外可看到的部分；**毛根**（root of the hair）是与毛囊相连的有活性的部分，**毛球**（bulb of the hair）是毛根下端的膨大部，能吸收营养，毛球被感受器包绕。每根毛发由内部的**髓质**（medulla），中间的**皮质**（cortex）和外层的**表皮层**（cuticle layer）组成。在解剖显微镜下角化的表皮层是鳞状的。黑色素含量不同决定毛发的颜色不同。含铁色素的表现为红发；而色素生成减少以及毛干的三层结构间的空隙减少会形成灰色或白色毛发。每个毛囊都有附属的**立毛肌**（arrector pili muscle）（平滑肌），在受到温度或心理刺激时产生不随意的收缩，使毛竖立起来。

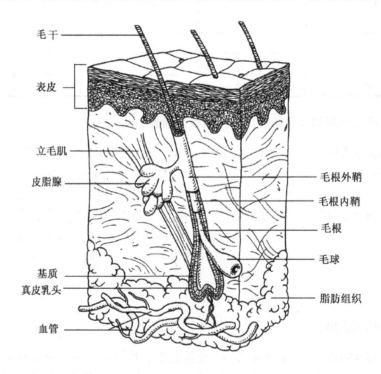

图 5.5　毛发和毛囊。

5.23 人类毛发的作用是什么？

　　人毛发的基本功能是保护，但这种作用已经很有限。头发和眉毛可以抵御阳光，鼻毛和睫毛可以阻挡空气中的颗粒。毛发的第二种重要功能是作为辨认个体的一种方式，以及性吸引。

5.24 什么是人类特有的三种毛发？

　　胎毛（lanugo）是在怀孕的后三个月出现的柔软而细的毛发。它的功能不太清楚，可能与毛囊的成熟有关。**安哥拉毛**（angora hair）是指连续不断地生长的毛发如头发及成年男子脸上的毛。**局部毛**（definitive hair）长到一定的长度后就会停止生长。例如睫毛、眉毛、阴毛和腋毛。

5.25　指甲的结构和功能。

　　指甲是坚硬透明的表皮角质层形成的。平行排列的角蛋白纤维丝（见图 5.6）使指甲坚硬。指甲由**甲体**（body）、**游离缘**（free border）、**隐藏缘**（hidden border）组成，游离缘通过甲床与下面的皮肤相连，隐藏缘被甲上皮覆盖。甲体下面是**甲床**（nail bed）。甲体两侧延伸为**甲沟**（nail groove）。**甲母质**（matrix）是甲的生长区。在甲的底部可见一白色的半月形区域称**甲弧影**（lunula），是甲母质的一小部分。

　　指甲每周约长 1mm，比趾甲的生长速度稍快。它们有助于保护指（趾）骨以及抓握小物品。所有的蜥蜴、鸟类和哺乳类都长着同样的坚硬的鞘（爪子、磨牙、蹄子或甲）以保护末端肢骨。

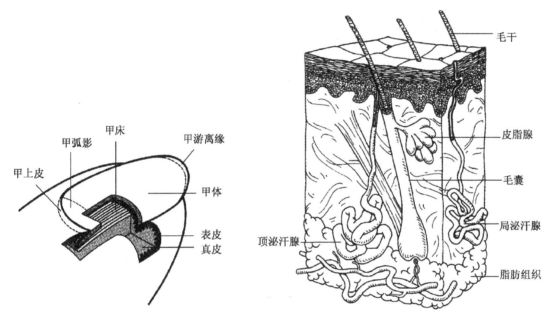

图 5.6　指甲的结构　　　　　　图 5.7　汗腺和皮脂腺

　　内生甲是指（趾）甲的边角向一侧或两侧皮肤内生长。最好的防护方式剪指甲时直接剪去多余部分而不要离甲体太近。受到感染的内生甲则需要请专门治疗足的疾病的专家——足医进行诊治。

5.26　描述皮脂腺的结构和功能。什么是皮脂腺的临床意义？

　　皮脂腺（sebaceous gland）是油脂腺的简单分支，生发于毛囊上皮（见图 5.7）。它们分泌酸性的皮脂（pH 约为 6.8）到发干。然后这些皮脂分布于皮肤表面起保护、润滑作用，并帮助真皮的角质层和分裂层防水。皮脂主要由脂肪和某些蛋白质组成。如果排脂导管堵塞，腺体就会被感染，出现痤疮。性激素特别是雄性激素可以调节皮脂的产生和分泌。

5.27　描述汗腺的结构和功能并区分局泌和顶泌两种不同类型。

　　分泌汗液的腺体即**汗腺**（sudoriferous gland）。如图 5.7 所示，局泌和顶泌汗腺都是盘曲成团的结构，均分泌汗液至皮肤表面。**外分泌汗腺**（eccrine sweat gland）（也叫局泌汗腺）

在额头、后背、手掌和脚掌等处大量分布。这些汗腺出生前即形成，当受到热或心理刺激时能蒸发式散热降温。根据外界温度和湿度情况每天人体在静息或无感蒸发下丢失的水分约为300～800 ml。运动时主动出汗量则达到每天5L。顶泌汗腺比局泌汗腺要大得多，主要分布于腋窝和阴部，与毛囊相连。

这些汗腺在青春期以前没有作用，它们分泌有香味的分泌物对异性有引诱作用。汗液主要含水、盐、尿素、尿酸及其他微量元素。出汗实际上是体内某些废物的排泄。

乳腺（mammary gland）是胸部的特殊汗腺。只在女性哺育婴儿期间发挥作用，分娩后在垂体和卵巢激素的刺激下产生乳汁。乳腺分泌称为泌乳（哺乳）。

5.28 正确或错误：**耵聍（耳蜡）正常时是有益的但有时可能有害。**

对：耵聍，外耳道内**耵聍腺**（ceruminous gland）的分泌物，具有排水性并保持中耳的柔韧。由于味苦通常认为它对昆虫有排斥性。在耵聍和中耳之间滞留的水（游泳）是有害的，容易成为细菌繁殖的培养基。过多的耵聍会减弱听力。

目的G　总结皮肤的生理活性。

Survey

作为器官，皮肤的功能包括保护、合成、温度调节、吸收、废物排放和感觉等。

5.29 **评价皮肤的每项功能并指出其作用部位。皮肤的生理学功能见表5.3。**

表5.3　皮肤生理学概要

	功　能	部　位	注　　释
防御功能	脱水	表皮	各分层形成严密的屏障；皮脂提供油性纤维；角蛋白使表皮坚韧；基底膜封闭表皮
	机械损伤	表皮	各分层形成严密的屏障；暴露层已经角化；摩擦会形成胼胝；角蛋白使表皮坚韧
	病原体	表皮	各分层形成几乎密不可透的屏障；皮脂呈酸性（pH4～6.8）有抗菌性，脂质成分防止表皮开裂；外层细胞快速的分裂和脱落减少病原体入侵的机会
	紫外线	表皮	各分层形成严密的屏障；头发可以分散光线；黑色素细胞内的黑色素可以吸收阳光辐射
	失血	表皮 真皮	各分层形成严密的屏障；伤口愈合的过程（真皮血管收缩、血液凝集、暂时性结痂、胶原瘢痕组织）
	合成	表皮 真皮	表皮合成角蛋白、黑色素和胡萝卜素；真皮内含脱氢胆固醇，后者在紫外线照射下可以合成 V_D
	温度调节	真皮 皮下组织	通过血管舒张和出汗降温；通过血管收缩和颤抖取暖；皮下组织的脂肪可以起隔离层作用
	吸收	表皮 真皮 皮下组织	由于屏障作用有限，但皮肤能吸收 O_2、CO_2、脂溶性维生素（A、D、E和K）、一些固醇类激素（皮质醇）、一些有毒物质（杀虫剂）
	废物排泄	表皮 真皮	多余的水盐（NaCl），代谢废物（尿素、尿酸）
	感觉	表皮 真皮 皮下组织	表皮较下层含游离神经末梢，感觉温度觉和痛觉； 真皮内含接受触觉的触觉小体，和接受深压觉的环层小体； 真皮和皮下组织内含克劳泽球状小体和鲁菲尼终器，感觉压觉和牵拉

临床关键词

痤疮（acne） 皮脂腺的一种炎症。受性激素影响因而在青春期最常见。痤疮临床表现为面部、胸部或背部出现的小脓疱和黑头。

脱发（alopecia） 头发脱落秃顶。通常受基因控制，也会在老年时出现。饮食不当、血液循环不良可引起脱发。

运动员足（athlete's foot） **足癣**（tinea pedis），足部皮肤上的真菌类疾病。

水疱（blister） 表皮和真皮间液体的集聚，由过多摩擦或烧伤引起的。

疖（boil） 在毛囊或皮肤的腺体内发生的局部细菌感染。

烧伤（burn） 由于热、化学、电或光暴露引起的皮肤受伤。分为一级烧伤（皮表变红或充血），二级烧伤（波及到较深的表皮层和真皮而出现水疱）或三级烧伤（皮肤大面积被破坏并累及下面的组织受伤）。

胼胝（callus） 由于过度摩擦手掌或脚掌的角质层局部加厚。

痈（carbuncle） 除了涉及到汗腺以外与疖相似。

鸡眼（corn） 由于过度摩擦足底表面的角质层局部加厚。

皮屑（dandruff） 普通的皮屑是指皮的表皮细胞持续不断地脱落产生的。对头发进行日常的清洗即可控制。某些皮肤病如脂溢性皮炎和牛皮癣等会产生异常多的皮屑。

褥疮性溃疡（decubitus ulcer） 局部皮肤长期受压，血液供应不好引起的褥疮或外露性溃疡。

皮炎（dermatitis） 皮肤发炎。

湿疹（eczema） 皮肤非传染性的炎症，典型症状是发红瘙痒，血管受伤结痂或呈鳞状。

坏疽（gangrene） 由于血流受阻引起的组织坏死；可能是局限的或开放的，会引起继发的厌氧微生物感染。

黑瘤（melanoma） 表皮的黑色素细胞的癌变。

痣（nevus） 皮肤的某个部位上的先天色素沉着，胎记。

牛皮癣（psoriasis） 发炎性皮肤病，一般表现为皮肤上的圆形鳞状斑纹。

脓疱（pustule） 皮肤表面的含脓小突起。

脂溢性皮炎（seborrhea） 该病的特点是皮脂腺的分泌过量，出现油性皮肤和脱屑。

带状疱疹（shingles） 一种病毒感染，特征是沿某些神经束（皮区）分布着成群的水疱。

荨麻疹（urticaria） 有红色、瘙痒的疹块的皮疹；可能由过敏反应与精神压力引起。

疣（wart） 表皮细胞的坚韧突起；由一种病毒引起。

复 习 题

选择题

1. 下列名词（ ）搭配比较合适。 （a）皮肤—腺体 （b）皮肤—组织 （c）皮肤—器官 （d）皮肤—系统

2. 皮肤起源于（ ）。 （a）外胚层和内胚层 （b）外胚层和中胚层 （c）中胚层和内胚层 （d）外胚层，中胚层和内胚层

3. 皮肤占体重的（ ）。 （a）2％ （b）10％ （c）2％以下 （d）15％ （e）7％

4. 下列描述（ ）不是皮肤的功能。 （a）防止身体脱水 （b）合成维生素 A （c）防止病原体入侵 （d）调节体温

5. 体液通过皮肤丢失受到下列（ ）的限制。 （a）角蛋白 （b）基底层 （c）胡萝卜素 （d）黑色素细胞 （e）真皮的厚度

6. 头部和躯干的皮肤缺少以下（　　）表皮层。　　(a) 棘层　　(b) 角质层　　(c) 颗粒层　　(d) 透明层　　(e) 基底层

7. 下列（　　）配对合适。　　(a) 基底层—角蛋白　　(b) 角质层—黑色素细胞　　(c) 颗粒层—角蛋白　　(d) 透明层—血管　　(e) 棘层—角化细胞

8. 出身前即构成的指纹是（　　）部分发展形成的。　　(a) 角质层　　(b) 真皮乳头层　　(c) 基底层　　(d) 真皮网状层　　(e) 皮下组织

9. 关于真皮错误的是（　　）。　　(a) 有丰富血管　　(b) 提供皮脂腺和汗腺的生长　　(c) 包含网状、弹性和平滑肌纤维　　(d) 含丰富的神经末梢

10. 关于表皮错误的是（　　）。　　(a) 有丰富血管　　(b) 含黑色素和角蛋白　　(c) 严格分层　　(d) 提供皮脂腺和汗腺的生长

11. （　　）搭配是适当的。　　(a) 中胚层，复层扁平上皮，表皮　　(b) 表皮，外胚层，复层扁平上皮　　(c) 皮下组织，外胚层，脂肪组织　　(d) 真皮，内胚层，血管

12. "拉普泽尔，拉普泽尔，快放下你头上长长的（　　）"。　　(a) 腋毛　　(b) 胎发　　(c) 局部毛发　　(d) 安哥拉毛发　　(e) 秃发

13. 手掌的表皮由外至内的正确层次是（　　）。　　(a) 棘层，基底层，颗粒层，透明层，角质层，分裂层　　(b) 基底层，棘层，颗粒层，分裂层，透明层，角质层　　(c) 分裂层，角质层，透明层，颗粒层，棘层，基底层　　(d) 角质层，分裂层，透明层，棘层，颗粒层，基底层

14. 基底层的细胞到达分裂层大约需（　　）。　　(a) 15～20天　　(b) 6～8周　　(c) 8～10天　　(d) 12～15周　　(e) 4～6月

15. 下列（　　）不属于皮肤感受器。　　(a) 环层小体　　(b) 克劳泽球状小体　　(c) 游离神经末梢　　(d) 鲁菲尼终器　　(e) 高尔基器

16. 表皮生成的黑色素可以（　　）。　　(a) 防御紫外线　　(b) 防止感染　　(c) 调节体温　　(d) 保持皮肤柔韧性　　(e) 减少水分丢失

17. 指出不正确的搭配（　　）。　　(a) 亚洲人的黄皮肤——丰富的胡萝卜素　　(b) 晒后皮肤是褐色——黑色素合成增加　　(c) 皮肤青紫（发绀）——含氧血　　(d) 皮肤色素缺乏（白化病）——遗传　　(e) 非洲人的黑皮肤——黑色素的合成多

18. 脱发的最可能原因是（　　）。　　(a) 蛋白质缺乏　　(b) 真皮病毒感染　　(c) 基因遗传　　(d) 压力

19. 下列关于皮脂腺的描述正确的是（　　）。　　(a) 直接分泌皮脂至皮肤表面　　(b) 来源于特化的中胚层　　(c) 是分泌油脂的一种腺体　　(d) 呈复合囊形

20. 下列（　　）不是皮肤的功能。　　(a) 排出体内的盐，尿酸和尿素　　(b) 吸收脂溶性维生素，固醇类激素和一些有毒的化合物　　(c) 贮存脂肪　　(d) 温度调节　　(e) 合成蛋白质和碳水化合物　　(f) 防止脱水和出血

判断正误

——**1.** 皮肤即皮，不包括毛或腺体。

——**2.** 皮肤是身体最大的组织，约占体重的7%。

——**3.** 毛、指甲和皮肤腺是表皮的特殊结构，由外胚层起源。

——**4.** 烧伤是指表皮和真皮同时损伤，因此只能从伤口边缘开始再生的烧伤为二级烧伤。

——**5.** 甲的甲上皮和甲弧影都与甲床相邻。

——**6.** 手掌的皮肤包括6层表皮和2层真皮，最内层与皮下组织相连。

——**7.** 除了不断脱落死亡细胞的分裂层外，表皮的各层都有细胞分裂。

——**8.** 非洲人的后代皮肤内的黑色素细胞比其他肤色较白的人多。

——**9.** 乳腺是演变的皮脂腺，受激素的影响分娩时分泌乳汁。

_____ **10**．刺激皮肤游离神经末梢可引起寒冷的感觉，然后引起自发性颤抖。

_____ **11**．水溶性物质比脂溶性物质更易被吸收。

_____ **12**．所有的汗腺在出生时即已形成并能发挥作用。

_____ **13**．三级烧伤的最主要的危险是体液过度丢失和内环境紊乱。

_____ **14**．脱发是一种毛发过量减少的疾病。

_____ **15**．疣、带状疱疹和痤疮都是病毒引起的皮肤感染。

填空题

1．_____是皮的同义词。

2．表皮包括_____上皮组织。

3．表皮最外层是_____层，最内层是_____层。

4．正常的皮肤颜色由三种色素复合而成：血红素、_____和_____。

5．真皮由上方的_____层和深方的_____层组成。

6．_____是皮肤内一种可以加强复层扁平上皮的蛋白质。

7．_____腺分泌皮脂进入毛囊。

8．_____是怀孕的后三个月开始出现的柔滑的毛发。

9．汗腺有两种：_____汗腺多分布于额头、背部、手掌和脚掌；_____汗腺多分布于成人的腋窝和阴部。

10．_____腺能分泌耵聍至外耳道。

填图题 标出右图中的结构

1. _____
2. _____
3. _____
4. _____
5. _____
6. _____
7. _____
8. _____
9. _____
10. _____

答　案

选择题

1．(c) 因为皮肤就是一个器官。器官是指身体内由二种及以上组织构成的结构。

2．(b) 表皮起源于外胚层；真皮起源于中胚层。

3．(e) 皮肤及其附属结构约占体重的7%，但有个体差异。

4．(b) 在紫外线照射下皮肤能合成维生素 D，但只能从食物中获得维生素 A。

5．(a) 角蛋白是表皮内由即将死亡的表皮细胞产生的一种蛋白质，能形成防水屏障。

6．(d) 透明层只存在于手掌和脚掌上的"厚皮"内。

7．（c）颗粒层得名于细胞内含有深色的透明角质蛋白颗粒。

8．（b）真皮乳头层是由弹性纤维和胶原纤维按一定的方向排列而发展的，在出生前即已形成。指纹的细密线条有助于抓握物体。犯罪学上可用作鉴定身份的方式之一。

9．（b）所有的皮肤腺都起源于表皮，然后向真皮内陷，在真皮内成熟并发挥作用。

10．（a）表皮内没有血管。只有组成基底层的细胞因为分裂而需要氧气和营养。当这些细胞移动并离开真皮的支持后，它们逐渐死亡并经历角化。

11．（b）表皮起源于外胚层，由复层扁平上皮构成。

12．（d）可爱的拉普泽尔松开她的头发垂下阳台以帮助她的勇敢的爱人爬上城墙。头发属于安哥拉毛，因为它能连续生长并且没有长度限制。

13．（c）全身的表皮的层次都是相同的，因为它们反映着基底层的分化细胞移动时的过程。

14．（b）表皮细胞的移动根据最外层的脱落度和基底层的分裂速度而有所不同。

15．（e）环层小体，克劳泽球状小体，游离神经末梢和鲁菲尼终器都是皮肤感受器。

16．（a）位于基底层的黑色素是由黑色素细胞产生的，能吸收特殊波长的光。紫外线是地球上的一种对健康有潜在危险的常见光。

17．（c）含氧血由于其中形成氧合血红蛋白而呈鲜红色。发绀或皮肤青紫是缺乏氧气的结果。

18．（c）脱发或秃顶一般受基因遗传，然而病毒、压力和缺乏蛋白质也会有一定影响。

19．（c）皮脂腺分泌皮脂进入毛囊。起源于外胚层的皮脂腺呈复合管状。

20．（e）皮肤不能合成蛋白质，但可以脂肪的形式贮存能量。然而脂肪必须输送到肝脏并转化为碳水化合物，才能作为能源被利用。

判断正误

1．正确

2．错误；皮肤是一种器官。

3．正确

4．错误；三级烧伤。

5．正确

6．正确

7．错误；有丝分裂主要发生于基底层，棘层也有少量细胞分裂。

8．错误；所有人的黑素细胞的数目相等，不同的是合成黑色素的能力。

9．错误；汗腺。

10．正确

11．错误；皮肤是防水的。

12．错误；顶泌汗腺直到青春期才发育成熟。

13．正确

14．错误；脱发不是一种病。

15．错误；痤疮是皮脂腺发炎。

填空题

1．皮肤	2．复层扁平
3．分裂，基底	4．黑色素，胡萝卜素
5．乳头，网状	6．角蛋白
7．皮脂	8．胎毛
9．局泌，顶泌	10．耵聍

填图题

1. 表皮 　　　　2. 真皮

3. 皮下组织 　　4. 毛干

5. 皮脂腺 　　　6. 毛囊

7. 立毛肌 　　　8. 局泌汗腺

9. 顶泌汗腺 　　10. 脂肪组织

（杨　琳　高秀来　译）

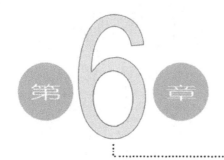

骨骼系统

目的 A　骨骼系统主要功能。

骨骼系统由**骨**（bone）、**软骨**（cartilage）、**关节**（joint）组成。骨是骨骼系统中的单个器官，由骨组织构成（见第 4 章）。

骨骼系统有 5 种功能：

支持功能——骨骼构成一个坚硬的支架，软组织和器官附着于骨。

保护功能——颅、脊柱、胸廓、骨盆保护着重要器官；造血系统位于部分骨的髓腔内，对血细胞的生成起到保护作用。

运动功能——骨的杠杆作用，牵拉与其相连的肌肉，引起关节运动。

造血功能——成人的红骨髓产生红细胞、白细胞及血小板（见 6.7）。

贮存矿物质——骨基质的主要成分是钙盐和磷酸盐，在人体需要的时候，这些不溶性盐可以随时被调动。还有少量镁和钠也贮存在骨组织内。

6.1　人体的钙、磷有多少贮存于骨中？

人体 99% 的钙和 90% 的磷贮存于骨骼和牙齿，维持骨的硬度，约占骨重量的 2/3。此外，钙参与肌肉收缩、血液凝固及分子的跨膜运输过程。磷是参与 DNA、RNA 生理活动及 ATP 能量利用的重要成分。

6.2　除了钙磷外，还有什么其他生理机制决定骨的稳定性？

具有调节功能的器官直接影响到骨的稳定性。例如，肾脏通过对血液组成成分的调节，间接地影响骨；消化系统通过对蛋白质、维生素 A、D、C 的吸收，女性生殖系统通过妊娠都可引起骨的变化；肝脏酶类及代谢性调节（如碱性磷酸酶、糖原等）同样可引起骨结构的改变。骨结构至少受 5 种激素调节：垂体生长激素刺激骨的生长（成骨）；甲状腺激素同时影响成骨和破骨过程；性腺的雄性激素和雌性激素均刺激骨的生长及骺软骨骨化为骺线（骺板）；肾上腺皮质激素和降钙素分泌失衡将导致骨质疏松。

佝偻病和软骨病是维生素 D 缺乏引起的代谢性疾病。佝偻病发生于缺乏光照和饮食中缺乏维生素 D 的儿童。没有充足的维生素 D，机体钙磷代谢无法正常进行。佝偻病儿由于骨痛而变得易激惹，并很容易发生骨折，双下肢由于无法持重而变弯曲。成人缺乏维生素 D 影响骨吸收，进而导致骨软化。长期骨软化会引起骨骼变形，特别是脊柱和下肢。以上两种情况均用补充维生素 D、钙、磷的方法治疗。

目的 B　中轴骨与附肢骨的区别。

中轴骨（axial skeleton）是构成躯体中轴的，对脑、颈、躯干起支持和保护作用的骨。包括参与构成颅、脊柱、胸廓的骨。此外听小骨和舌骨也属于中轴。

附肢骨（appendicular skeleton）包括胸带骨、盆带骨和上下自由肢骨。成人骨骼详见图 6.1，表 6.1。

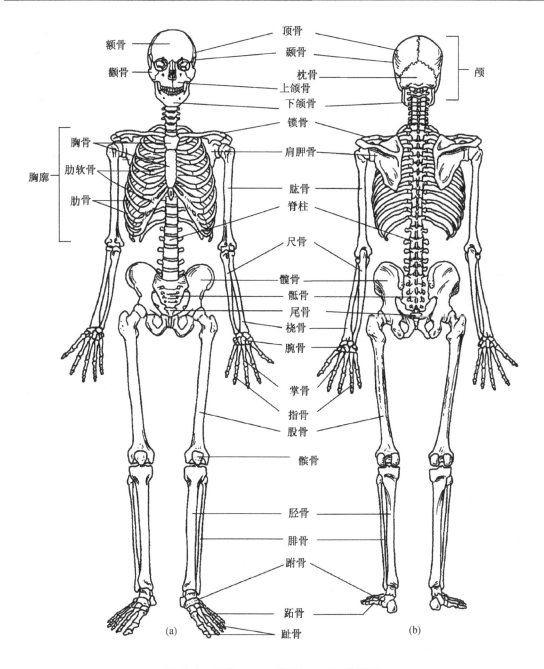

额骨
颧骨

顶骨
颞骨
枕骨
上颌骨
下颌骨
锁骨
肩胛骨
肱骨
脊柱
尺骨
髋骨
骶骨
尾骨
桡骨
腕骨
掌骨
指骨
股骨
髌骨
胫骨
腓骨
跗骨
跖骨
趾骨

颅

胸骨
肋软骨
肋骨

胸廓

(a)
(b)

图 6.1 骨骼 (a) 前面观；(b) 后面观。

表 6.1 成人骨骼分类

中轴骨		附肢骨	
颅骨—22 块	**听小骨—6 块**	**胸带骨—4**	
面颅骨 14 块	锤骨（2）	肩胛骨（2）	
上颌骨（2）	砧骨（2）	锁骨（2）	
腭骨（2）	镫骨（2）	**上肢自由肢骨—60**	
颧骨（2）		肱骨（2）	腕骨（16）
鼻骨（2）	**舌骨—1 块**	桡骨（2）	掌骨（10）
泪骨（2）	**脊柱—26**	尺骨（2）	指骨（28）
下鼻甲（2）	颈椎（7）	**盆带骨—2**	
犁骨（1）	胸椎（5）	髋骨（2）（均由三块骨融合成）	
下颌骨（1）	腰椎（5）	**下肢自由肢骨—60**	
脑颅骨—8	骶椎（1）（5 块融合而成）	股骨（2）	跗骨（14）
额骨（1）	尾椎（1）（3～5 块融合成）	胫骨（2）	跖骨（10）

续表

中轴骨		附肢骨	
脑颅骨—8块		**下肢自由股骨—60**	
顶骨（2）	**胸廓—25块**	腓骨（2）	趾骨（28）
枕骨（1）	肋（24）	髌骨（2）	
颞骨（2）	胸骨（1）		
蝶骨（1）			
筛骨（1）			

6.3 判断正误：**人体骨骼共有206块，包括80块中轴骨和126块附肢骨。**

错误。骨骼是206块，但由于年龄和遗传的不同，骨的数目也有个体差异。出生时，骨骼大约由270块组成。婴儿期，随着骨化的开始，骨的数目也增加。然而青春期后，单个骨之间互相融合，骨的数目又下降了。

6.4　什么是缝间骨和籽骨？

位于颅骨缝内的骨称为**缝间骨**［sutural（wormian）bone］。在锯齿样的颅缝连接中，缝间骨出现的频率和位置不定。

籽骨（sesamoid bone）在肌腱内形成，由肌腱跨关节反复运动局部受压形成。髌骨是每个人都有的一块籽骨，其他籽骨经常出现在手部跨过指骨的肌腱内。

目的 C　根据骨的形态分类并描述其表面特征。

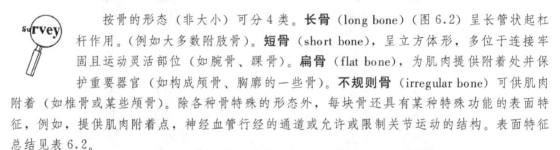

按骨的形态（非大小）可分4类。**长骨**（long bone）（图6.2）呈长管状起杠杆作用。（例如大多数附肢骨）。**短骨**（short bone），呈立方体形，多位于连接牢固且运动灵活部位（如腕骨、踝骨）。**扁骨**（flat bone），为肌肉提供附着处并保护重要器官（如构成颅骨、胸廓的一些骨）。**不规则骨**（irregular bone）可供肌肉附着（如椎骨或某些颅骨）。除各种骨特殊的形态外，每块骨还具有某种特殊功能的表面特征，例如，提供肌肉附着点，神经血管行经的通道或允许或限制关节运动的结构。表面特征总结见表6.2。

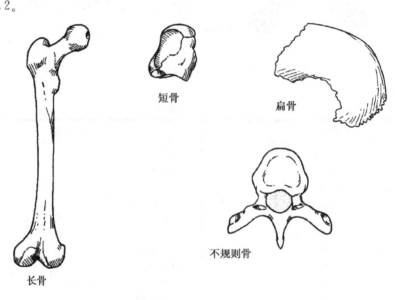

短骨　　扁骨

不规则骨

长骨

图 6.2　骨的外形。

表 6.2　骨的表面特征

表面特征	定义和举例
关节平面	
髁	大而圆形膨大（枕髁）
头	突出、骨末端的膨大（股骨头）
面	平而浅的骨面（胸椎的肋平面）
非关节突起	
突	任何骨性延伸（颞骨的颧突）
小结节	小而圆形突起（肱骨小结节）
粗隆	大而粗糙的突起（桡骨粗隆）
转子	股骨上大的隆起（股骨大转子）
棘	尖锐的小突起（下颌骨颏棘）
嵴	窄的嵴样突起（髋骨髂嵴）
上髁	髁上突出的部分（股骨内上髁）
凹和孔	
窝	浅的凹陷（颞骨下颌窝）
沟	长行凹陷内有血管神经穿行（肱骨桡神经沟）
裂	窄的裂隙状开口（蝶骨眶上裂）
管或道	管样通道（颞骨颈动脉管）
槽	深凹或深槽（牙槽窝）
孔	穿过骨的圆形孔（枕骨大孔）
窦	骨内的空腔（额骨的额窦）
凹	小凹陷（股骨转子窝）

目的 D　软骨化骨和膜化骨的区别。

　　　　成骨过程是从出生前第四周开始的。骨是通过软骨化骨或膜化骨两种过程之一形成的，软骨骨化要首先经过软骨阶段，膜化骨则直接形成骨。

6.5　哪种骨是经软骨化骨形成的？哪种是经膜化骨形成的？

　　大多数骨先发育成透明软骨，在此基础上再进行软骨化骨。而面颅骨和脑颅骨（除蝶骨和枕骨是软骨化骨外）都是膜化骨。籽骨也是膜化骨。

6.6　什么是囟门？囟门的重要作用是什么？

　　随着胎儿和新生儿的发育，颅顶部及两侧的膜化骨成骨的过程中，逐渐被纤维缝分离。有 6 个大的膜化区，称之为囟［fontanel（柔软部位）］。这些囟使胎儿出生时，可以改变颅骨的形态以适应产道。其中 4 个囟见图 6.3。囟同时也为新生儿期大脑迅速生长提供空间条件。囟的正常骨化在 20～24 个月时完成。

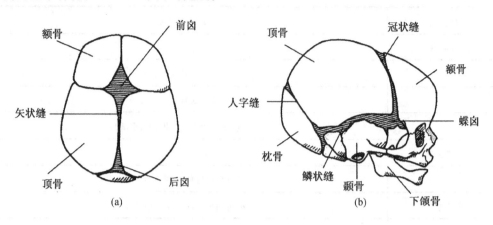

图 6.3　新生儿颅骨的囟及主要结构。(a) 上面观；(b) 侧面观。

目的 E　典型长骨的大体结构。

　　长骨的**骨干**（diaphysis）内有**骨髓腔**（medullary cavity），腔内面的膜称**骨内膜**（endosteum）（图 6.4）。骨髓腔内有黄色脂肪组织称黄骨髓。骨干两端称**骺**（epiphysis），由内面的骨松质和外面的骨密质构成。红骨髓位于骨松质间隙内。
　　骨干和骺的分界是**骺板**（epiphyseal plate），这个部位的骺软骨细胞不断分裂增殖和骨化，使骨生长；当骨停止增长时骺板的位置只遗留一条**骺线**（epiphyseal line）。附着于骨表面的一层致密结缔组织称**骨膜**（periosteum），为肌腱附着处，在此成骨细胞增生使骨增粗。

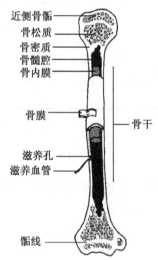

图 6.4　长骨的结构。

6.7　血细胞和红细胞生成的区别是什么？

　　血细胞生成（hemopoiesis）指血液三种基本成分，即红细胞、白细胞、血小板的产生（十四章）。**红细胞生成**（erythropoiesis）仅指生成红细胞。血细胞生成的主要部位在红骨髓，位于椎骨、肋骨、胸骨、髂骨的一部分及肱骨和股骨的近端骨松质内。

6.8　什么是滋养孔？

　　滋养孔（nutrient foramina）是骨上的小孔，有血管经此出入骨髓腔营养骨组织。

6.9　判断正误：**人发育成熟时骨停止生长。**

　　正确。当骺线代替了骺板，即骺板发生骨化时骨确实停止生长。但为了适应体重的增加骨直径变大的过程任何时候都可以发生。

6.10　关节软骨在哪里？

　　关节软骨（articular cartilage）是位于骺表面的一薄层透明软骨，表面光滑，有利于关节运动。
　　理论上说，关节不是骨之间形成的，而是由相邻的关节软骨构成。

目的 F　软骨化骨的成骨过程。

　　　　软骨化骨开始于初级骨化中心（图 6.5），在骨干软骨模型中，呈现软骨细胞肥大，软骨基质钙化。给予血供，骨原细胞围绕模型形成骨领，成骨细胞进入骨基质。出生前骨化从初级骨化中心开始，在出生后前五年骨化从次级骨化中心开始。

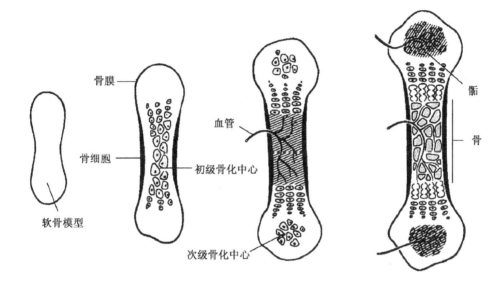

图 6.5　长骨骨化。

　　　　外胚层和内胚层（四章）均参与皮肤的形成。表皮和皮肤附属结构（头发、腺体、指甲）均来源于外胚层。真皮来自未分化的中胚层即间质。同样真皮中的血管、平滑肌也来源于中胚层。

6.11　什么是骨原细胞？

　　人体有几种骨细胞，每种都有特定的功能。**骨原细胞**（osteogenic cell）是可分化为其他骨细胞的祖细胞。**成骨细胞**（osteoblast）是参与骨骼形成最主要的细胞，它合成胶原纤维和骨基质，并且在成骨过程中促进骨质钙化。成骨结束，成骨细胞被骨基质包裹，转变为**骨细胞**（osteocyte）。**破骨细胞**（osteoclast）内含酶和吞噬小泡，作用是使骨组织脱矿物质。

目的 G　列表介绍脑颅骨和面颅骨的位置、结构特点及关节联系。

　　　　颅盖骨由 8 块脑颅骨组成，彼此紧密连接保护脑及相关的感觉器官。面颅骨有 14 块，构成面部基础。见表 6.1 和图 6.6～6.10。

6.12　缝的定义及颅骨上主要缝的位置。

　　相邻颅骨之间借锯齿状不活动的关节相连接，这个连接称**缝**（sutures）（见图 6.3，6.7，6.9）。额骨与两侧顶骨连接构成冠状缝，两侧顶骨连接为矢状缝。两侧顶骨与枕骨构成人字缝。顶骨与颞骨连接构成鳞状缝。

6.13　**颅的腔**。

颅腔（cranial cavity）是最大的腔，有 1300～1350 立方厘米大。脑颅骨和面颅骨共同构成**骨性鼻腔**（nasal cavity）。鼻腔周围的骨内有 4 个**鼻旁窦**（paranasal sinuse）。**中耳和内耳房**（middle-and，inner—ear chamber）位于颞骨内。**口腔**［oral，buccal or cavity（mouth）］只是部分由骨构成。眼的两个眶由脑颅骨和面颅骨共同构成。

6.14　**什么是孔？颅上主要的孔有哪些？它们的位置及穿行结构是什么？**

孔（foramen）是颅骨上供血管神经通过的小洞。颅的主要孔见表 6.3，图 6.6～6.10。

表 6.3　颅骨上的主要孔

孔	位置	穿行结构
颈动脉管	颞骨岩部	颈内动脉和交感神经
腭大孔	腭骨硬腭	腭大神经和下行的腭血管
舌下神经孔/管	枕骨大孔前外侧缘	舌下神经和上行的咽动脉分支
切牙孔	硬腭上切牙后方	鼻腭神经和下行的腭血管分支
眶下裂	上颌骨与蝶骨大翼之间	三叉神经的上颌神经，颧神经，眶下血管
眶下孔	上颌骨前面眶下方	眶下神经和血管
颈静脉孔	位于颞骨岩部和枕骨之间颈动脉管后方	颈内静脉，迷走神经，舌咽神经，副神经
破裂孔	颞骨岩部和蝶骨之间	上行咽动脉分支和颈内动脉
腭小孔	硬腭上腭大孔后方	腭小神经
枕骨大孔	枕骨	延髓和脊髓结合处
下颌孔	下颌支内侧	下牙槽神经和血管
颏孔	下颌骨外侧第二磨牙下方	颏神经和血管
鼻泪管	泪骨	引流泪液的管道
嗅孔	筛骨筛板	嗅神经
视神经管	眶腔后方蝶骨小翼内	视神经和眼动脉
卵圆孔	蝶骨大翼	三叉神经的下颌神经
圆孔	蝶骨体	三叉神经的上颌神经
棘孔	蝶骨后角	脑膜血管
茎乳孔	颞骨茎突和乳突之间	面神经和茎乳动脉
眶上裂	蝶骨大、小翼之间	动眼神经，滑车神经，三叉神经的眼神经，展神经
眶上孔	眶上缘	眶上神经和动脉
颧面孔	颧骨前外侧面	颧面神经和血管

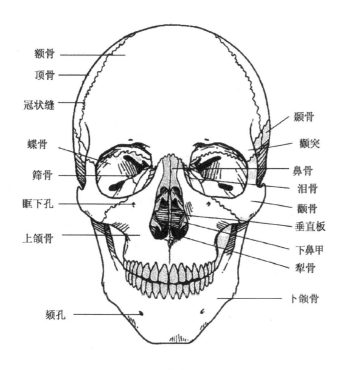

图 6.6　颅骨正面观。

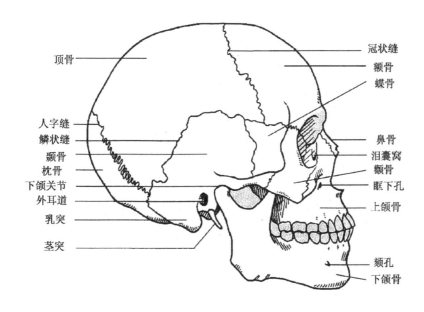

图 6.7　颅骨侧面观。

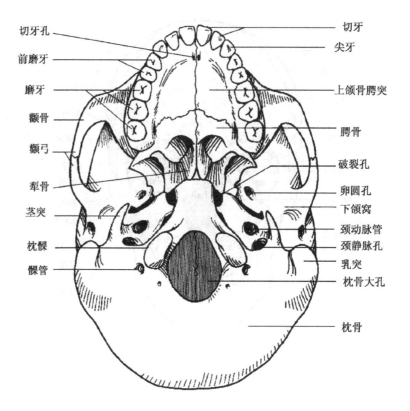

图 6.8　颅骨外面观。

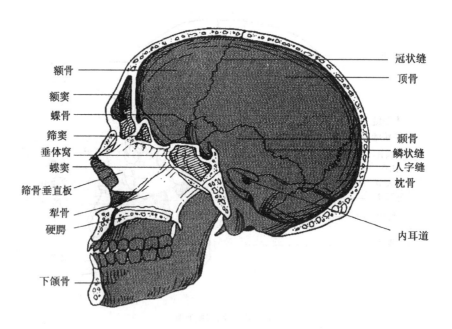

图 6.9　颅骨矢状观。

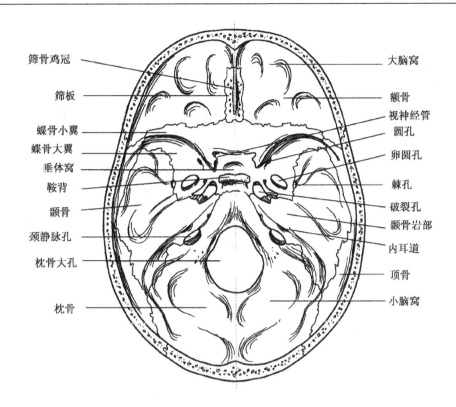

筛骨鸡冠　　　　　　　　　　　　　　　大脑窝
筛板　　　　　　　　　　　　　　　　　额骨
蝶骨小翼　　　　　　　　　　　　　　　视神经管
蝶骨大翼　　　　　　　　　　　　　　　圆孔
垂体窝　　　　　　　　　　　　　　　　卵圆孔
鞍背　　　　　　　　　　　　　　　　　棘孔
颞骨　　　　　　　　　　　　　　　　　破裂孔
颈静脉孔　　　　　　　　　　　　　　　颞骨岩部
枕骨大孔　　　　　　　　　　　　　　　内耳道
　　　　　　　　　　　　　　　　　　　顶骨
枕骨　　　　　　　　　　　　　　　　　小脑窝

图 6.10　颅骨内面观。

6.15　额骨解剖学特点。

额骨（frontal bone）组成颅盖骨的顶前部，鼻腔的顶，双侧眼眶上缘（图 6.6，6.7 和 6.9）。

眶上缘上的眶上孔有眶上神经和动脉穿行。额骨内含额窦（图 6.7）与鼻腔相连。

6.16　鼻旁窦的定义及功能。

鼻旁窦（paranasal sinuse）共有 4 个，它们可以减轻颅骨重量，并起到共鸣箱的作用，这些鼻旁窦按它们所在的骨命名。它们称为额窦、筛窦、蝶窦、上颌窦（如 6.7）。

　　　鼻窦炎是鼻旁窦内粘膜的炎症。由于这些鼻旁窦和鼻腔相同，鼻腔的感染通过粘膜扩散到鼻旁窦引起鼻窦炎。如果鼻部遭到创伤，也会使微生物进入温暖、潮湿的鼻旁窦内导致炎症。

6.17　颞骨的四个部分。

构成下部颅盖骨的每侧**颞骨**（temporal bone）均包括四个部分。较平坦的**鳞部**（squamous part of the temporal bone）构成颧弓的后半部（如图 6.7）。**下颌窝**（mandibular fossa）与下颌骨齿突构成颞下颌关节。**鼓部**（tympanic part of the temporal bone）包括外耳道和茎突。颞骨的**乳突部**（mastoid part of the temporal bone）由乳突构成，后者包含乳突和茎乳孔。颞骨最致密，位置最靠下的部分是**岩部**（petrous part of the temporal bone），包括中耳、内耳及三对听小骨（锤骨、砧骨、蹬骨）如图 6.15。

　　　颞骨的乳突在耳后很容易触摸到。新生儿没有乳突，然而随着胸锁乳突肌收缩进行颈部运动的需要，乳突逐渐形成，成为该肌的附着点。随着乳突的发育，内部出现许多含气腔隙称为乳突小房。这些小房有临床意义，因为乳突小房借小管与中耳腔相通，故在患乳突炎时，炎症可经乳突小房累及中耳。

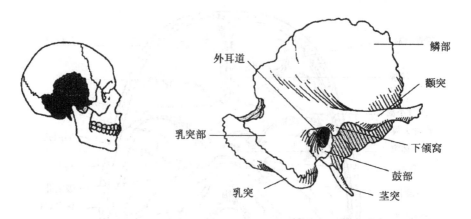

图 6.11　颞骨。

6.18　枕骨的结构特点。

枕骨（occipital bone）构成颅的后部及下半的大部分。包括枕骨大孔和枕髁。脊髓通过前下方的枕骨大孔与延髓相延续。枕髁与第一颈椎相关联（见问题 6.27）。

6.19　哪个内分泌腺位置在蝶骨上？

在颅底，**蝶骨**（sphenoid bone）的形态像一支展翅的蝴蝶，垂体窝是蝶骨上的一个骨性凹陷，脑垂体位于其内。另外蝶骨上还有视神经管、圆孔、卵圆孔、棘孔、眶上孔、破裂孔（见图 6.12）。

蝶骨是颅盖骨中最容易发生骨折的一块骨（它承托并包绕着大脑）。由于蝶骨、体积大、骨质薄，呈片状延伸并且蝶骨上穿了若干孔裂，这一切都削弱了蝶骨的结构。当颅骨任何部位遭到打击后，浸在脑脊液中的大脑，都会反弹撞击脆弱的蝶骨，导致它的骨折。但蝶骨固定较牢固，即使骨折，一般不会发生严重的移位，容易愈合且没有并发症。

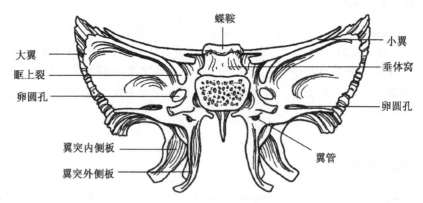

图 6.12　蝶骨正面观。

6.20　什么是筛骨垂直板、鸡冠、鼻甲、筛板？

以上四部分构成**筛骨**（ethmoid bone）（图 6.13）。垂直板构成鼻中隔的一部分，鼻中隔将鼻腔分成左右两个部分。鸡冠与覆盖大脑的骨膜相连。上鼻甲、中鼻甲上被覆着黏膜，黏膜对吸入的空气有加温润湿的作用。筛板上的筛孔内有嗅神经穿过。

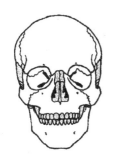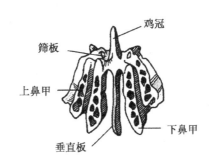

图 6.13　筛骨。

6.21　什么是硬腭?

硬腭（hard palate）是鼻腔与口腔之间的骨性分界，由上颌骨腭突和腭骨构成，软腭和硬腭共同构成口腔的顶。

6.22　下颌骨的解剖学特点?

下颌骨（mandible）（图 6.14）的髁突在颞下颌关节处与颅相连，冠突是颞肌的止点。下颌孔和颏孔内有神经穿过（见表 6.2）上颌骨的牙槽弓上容纳 16 颗牙齿。牙齿的结构、功能、排列次序在第十九章详细讨论。

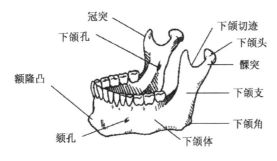

图 6.14　下颌骨。

6.23　为什么位于颞骨内的听小骨不是颅骨?

每个中耳内都有 3 个**听小骨**（auditory ossicle）分别称为**锤骨**（malleus）、**砧骨**（incus）、

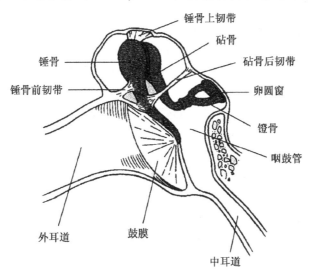

图 6.15　听小骨。

镫骨（stapes）（图 6.15）。因为它们起源于咽部，当颅骨形成时才迁移到中耳，所以听小骨不算颅骨。在耳的功能中，听小骨起到将声音放大，并把声音从内耳传到外耳的作用。关于听小骨的结构和功能详见十二章。

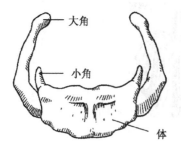

图 6.16　舌骨。

6.24　舌骨的位置和功能。

舌骨（hyoid bone）（图 6.16）呈 U 型，位于颈前部，承托舌并位于喉下方，另外有几块颈前部的肌肉也附着于舌骨。在吞咽运动中，舌骨起主要作用。舌骨是惟一不与其他骨构成关节的骨，通过舌骨肌韧带悬吊在颞骨茎突上。

目的 H　脊柱的结构和功能。

脊柱（vertidral column）为中轴骨一部分，支持并活动头部、躯干，为肌肉提供附着点，保护脊髓和脊神经通过。脊柱由 33 块椎骨构成，包括 7 块颈椎，12 块胸椎，5 块腰椎，4～5 块骶椎融合的成骶骨，4～5 块尾椎融合的尾骨。因此脊柱可以活动的部分有 26 块椎骨（图 6.17）。连接相邻椎骨的纤维软骨盘称**椎间盘**（intervertibral disc），椎骨间的连接同时还被韧带加强。由于脊柱的结构特点，相邻椎骨间的运动是有限的，但脊柱作为一个整体，它的运动范围是很大的。相邻椎骨间有**椎间孔**（intervertibral foramina），其中有脊神经穿过。

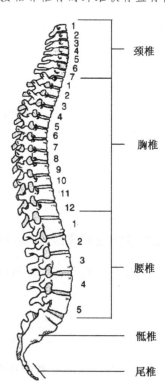

图 6.17　脊柱侧面观。

6.25　下列哪一项不是脊柱的生理弯曲？（a）胸曲　（b）肋曲（c）盆曲　（d）腰曲　（e）颈曲

（b）：脊柱侧面观可以看到四个生理弯曲。**颈曲**（cervical）、**胸曲**（thoracic）、**腰曲**（lumbar curve）。根据所组成的椎骨命名。**盆曲**（pelvic curve）由骶骨和尾骨的形态命名。脊柱生理弯曲在保持躯体上部平衡，加强稳固性方面起重要作用，并且使人保持直立姿势。

6.26　哪块椎骨可被认为是"典型结构"？

脊柱五部分具有代表性的椎骨形态见图 6.18。**颈椎**（cervicle vertebrae）特征为有横突孔，入颅的血管由此通过。**胸椎**（thoracic vertebrae）有肋面，与肋头相关节。**腰椎**（lumbar vertebre）有大的突起供肌肉附着。骶骨由 4～5 块**骶椎**（sacral vertebrae）融合而成。骶骨和髂骨构成骶髂关节。尾骨由 4～5 块**尾椎**（coccygeal vertebrae）融合而成。

椎骨有以下共性：椎骨**体部**借**椎间盘**（intervertebral disc）与邻近椎骨相接。位于椎体后面弓形骨板是**椎弓**（vertebral arch），由两侧**椎弓根**（pedicle）和**椎弓板**（laminae）共同构成。椎弓和椎体围成**椎管**（vertebrae forame），其内容纳脊髓。由椎弓伸向后下方的是**棘突**（spinous process），其他成对的突起包括**横突**（transverse process），**上关节突**（superior articular process）和**下关节突**（inferior articular process）。椎间孔有脊神经通过。

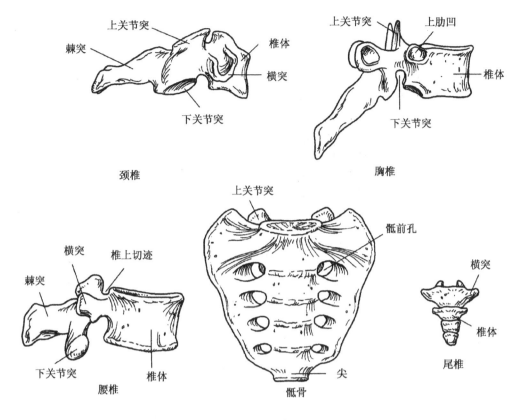

图 6.18　各种椎骨。

6.27　除了按椎骨序数命名外，哪些椎骨是特殊命名的?

只有两个椎骨。第一颈椎又称**寰椎**（atlas）（图 6.19），与枕骨枕髁相关节，起支撑头部，并使头俯仰和侧屈（点头）。第二颈椎称**枢椎**（axis），有**齿突**（dens）与寰椎齿突凹相关节，可使头部作旋转运动。

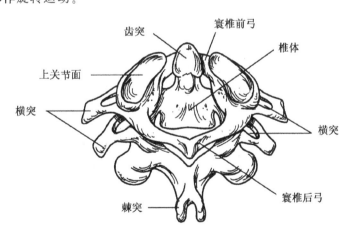

图 6.19　寰椎和枢椎。

目的 I　胸廓的结构和功能。

胸廓（rib cage）由**胸骨**（sternum）、**肋软骨**（gcostal cartilae）、**肋**（rib）和胸椎共同组成。胸廓前径较短，支撑着胸带骨和上肢自由骨，保护胸腔和上腹部脏器，并为肌肉提供大附着面，参与呼吸运动。

6.28　胸骨结构。

胸骨是一块复合骨，形态又长又扁，由三部分构成，即**胸骨柄**（manubrium of sternum）、**胸骨体**（body）和**剑突**（xiphoid process）。胸骨侧面是**肋切迹**（costal notche），与肋软骨相连的部位（图 6.20）。

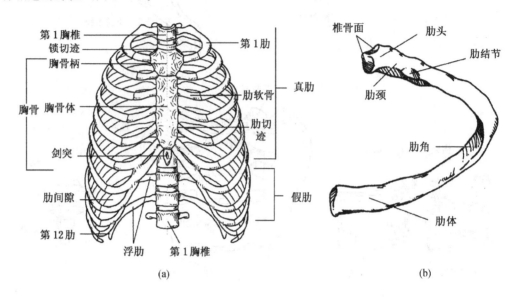

(a)　　　　　　　　　　　　　　　　(b)

图 6.20　胸廓是由胸骨、肋软骨和 12 对肋与胸椎连接而构成。

6.29　判断正误：**每对肋都是背侧与胸椎相连，腹侧借肋软骨与胸骨相连**。

错误。只有前 7 对肋，又称**真肋**（true rib），图 6.18，借肋软骨与胸骨连接。后 5 对肋称**假肋**（false rib），其中 8～10 肋借肋软骨与上位肋软骨连接。后 2 对肋不与胸骨连接，前端游离于腹壁肌肉中，又称**浮肋**（floating rib）。

6.30　肋骨的共同点。

1～10 对肋均有肋头和肋结节与胸椎相关节（图 6.20）。后 2 对肋有肋头但没有肋结节。所有的肋都有**肋颈**（neck）、**肋角**（angle）、**肋体**（shaft）。

　　肋骨骨折较常见，好发于 3～10 肋。前 2 对肋被锁骨保护，后 2 对肋前端游离，能缓冲冲击，不易骨折。肋骨骨折最好的治疗方法是限制活动。

目的 J　肢带骨的结构。

肢带骨（pectoral girdle）是由 2 块肩胛骨和 2 块锁骨构成的，肢带骨在胸骨柄处与中轴骨连接。肢带骨上附着许多肌肉，使臂和前臂运动。

6.31　锁骨的功能。

锁骨（clavicle）呈"S"型（图 6.21），连于上肢与中轴骨之间，固定肩关节并保证上肢灵活运动。

在人体中锁骨最容易发生骨折。肩部遭到打击或跌倒时展开双手支撑身体，都容易引起长而脆的锁骨骨折。另一个原因是锁骨的前面直接位于皮下没有肌肉、脂肪组织的保护。由于锁骨易于触到，所以骨折很易检查出来。

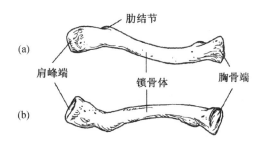

图 6.21 右侧锁骨。(a) 上面；(b) 下面。

6.32 肩胛骨的结构。

肩胛骨（scapula）扁平呈三角形，有三个缘，三个角，三个窝（图6.22）。三个缘中上边的称上缘（superior border），靠近脊柱的称脊柱缘（vertebral border），靠近上肢的称腋缘（axillary border）。上缘和脊柱缘交界处称上角（superior angle），脊柱缘和腋缘回合处为下角（inferior angle），上缘和腋缘回合处为外侧角（lateral angle）。上缘外侧有肩胛切迹，其中有神经通过，背侧的横嵴是肩胛冈（spine of the scapular），分隔冈上窝（supraspinous fossa）和冈下窝（infraspinous fossa）。肩胛冈向外侧延伸，扁平突起称肩峰（acromion）。关节盂（glenoid cavity）是一浅窝与肱骨头相关节。喙突（coracoid process）位于关节盂上前方。肩胛骨前方大的浅窝称肩胛下窝（subscapular fossa）。

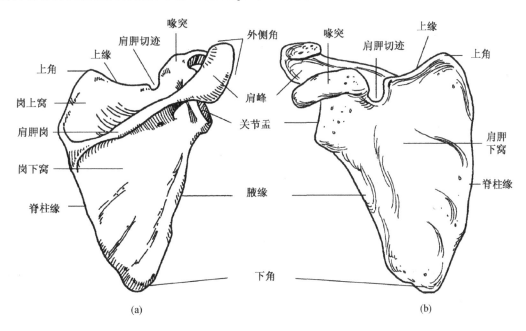

图 6.22 右侧肩胛骨。(a) 后面观；(b) 前面观。

目的 K 列举上肢骨组成并描述臂和前臂骨的结构。

上肢骨分三部分：臂部包含肱骨；前臂部包括尺骨和桡骨；手部包括8块腕骨，5块掌骨，14块指骨（图6.23～25）。肱骨头和关节盂相关节构成肩关节。肱骨远端与桡、尺骨关节构成肘关节。桡骨、尺骨远侧端与腕骨近侧列相关节构成腕关节。手部有许多不同类型的关节。

6.33 肱骨结构。

肱骨（humerus）位于臂部，存在一些表面标志（图 6.23）。**肱骨头**（head of the humeru）周围的环状浅沟为**解剖颈**（anatomical neck）。肱骨头外侧是**大结节**（greater tubercle），**小结节**（lesser tubercle）在大结节稍靠前方处，两者之间有一沟称**结节间沟**（intertubercular），沟内行经有肱二头肌肌腱。**肱骨体**（shaft of humerus）是长的圆柱状部分，体部中间外侧面有粗糙的**三角肌粗隆**（deltoid tuberosity）。肱骨远端外侧面有半球形**肱骨小头**（capitulum of humerus）与桡骨相关节。滑车状的肱骨**滑车**（trochlea）与尺骨相关节。在髁的两侧上分别是**外上髁**（lateral epicondyle）和**内上髁**（media epicondyle）。位于肱骨正面滑车上方的是**冠突窝**（coronoid fossa），位于肱骨后面远端的一窝是**鹰嘴窝**（olecranon fossa）。

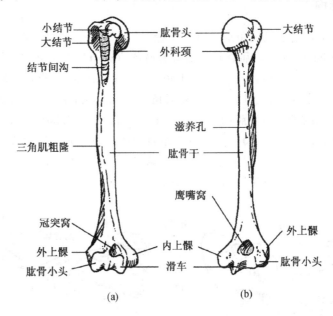

图 6.23 右侧肱骨。（a）前面观；（b）后面观。

外科颈位于肱骨解剖颈下方肱骨体开始变细的区域。由于外伤导致的骨折常发生于这一区域而得名。

6.34 桡骨与尺骨共同点是什么？如何区分它们？

桡、尺骨（radius and ulna）的近端和远端分别是与肱骨和腕骨构成关节。如图 6.24 所示，两块骨均有长**骨干**（shaft）和**茎突**（styloid process）。与尺骨相比桡骨稍短、更粗壮，并且还有一个圆形**桡骨头**（head）与肱骨小头相关节。位于桡骨内侧的**桡骨粗隆**（radial tuberosity）是肱二头肌肌腱附着处。

尺骨比桡骨长些。前下方明显的凹陷称**滑车切迹**（trochlear nortch）与肱骨滑车相关节。滑车切迹的前下方是**冠突**（coronoid process），后上方是**鹰嘴**（olecranon）。冠突外下方是**桡切迹**（radial notch）与**桡骨头**（head of the radius）相关节。

6.35 手骨的组成。

手骨（manus）由 27 块骨组成包括 8 块腕骨，5 块掌骨、14 块指骨（图 6.25）。立方体形的掌骨之间的关节活动有限，长的掌骨和指骨之间的关节活动灵活。

腕骨（carpal bone）排成远近二列，每列 4 块骨。近侧列由外到内为：手舟骨、月骨、

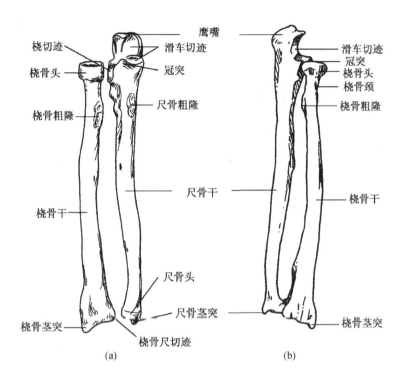

图 6.24　右侧桡尺骨。(a) 前面观；(b) 后面观。

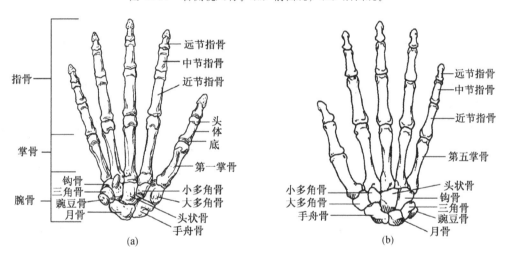

图 6.25　右侧手骨。(a) 前面观；(b) 后面观。

三角骨、豌豆骨。远侧列为：大多角骨、小多角骨、头状骨、钩骨。

　　每块**掌骨**（metacarpal bone）都由底、体、头三部分构成，头与指骨的底构成关节。从外侧向内侧五块掌骨分别称 I 至 V 掌骨。

　　手指由 14 块**指骨**（phalange）构成。指骨分三列近侧列、中间列、远侧列，然而大拇指只有近节指骨、远节指骨。

目的 L　盆骨的结构和功能。

　　盆骨（pelvic girdle）由左右**髋骨**（ossa coxae）形成。在前方借**耻骨联合**（symphysis pubis）相连，后方借骶髂关节与骶骨相连。骨盆及相关韧带支持着从脊柱传导来的重力。骨盆支持并保护着盆腔内脏包括膀胱、生殖器官，孕妇孕育中的胎儿。

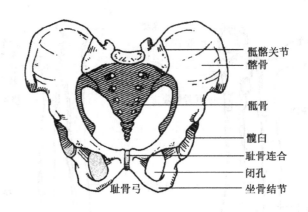

图 6.26　骨盆。

6.36　构成髋骨的是哪三块骨?

每块**髋骨**（os coxae）都由**髂骨**（ilium）、**耻骨**（pubis）、**坐骨**（ischium）组成。成年人这些骨完全融合。髋骨外侧面三块骨骨化之处是一个大的圆形凹陷称**髋臼**（acetabulum）（图 6.27a）。与股骨头相关节。**闭孔**（obturator foramen）是髋骨外侧的大孔。闭孔膜封闭闭孔并供盆内外骨附着。

6.37　构成髋骨三块骨的结构。

髂骨（ilium）位于髋骨最上方是三块骨中最大的一块。髂骨以**髂嵴**（iliac crest）为特征。髂嵴前端为**髂前上棘**（anterior superior iliac spine）（图 6.27），其下方突起称**髂前下棘**（anterior inferior iliac spine）。髂嵴后端为**髂后上棘**（posterior superior iliac spine），其下方突起称**髂后下棘**（posterior inferior iliac spine）。髂后下棘下方有深陷的**坐骨大切迹**（greater sciatic notch）。髂骨内侧有粗糙的耳状面与骶骨相关节。髂骨前面的光滑凹面称**髂窝**（iliac fossa）。

坐骨（ischium）构成髋骨后下部。坐骨后缘有尖形**坐骨棘**（spine of the ischium），棘下方为**坐骨小切迹**（lesser sciatic notch）。

耻骨（pubis）构成髋骨前部。由**耻骨上支**（superior ramus）、**耻骨下支**（inferior ramus）和**耻骨体**（body of the pubis）组成。一侧耻骨体与另一侧耻骨在骨盆耻骨联合处相关节。

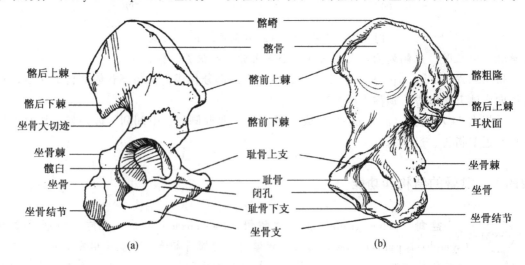

图 6.27　右侧髋骨。(a) 外面观；(b) 内面观。

骨盆的结构和与骶骨的连接方式与人类直立行走相适应。然而直立姿势会导致许多问题。随年龄增长骶髂关节逐渐削弱会导致腰痛。内脏重量的增加削弱腹壁导致腹壁疝。女性的骨盆结构与许多分娩问题都有关。最终，髋关节随年龄增长而退化。许多老年人因发生髋部骨折而需要做髋部置换术。

6.38 判断正误：**骨盆的结构特点存在性别差异。**

正确。成年男性和女性骨盆结构不同（见表6.4）主要与女性妊娠和分娩密切相关。

表 6.4　男、女性骨盆特征比较

特　　征	男性骨盆	女性骨盆
外形	更粗壮、突起尖锐	更娇弱、突起不太突出
髂前上棘	互相靠近	相互距离远
骨盆入口	心形	圆或椭圆形
骨盆出口	狭窄	宽阔
闭孔	椭圆形	三角形
耻骨联合	深、长	浅、短
耻骨弓	锐角（小于90°）	钝角（大于90°）

目的 M　下肢骨组成及大腿和小腿骨特征。

 　　大腿骨称**股骨**（femur）。股骨头与髋骨髋臼相关节，内外侧髁与胫骨关节面相关节。**髌骨**（patella）是膝关节前面的一块籽骨（在肌腱内形成）。**胫骨**（tibia）和**腓骨**（fibular）是小腿骨。胫骨远端与距骨相关节。足部有许多不同类型的关节。

6.39　股骨结构。

股骨（femur）是人体最长最结实的一块骨（图6.28）股骨头中央的浅凹称**股骨头凹**（fovea capitis femoris）。股骨头下缩窄部分是**股骨颈**（neck of the femur），是老年人最易发生骨折的部位。股骨干上外侧有 **大 转 子**（greater trochanter），内侧有 **小 转 子**（lesser trochanter）。股骨后面大小转子之间骨嵴称**转子间嵴**（intertrochanteric crest）。体后面纵行骨嵴称**粗线**（linea aspera）。远端内外侧髁和胫骨相关节。两髁后份之间深窝称**髁间窝**（intercondylar fossa），两髁前面关节面彼此相连称**髌面**（patellar surface）。两髁侧面最突起的部分分别叫**内上髁**（medial epicondyle）、**外上髁**（lateral epicondyle）。

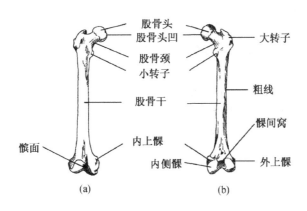

图 6.28　右侧股骨。(a) 前面观；(b) 后面观。

6.40　判断正误：髌骨惟一功能就是保护膝关节。

错误。**髌骨**（patella）（图 6.29）可以保护膝关节、加强股四头肌肌腱，当股四头肌收缩伸小腿时，髌骨可增加这块肌肉的杠杆率。

6.41　胫、腓骨的异同点是什么？

小腿内侧是胫骨，外侧是腓骨。如图 6.29 示，相同点是均有骨干和踝，踝有保护和支持踝关节的作用。不同点，胫骨比腓骨粗壮。**胫骨**（tibia）上端向两侧突出形成**内侧髁**和**外侧髁**（medial and lateral condyle），两髁与股骨髁相关节，胫骨干前面较锐，为骨前缘。上端前面的隆起称**胫骨粗隆**（tibial tuberosity）是髌韧带的附着处。胫骨下端内侧有一突起称**内踝**（medial malleolous）。

腓骨（fibula）细长，脆弱，它的主要作用是供肌肉附着而不是承重。近侧腓骨头关节面与胫骨外侧髁下方腓关节面相关节。腓骨下端外侧骨性突起称**外踝**（lateral malleolus）。

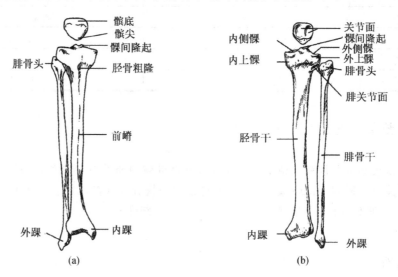

图 6.29　右侧髌骨、胫骨、腓骨。（a）前面观；（b）后面观。

6.42　足骨的组成。

足骨（pes）共 26 块，由 7 块**跗骨**（tarsal bone）、5 块**跖骨**（metatarsal bone）、14 块**趾骨**（phalange）组成（图 6.30）立方体形跗骨之间关节运动有限，而长的跖骨、趾骨之间关节运动灵活。

跗骨中的**距骨**（talus）与胫腓骨远端相关节构成踝关节。**跟骨**（calcaneous）是最大的一块跗骨，它构成脚后跟，有承重作用。距骨前接**足舟骨**（navicular bone），其余 4 块跗骨从内侧到外侧分别为**内侧楔骨**、**中间楔骨**、**外侧楔骨**（medial, intermediate, lateralcuneiform）和**骰骨**（cuboid bone）。

每块**跖骨**（metatarsal bone）都是由近侧的底，中间的体、远侧的头构成，头与趾骨底相关节。Ⅰ至Ⅴ跖骨，内侧的大拇指这边称第Ⅰ跖骨。

脚趾由 14 块**趾骨**（phalange）构成，趾骨分为三列，近侧列、中间列、远侧列，瑶指只有近节趾骨和远节趾骨。

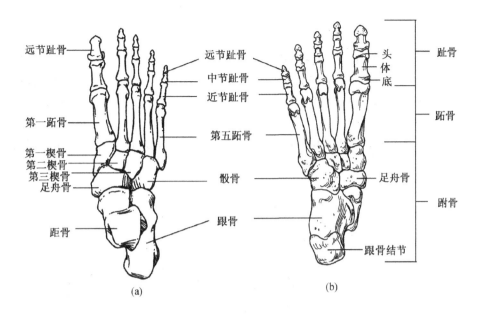

图 6.30　右侧足。（a）上面观；（b）下面观。

目的 N　人体内各种关节结构及运动范围。

　关节可按结构或功能进行分类，按结构可分为纤维连结、软骨连结、滑膜关节。按功能可分为非运动关节、轻微运动关节、自由运动关节。以下内容均按结构分类进行讨论。

6.43　关节类型、运动见表6.5。

表 6.5　人体的关节

分类	结构	运动	举例
纤维连接	骨与骨之间借纤维组织相连		
缝	关节软骨借薄层纤维结缔组织相连，骨缘呈锯齿形	无	颅骨缝
韧带连接	关节软骨借韧带相连	轻微运动	胫腓骨和尺桡骨之间关节
嵌入连接	牙齿嵌入齿槽	无	牙齿嵌入牙槽骨
软骨连接	骨与骨之间借关节软骨或透明软骨连接		
纤维软骨结合	骨与骨之间借纤维软骨相连	轻微运动	椎间关节、耻骨联合、骶髂关节
透明软骨结合	两骨间借透明软骨相连	无	长骨的骺板
滑膜关节	关节囊内有滑膜和滑液	自由运动	
平面关节	关节面是平的或有轻微弧度	滑动	腕骨间和跗骨间关节
屈戌关节	一骨凹面和另一骨的凸面构成	曲伸	膝关节、肘关节、指间关节
车轴关节	关节头呈圆柱状，关节窝由骨和韧带连成的环构成	沿中心轴旋转	寰椎正中关节、桡尺近侧关节
椭圆关节	椭圆形凸面和凹面相关节	屈、伸、收、展、环转	桡腕关节
鞍状关节	相对两面均呈鞍状	屈、伸、收、展、环转	拇指腕掌关节
球窝关节	关节头呈球形，关节窝呈杯状	屈、伸、收、展、环转、旋转	肩关节、髋关节

6.44　滑膜关节的结构。

滑膜关节（synovial joint）被**关节囊**（joint capsule）包绕，关节囊内衬薄而柔软的**滑膜层**（synovial membrane）（图 6.31），滑膜在关节腔内分泌滑液，减少关节软骨摩擦。少数关节，像膝关节，还具有关节软骨盘称**关节盘**（articular disc），它垫在关节软骨之间，使关节更适合。

含有滑液的小囊称**滑膜囊**（bursae），它使肌肉减少摩擦并调节关节周围肌腱运动。滑膜囊发炎称滑膜囊炎。

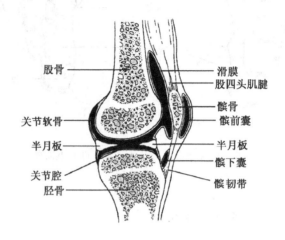

图 6.31　滑膜关节构造。

6.45　滑膜关节的运动。

屈是指两骨之间的角度变小；角度变大称伸（如图 6.32）远离身体正中线或身体一部分称外展；靠近身体中线或身体一部分内收；旋转指沿着骨垂直轴进行运动；（旋前指在前臂，将手背转到前方的运动，相反运动称旋后）环转运动指关节头在原位转动，骨（肢体）远端做圆周运动。

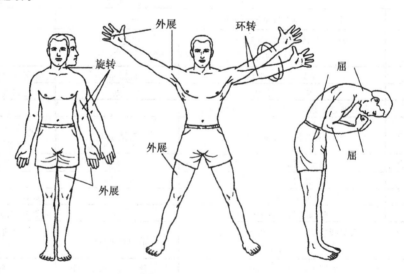

图 6.32　滑膜关节运动。

临床关键词

关节炎（arthritis） 关节炎症性疾病常累及滑膜和关节软骨。在某些类型关节炎，还会形成无机沉积物。

黏液囊炎（bursitis） 黏液囊炎症。

脱位（dislocation） 骨从正常关节位置移位。

骨折（fracture） 骨裂开或折断。

脊柱后凸（kyphosis） 驼背（humpback），脊柱下部不正常的向后凸。

脊柱前凸（lordosis） 脊柱前后弯曲过度，常发生在腰椎，导致"凹背"或"鞍状背"）

骨关节炎（osteoarthritis） 关节软骨局限性变性。（不是真正关节炎，因为炎症不是主要症状）

骨质疏松症（osteoporosis） 骨组织萎缩导致骨组织出现明显的孔。病因包括年龄增长，长期不活动，营养不良，激素分泌不平衡。

脊柱侧凸（scoliosis） 脊柱过度向一侧偏离。

椎间盘突出（slipped disc） 椎间盘髓核突出。

脊柱裂（spina bifida） 两侧椎板没有融合出现不断增大的裂隙，脊髓会从裂隙处突出。

扭伤（sprain） 关节的韧带和/或肌腱拉伤或撕裂。

复 习 题

选择题

1. 下列（ ）不是骨骼系统的功能。 （a）造血功能 （b）贮存矿物质 （c）贮存碳水化合物 （d）保护重要器官

2. 下列（ ）部位细胞增生可使骨增长。 （a）关节软骨 （b）骨膜 （c）骺板 （d）板障

3. （ ）激素作用于（ ）骨细胞会导致骨质疏松症。 （a）肾上腺皮质激素-破骨细胞 （b）雌性激素-成骨细胞 （c）甲状腺素-破骨细胞 （d）甲状旁腺激素-成骨细胞

4. 滑膜关节的滑液由（ ）产生。 （a）半月板 （b）滑膜 （c）黏液囊 （d）关节软骨 （e）黏膜

5. 平而浅的骨面称（ ）。 （a）小结节 （b）窝 （c）凹 （d）面

6. 下列（ ）软骨是软骨内骨的前体。 （a）肋的 （b）透明的 （c）纤维组织的 （d）关节的

7. 从前囟延续到蝶囟的缝是（ ）。 （a）冠状缝 （b）人字缝 （c）鳞状缝 （d）矢状缝

8. 不成对面颅骨（ ）。 （a）上颌骨 （b）泪骨 （c）犁骨 （d）鼻骨 （e）腭骨

9. 下列（ ）骨有造血功能。 （a）舌骨 （b）椎骨 （c）上颌骨 （d）肩胛骨

10. 下列不属于中轴骨骼的是（ ）。 （a）舌骨 （b）骶骨 （c）蝶骨 （d）锁骨 （e）胸骨柄

11. 神经视管位置（ ）。 （a）筛骨 （b）枕骨 （c）腭骨 （d）蝶骨

12. 属于平面关节的是（ ）。 （a）腕骨间关节 （b）桡腕关节 （c）椎间关节 （d）指间关节

13. 下颌窝属于颞骨（ ）部分。 （a）鳞部 （b）岩部 （c）鼓部 （d）关节部

14. 上、中鼻甲是（　　）骨的结构。　（a）腭骨　（b）鼻骨　（c）筛骨　（d）上颌骨

15. 下列（　　）骨内无鼻旁窦。　（a）额骨　（b）筛骨　（c）犁骨　（d）蝶骨　（e）上颌骨

16. 牙齿位于（　　）。　（a）上颌骨和下颌骨　（b）下颌骨和腭骨　（c）上颌骨和腭骨　（d）上颌骨、下颌骨和腭骨

17. 乳突是（　　）骨的结构。　（a）蝶骨　（b）顶骨　（c）枕骨　（d）颞骨　（e）筛骨

18. 以骺板为特征的关节是（　　）。　（a）滑膜关节　（b）缝　（c）纤维软骨结合　（d）透明软骨结合

19. 具有骨干、骺、关节软骨和骨髓腔的是（　　）。　（a）肩胛骨　（b）骶骨　（c）胫骨　（d）髌骨

20. （　　）细胞具有骨的改造和重建功能。　（a）成骨细胞和破骨细胞　（b）成骨细胞和骨细胞　（c）软骨细胞和骨细胞　（d）软骨细胞和成骨细胞

21. 筛板是（　　）骨的结构。　（a）蝶骨　（b）上颌骨　（c）颞骨　（d）犁骨　（e）筛骨

22. 下列不属于髋骨的是（　　）。　（a）髋臼　（b）耻骨　（c）小头　（d）闭孔

23. 喙突属于（　　）。　（a）锁骨　（b）肩胛骨　（c）尺骨　（d）桡骨　（e）胫骨

24. 大（假）骨盆是指（　　）。　（a）真骨盆下面　（b）只有男性具有　（c）男性比女性狭窄　（d）不是骨骼系统的结构

25. 外髁骨折包括（　　）。　（a）腓骨　（b）胫骨　（c）尺骨　（d）肋　（e）股骨

26. （　　）骨远端与距骨相关节。　（a）足舟骨　（b）第一跖骨　（c）跟骨　（d）内侧楔骨　（e）骰骨

27. 解剖姿势时以下（　　）结构向前。　（a）肩胛骨喙突　（b）肩胛下窝　（c）岗下窝　（d）股骨粗线　（e）胸椎棘突

28. 矢状缝位于（　　）两种骨之间。　（a）蝶骨和颞骨　（b）颞骨和顶骨　（c）枕骨和顶骨　（d）顶骨和额骨　（e）左右顶骨之间

29. （　　）骨没有茎突。　（a）蝶骨　（b）颞骨　（c）尺骨　（d）桡骨

30. 外科手术经口腔顶入颅摘除垂体腺肿瘤将累及（　　）结构。　（a）乳突　（b）翼突　（c）茎突　（d）垂体窝

判断正误

————1. 胫骨和腓骨与股骨相关节构成膝关节。

————2. 长骨的近远端称为骨干。

————3. 半月板出现在滑膜关节。

————4. 旋前和旋后是特殊的旋转运动。

————5. 成人某些长骨的黄骨髓可产生红细胞、白细胞和血小板。

————6. 骨基质主要由钙、镁组成，当身体其他部位需要钙、镁时可少量从骨内分解出来。

————7. 甲状腺激素既促进成骨也促进破骨。

————8. 骨上的沟内有血管或神经或肌腱行经。

————9. 颈椎以关节面为特征。

————10. 两块髋骨向前在耻骨联合处相关节，向后与骶骨相关节。

————11. 胫骨外髁可稳定踝关节。

————12. 骨骼系统中大多数骨都经膜化骨而形成。

————13. 附肢骨中共有 56 指（趾）骨。

_____ **14.** 只有滑膜关节内有关节软骨和滑膜。

_____ **15.** 体内所有关节都可以运动。

_____ **16.** 屈指 "骨骼肌收缩"。

_____ **17.** 成骨细胞作用是在脱矿质过程中破坏骨细胞。

_____ **18.** 人有 7 对真肋，5 对假肋，其中最后 2 对肋称浮肋。

_____ **19.** 压迫性骨折可以发生在股骨的转子间线。

_____ **20.** 只能在膝关节做半月板手术。

填空题

1. 红骨髓产生红细胞的过程叫_____。

2. _____骨骼包括颅骨、脊柱、胸廓。_____骨骼包括肢带骨和附肢骨。

3. _____骨，如髌骨，在肌腱内形成。

4. _____骨先形成透明软骨，_____骨直接成骨。

5. 新生儿颅顶菱形柔软部位其在分娩时可使颅骨适应产道，这部分称_____。

6. 儿童长骨上分割骨干和骺的部分称_____。

7. 下颌骨侧面第二前磨牙下方有_____孔。

8. 骨性鼻中隔由_____和_____的垂直板构成的。

9. 成人的髂骨、耻骨、坐骨融合而成_____骨。

10. 足骨包括_____跗骨_____跖骨_____趾骨。

填图题　填写右图所标结构名称

1. _____

2. _____

3. _____

4. _____

5. _____

6. _____

7. _____

8. _____

9. _____

10. _____

答　案

选择题

1.（c）碳水化合物不贮存在骨内。

2.（c）骺软骨细胞不断分裂增生和骨化，使骨生长。一旦成人身高达到一定高度软骨细胞停止增长，骺板骨化。

3.（a）肾上腺皮质激素和破骨细胞都可使骨破坏。

4.（b）关节束内的滑膜产生有润滑作用的滑液。

5. (d) 如胸椎体侧面的肋凹就是面与肋头相关节。

6. (b) 大多数骨都是软骨化骨。

7. (a) 如同冠状面将身体分为前后两部分，冠状缝同样将颅前后分开。

8. (c) 未成对面颅骨是下颌骨和犁骨。

9. (b) 有造血功能的骨主要位于胸骨、椎骨、髋骨、肱骨、股骨。

10. (d) 锁骨是胸骨肢带骨，是附肢骨组成部分。

11. (d) 视神经位于蝶骨内。

12. (a) 每个腕骨间关节均属平面骨。

13. (a) 颞骨鳞部颧突和下颌窝，后者与下颌骨构成颞下颌关节。

14. (c) 鼻腔内有三对鼻甲，上、中鼻甲属筛骨，下鼻甲是单独一块骨。

15. (c) 犁骨是一块扁平的骨，内不含窦。

16. (a) 成人恒牙 16 个在上颌骨内，16 个在下颌骨内。

17. (d) 乳突是颞骨上的一个突起，可在耳后触及。

18. (d) 大多数透明软骨连接，这种软骨发育到一定年龄就骨化。

19. (c) 附肢骨中每一块长骨都包括骨干、骺、关节软骨、骨髓腔。

20. (a) 破骨细胞破坏骨组织，成骨细胞构建骨组织。

21. (e) 筛骨的筛板上有无数筛孔，其内穿行来自鼻腔嗅细胞发出的嗅神经。

22. (e) 小头是肱骨上的结构。

23. (d) 喙突是肩胛骨上的一个突起，上面附着几块肌肉。

24. (c) 大（假）指两侧髂前上棘之间的部分。这决定了成年女性比成年男性的臀部宽大。

25. (a) 踝关节外侧可以触及一球状骨即外踝，外踝位于腓骨远端，内踝位于胫骨远端。

26. (a) 足舟骨位于距骨和三块楔骨之间。

27. (b) 肩胛下窝是肩胛骨前面一浅窝。

28. (e) 矢状缝位于两块顶骨之间前接额骨后接枕骨。

29. (a) 在人体内有 6 个茎突——成对的尺骨茎突、桡骨茎突、颞骨的茎突。

30. (d) 垂体腺位于蝶骨垂体窝内。

判断正误

1. 错误；只有胫骨。

2. 错误；骺。

3. 正确

4. 错误；旋转。

5. 错误；红骨髓。

6. 错误；钙和磷。

7. 正确

8. 正确

9. 错误；横突孔。

10. 正确

11. 错误；腓骨。

12. 错误；软骨化骨。

13. 正确

14. 正确

15. 错误；某些关节不能运动。

16. 错误；相关节的骨之间角度变小。

17. 错误；破骨细胞。

18．正确

19．正确

20．错误；不完全是。

填空题

1．造血

3．籽

5．前囟

7．颏

9．髋骨

2．中轴、附肢

4．软骨内的、膜的

6．骺板

8．犁骨、筛骨

10．7、5、14

填图题

1．人字缝

3．颧突

5．乳突

7．冠状缝

9．颧骨

2．鳞状缝

4．下颌头

6．下颌骨

8．泪骨

10．上颌骨

（方学平　高秀来　译）

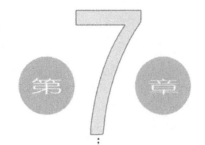

肌肉组织及其收缩模式

目的 A　复习肌肉组织的分类。

第 4 章问题 4.21 已经介绍过，肌组织有三种类型：平滑肌、心肌和骨骼肌。每种类型都有其不同的结构、功能及分布。它们均呈细丝状结构，故而肌细胞又称肌纤维。

7.1　哪种肌组织占体重的比例最大？

骨骼肌本身作为一种系统，构成体重的 40%，平滑肌和心肌约占体重的 3%。

肌组织是由被称为间充质的未分化中胚层发育而成的。中胚层细胞一旦处于适当的位置则开始融合，最后分化成为肌纤维并失去有丝分裂的能力。这意味着一个人出生以后的肌细胞数是一定的，只不过随着生长发育肌纤维不断地增大。

目的 B　描述肌肉的功能。

运动（motion）。骨骼肌的收缩使机体产生诸如走、写、呼吸及说话等动作。与消化和体液流动（淋巴、泌尿、生殖系统）有关的运动都需要平滑肌的收缩来完成。在心血管系统有关的运动中，三种肌组织都有涉及。

产生热量（heat production）。热量作为新陈代谢的最终产物，产生于所有的细胞中。因为肌细胞在人体中占有相当大的比例，所以肌细胞是人体产生热量的主要来源。

维持身体姿势（posture and body support）。肌肉系统还有构成身体形态和对抗重力以维持身体姿势的作用。

7.2　何谓骨骼肌的协同作用和拮抗作用？

肌肉的协同作用是指多个肌肉共同收缩以完成某个特定运动的效果。例如，颞肌和咬肌共同收缩抬高下颌（闭嘴）。

肌肉的拮抗作用是指一组肌肉的作用与另一组肌肉的作用正好相反。一般说来，两组拮抗肌分别位于肢体或躯干的相对位置。例如，肱二头肌的作用是屈肘而肱三头肌的作用为伸肘。

目的 C　明确骨骼肌纤维的组成。

每一根骨骼肌纤维都是多核、有条纹的细胞，细胞内含有大量杆状的**肌原纤维**（myofibril）。这些肌原纤维平行排列，占据整个细胞的全长。每根肌原纤维是由更小的组成单位——肌丝（myofilament）组成的，肌丝内含有收缩蛋白质，即**肌纤蛋白**（actin）和**肌凝蛋白**（myosin）。

7.3　描述与肌肉收缩有关的蛋白结构。

骨骼肌纤维的每根肌原纤维包括几百个蛋白条索，称为肌丝。**细肌丝**（thin myofilament）直径约6nm，主要由肌纤蛋白组成；**粗肌丝**（thick myofilament）直径约16nm，主要由肌凝蛋白组成。

肌凝蛋白外形象一支高尔夫球杆，它是由一条被称为轻酶解肌凝蛋白（LMM）肌丝的长杆部分和一个被称为重酶解肌凝蛋白（HMM）肌丝的球状头部组合而成的。肌凝蛋白头部有肌纤蛋白结合部位以及肌凝蛋白-ATP酶结合部位。肌凝蛋白的杆状部分聚合成束，头部朝外排列，从而形成位于细肌丝之间的粗肌丝（图7.1）。

三种不同的蛋白质——肌纤蛋白、原肌凝蛋白和肌钙蛋白组成细肌丝。球状的肌纤蛋白组成的两条长链上有横桥结合位点，这两条长链如同珍珠链一样缠绕在一起。肌纤蛋白这种螺旋形式构成了细肌丝的骨架，细长的线形原肌凝蛋白缠绕肌纤蛋白并覆盖其结合位点。肌钙蛋白是一种小蛋白复合体，它能使原肌凝蛋白末端与肌纤蛋白紧密结合（图7.2）。粗肌丝和细肌丝象洗牌一样相互交错重叠。每一个粗肌丝其上、下各有一个细肌丝，它们共同形成**肌小节**（sarcomere）。肌小节是肌原纤维的结构单位。

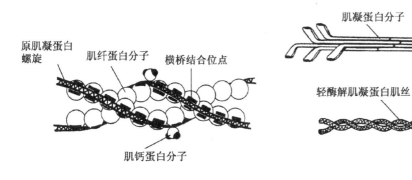

图 7.1　细肌丝的结构。　　　　　　　　图 7.2　粗肌丝的结构。

7.4　为什么骨骼肌和心肌纤维呈现条纹状？

肌原纤维的收缩蛋白规则的空间结构决定了骨骼肌和心肌纤维呈现交叉结合的条纹。暗带称**A带**（A＝anisotropic band），明带称**I带**（I＝isotropic band）。（平滑肌含有同样的收缩蛋白，但因其缺乏规则的空间排列，所以它们没有交叉结合。）I带被**Z线**（Z line）分割，在Z线位置，相邻肌小节中的肌纤蛋白相互结合（图7.3）。

7.5　描述骨骼肌纤维的细微结构（电镜下结构）。

肌纤维的**肌纤维膜**（sarcolemma）（细胞膜）包裹胞浆（cytoplasm）（肌浆）。包绕在肌原纤维周围的**肌浆网**（sarcoplasmic reticulum）是一个细胞膜形成的管道网，肌浆的渗透作用使其能够通过肌浆网。纵行走向的肌浆网末端膨大形成**终末池**（terminal cisternae）。钙离子（Ca^{2+}）储存于终末池中，并在肌肉收缩中发挥重要作用。

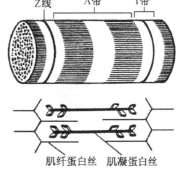

图 7.3　肌小节。

横管（transverse tubule）（T管）并非是肌浆网的一部分，它是肌膜的向内延伸，并与肌浆网垂直。T管从两个相邻的终末池之间穿过，进入肌纤维的内部。其作用是将细胞表面的动作电位传入肌纤维中心。肌肉的三联体包括T管和其两端的终末池（图7.4）。

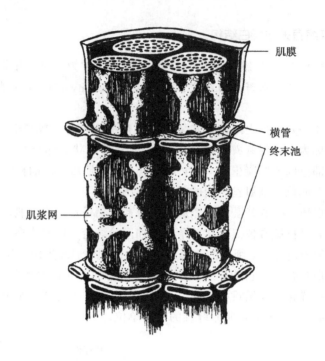

图 7.4　肌肉三联体的构成。

目的 D　解释肌肉收缩的过程。

　　　　　　根据**滑行理论**（the sliding filament theory of contraction），骨骼肌纤维及其所有的肌原纤维都是通过其从止点向起点运动来收缩的（见问题 7.17）。肌纤维的收缩源自肌小节的收缩，后者由肌丝的滑行完成。A 带在收缩过程中长度不变，但向肌肉起点方向平移。在肌肉收缩过程中，相邻 A 带之间的距离缩短、I 带缩短。引起细肌丝（肌纤蛋白）在粗肌丝（肌凝蛋白）上滑行的机制在图 7.5 中已经给出了图

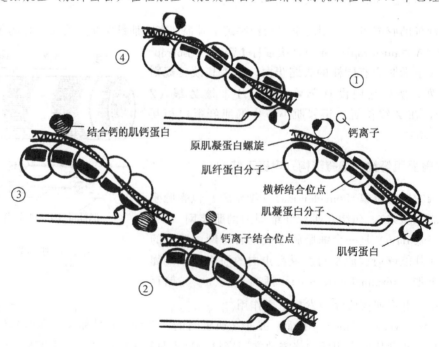

图 7.5　肌肉收缩的机制。

示，具体可分为以下几个步骤：

1. 刺激经过神经肌肉连接处（见问题 7.9）在肌纤维的肌膜上引发一个动作电位或一个去极化。这个动作电位通过 T 管沿着肌膜传入肌纤维。

2. 传到 T 管的动作电位使终末池释放钙离子（Ca^{2+}）于肌原纤维旁。

3. 钙离子与肌钙蛋白分子结合并改变其结构，这种空间构象的改变使原肌凝蛋白发生位移，暴露出肌纤蛋白结合位点。

4. 肌凝蛋白的横桥与肌纤蛋白结合。结合后倾斜的（有能量的）HMM 发生构象的改变，头部发生偏斜，这使得肌凝蛋白上的肌纤蛋白发生能量释放。

5. 能量释放后，ATP 结合 HMM，导致横桥与肌纤蛋白结合位点分离。HMM 上的ATP 酶将 ATP 裂解为 ADP 与能量；该能量使 HMM 再次倾斜，于是可以和下一个肌纤蛋白位点结合（如果还有 Ca^{2+} 使得这些位点暴露的话），并发生另一次的能量释放。

6. 反复的能量释放拖动细肌丝，就象是用手一把一把地拖动绳子。这种棘齿轮样滑行涉及到大量的肌纤蛋白结合位点和肌凝蛋白横桥，最终引起肌肉的收缩。

7.6　肌肉是如何舒张的？

正如动作电位引起肌肉收缩一样，动作电位的消失导致了肌肉的舒张。动作电位一旦消失，肌浆网便通过主动运输将 Ca^{2+} 从胞浆转运到终末池。没有了钙离子，肌钙蛋白分子便恢复了原来的形态，原肌凝蛋白重行覆盖了肌纤蛋白上的肌凝蛋白结合位点。于是肌凝蛋白横桥不再与肌纤蛋白结合，肌纤蛋白又滑行回到肌肉收缩前的位置。

　　　　　　尸僵，既尸体变硬，这个词表明了在肌肉收缩中 ATP 对肌凝蛋白头部脱离肌纤蛋白上的结合位点的重要性。人死后，钙离子通过胞膜漏出，使肌凝白横桥与肌纤蛋白结合，从而导致肌肉收缩。但由于没有新的 ATP 供应，肌凝蛋白头部就一直连接在肌纤蛋白上，使得肌肉强直，关节也随之僵硬。随着蛋白的分解，这种状态在几天内消失。

7.7　为什么大量运动后肌肉会感到疼痛？

多年以来，人们一直认为肌肉疼痛仅仅是因为运动时肌纤维内产生的乳酸堆积所致。但最近的研究发现，除了上述的原因，运动还会破坏肌肉内的收缩蛋白。如果过度使用肌肉，如举重或长跑，一些肌纤蛋白和肌凝蛋白会被撕裂分离，这种微观的损伤会引起炎症反应从而导致肌肉肿胀和疼痛。如果发生撕裂的蛋白很多，就会导致整块肌肉功能的减退。

目的 E　描述神经肌肉接头处。

　　　　　　肌肉接头处是位于运动神经轴突末端和肌纤维细胞膜之间的空隙（图 7.6）。从组织学的角度看，轴突末端及其相对应的细胞膜组成了运动终板。

7.8　在肌肉接头处肌膜内陷形成突触间隙。在间隙的底部有大量的折叠，**称为终板皱褶**。**那么，这些皱褶的功能是什么呢？**

这些肌膜的**终板皱褶**（subneural cleft）（图 7.6）大大地增加了神经递质（乙酰胆碱）能够产生动作电位的区域面积。

7.9　列举出神经肌肉接头处发生的生理现象。

（1）动作电位沿着运动神经元到达轴突末端，引起该部位的钙离子内流。

（2）钙离子促使突触囊泡（见图7.6）释放乙酰胆碱，后者弥散并通过突触间隙后，与肌膜上特异性受体结合。

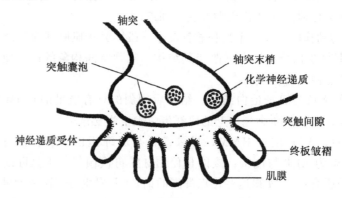

图 7.6　神经肌肉接头处。

（3）肌膜上产生动作电位。

 　重症肌无力是一种自体免疫性疾病。这些疾病患者体内产生一种抗体能够与乙酰胆碱受体结合从而在神经肌肉接头处拮抗乙酰胆碱与其受体的结合。终板褶皱及乙酰胆碱受体的数量也减少，于是通过神经肌肉接头处的信号传递大大减少，最终导致肌肉无力。

目的 F　定义运动单位并描述运动单位是如何起作用的。

 　一个运动单位（a motor unit）包括一个运动神经元及其支配的骨骼肌纤维。一个大的运动单位支配许多肌纤维，一个小的运动单位支配较少数量的肌纤维。骨骼肌收缩是以运动单位为基础的，较少的运动单位往往参与精细、协调性的运动。较多的运动单位大多参与那些需要很大力量的运动（如举重）。刺激交感神经或者说肾上腺素的分泌可以增强运动单位的活动。

一块肌肉其运动单位的轮廓是由遗传所决定的，而人体的每一块肌肉都有其自身的运动单位轮廓。一些大的肌肉如背肌和大腿肌肉的每个运动单位可以包括200～500个肌纤维，而一些涉及精细运动的小肌肉，如面肌和手肌，每个运动单位只包含10～25个肌纤维。

7.10　一个运动单位的肌纤维是如何对运动神经元的电刺激发生反应的？

肌纤维对电刺激的反应分为三期（图7.7）：（1）潜伏期，既从接受刺激到开始收缩之间的那段时间。（2）收缩期，既肌纤维完成整个收缩过程的阶段。（3）舒张期，既肌纤维恢复原来状态的阶段。

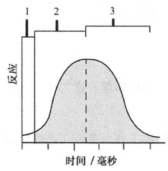

图 7.7　肌纤维活动与刺激的关系。

7.11　所有骨骼肌纤维的收缩时间都相同吗？

并非如此。根据其不同的生化特点，骨骼肌纤维可分为三类：快收缩纤维、中间型纤维和慢收缩纤维（表7.1）。遗传决定了每一块肌肉中不同类型的纤维占有不同的比例。例如，一个人的某些肌肉可能含有比别人更多的快收缩纤维。这种肌肉状况对不同类型的肌纤维轮廓的影响并不确定，但肌纤维类型的百分比对肌肉的力量和耐力有着很大的影响。厌氧的快收缩纤维（亦称葡糖快速分解纤维或Ⅱb类纤维）能极快而有力地收缩，主要用于产生力量和速度。需氧的慢收缩纤维（也叫慢氧化纤维或Ⅰ类纤维）对疲劳有较强的抵抗力，主要用于产生耐力。中间型纤维的特点彼此之间有所不同，但其作用都在快收缩纤维和慢收缩纤维之间。

表 7.1　肌纤维类型的比较

纤维特点	快收缩纤维	中间型纤维	慢收缩纤维
纤维大小	大	中等	小
糖原水平	高	中等	低
肌凝蛋白 ATP 酶	高	高	低
肌红蛋白水平	低	高	高
能量系统	厌氧	双重	有氧
收缩	快	快	慢
主要用途	速度和力量	中等度的运动	耐力

7.12　肌肉收缩力量的决定因素是什么？

肌肉收缩的力量是由参与该动作的运动单位的多少和大小来决定的。运动单位遵照"全或无"的方式来运动。也就是说，当一个运动单位被刺激后，该运动单位的所有肌纤维都将收缩。因此，涉及的运动单位越大，产生的力量也越大。

通过日常实践，大脑知道执行某个动作应该动员多少运动单位。例如，砸碎一个核桃比敲碎一颗鸡蛋需要动员更多的运动单位，而拾起一本书要比拾起一只铅笔动员更多的运动单位。然而，有些物体比它们看上去更重或更轻，这就会使大脑误以为需要调动更多或更少的运动单位。例如，当你试图从冰箱里取出一个牛奶盒时，你以为它是满的，而事实上却是空的，你就会调动许多运动单位猛然拿起这只盒子，结果却撞到了上面的架子。

7.13　解释肌肉的单收缩、叠加收缩和强直收缩。

单个动作电位引起运动单位的肌纤维的**单收缩**（twitch），即一个非常快速的（非连续的)收缩（图 7.8）。如果通过几个运动单位对肌肉施以快速连续的冲动，前一次单收缩还没有结束，下一次单收缩就开始了。由于第二次收缩开始时肌肉已经处于部分收缩的状态，所以肌肉在第二次收缩中的缩短辐度要比一次单收缩稍大一些。因快速、连续的动作电位造成的肌肉额外的缩短称为**叠加收缩**（summation）。如果刺激的频率足够大，相互叠加的单收缩加和成为一个有力、持续的收缩，称为**强直收缩**（tetanus）。这时肌纤维的松弛可能是部分

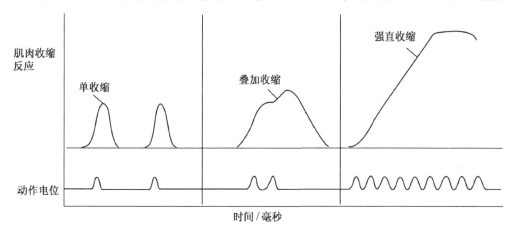

图 7.8　不同的肌肉收缩形式。

的（不完全强直收缩）或是根本不发生（完全强直收缩）。大多数肌肉收缩是短期的强直收缩，故而其收缩曲线是平坦而持续的。

 破伤风杆菌是破伤风的致病菌。该细菌的代谢产物中有一种毒素能够破坏体内的一种酶，而这种酶能够在神经肌肉接头处分解神经递质，因此该细菌导致肌肉痉挛样收缩（肌肉强直）。当这种痛苦的、令人筋疲力尽的痉挛发作时，咀嚼肌紧张强直，患者牙关紧闭。破伤风可以通过注射疫苗来预防，并可以用抗生素来治疗。

7.14 区分等长收缩和等张收缩。

在**等张收缩**（isotonic contraction）中，因为肌肉收缩的力量大于阻力，肌肉缩短。在**等长收缩**（isometric contraction）中，因为肌肉收缩的力量等于阻力，肌肉的长度保持不变。当增加肌肉收缩的力量使其超过阻力时，肌肉可以由等长收缩变为等张收缩，肌肉缩短。

目的 G　描述骨骼肌的构造。

 骨骼肌组织常与结缔组织相结合，其特点是其肌束有一定的排列方式（表7.2）。这种结构方式决定了肌纤维收缩的力量和方向。

7.15 描述骨骼肌的基本结构方式。

见表7.2。

表 7.2　肌纤维排列的比较

纤　维　外　观	类　型　和　特　点	举　　　例
	平行排列纤维 ● 呈带状，移动距离较长（收缩距离长） ● 运动单位少 ● 耐力好 ● 并不特别强壮 ● 延展性较差	缝匠肌，位于大腿前部 腹直肌，位于腹前部
	会聚排列纤维 ● 呈扇状，移动距离中等 ● 运动单位少 ● 耐力中等 ● 非常强壮 ● 延展性很好	胸大肌，位于胸前区 颞肌，位于颞骨外面
	翼状排列纤维 ● 呈羽毛状，移动距离短 ● 运动单位多 ● 耐力差 ● 特别强壮 ● 延展性非常好	前臂肌，位于前臂并参与手部运动 足肌，位于小腿并参与足的运动

续表

纤　维　外　观	类　型　和　特　点	举　　例
	括约肌纤维 ● 肌纤维环绕身体的开口 ● 运动单位多 ● 耐力好 ● 比较强壮 ● 延展性好	口括约肌，位于口周围 眼括约肌，位于眼周围

7.16　肌纤维是如何结合在一起的？又是如何固定在骨上的？

在肌肉的不同节段上都有疏松纤维结缔组织与肌肉结合以整合其收缩的力量。许多单个的肌纤维集合成束即**肌束**（fasciculus）（图 7.9），而许多肌束组成一块肌肉。同时每块肌肉都由一种结缔组织即**筋膜**（fascia）所包绕，筋膜使肌肉固定在**肌腱**（tendon）上。肌腱由排列整齐的致密结缔组织构成（见第 4 章），坚韧而富有弹性，能够将肌肉固定于骨上。更为特殊的是，肌腱还将筋膜固定于骨膜上。腱膜是指扁平状的肌腱。

肌内膜（endomysium）是包绕单个肌纤维的结缔组织。**肌束膜**（perimysium）是将多个肌束包在一起的结缔组织，**肌外膜**（epimysium）是包绕肌肉并将其与筋膜连接起来的结缔组织。

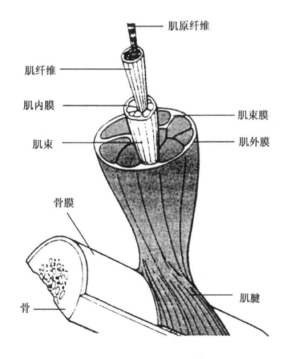

肌原纤维

肌纤维

肌内膜

肌束

肌束膜

肌外膜

骨膜

肌腱

骨

图 7.9　骨骼肌的相关结缔组织。

7.17　如何定义肌肉的起、止点？

肌肉的**起点**（origin）位置相对固定；其**止点**（insertion）经常是运动的。在附件上，起点经常在位置上相对较近，而止点大多较远。

复 习 题

选择题

1. 有以下特征的肌纤维：没有条纹排列，单个细胞核位于每个细胞中央，有不随意收缩，属于（　　）。　(a) 骨骼肌纤维　(b) 平滑肌纤维　(c) 心肌纤维　(d) 自主肌纤维

2. 肌纤维的双折射的暗带被称为（　　）。　(a) Z 带　(b) I 带　(c) A 带　(d) D 带

3. 肌原纤维的结构单位是（　　）。　(a) 肌原纤维　(b) 肌凝蛋白　(c) A 带　(d) 肌小节

4. 肌肉收缩是由以下所有的结构缩短产生的，除了（　　）。　(a) 肌原纤维　(b) 肌小节　(c) A 带　(d) I 带

5. 肌肉收缩始于（　　）。　(a) Ca^{2+} 结合肌钙蛋白　(b) 肌纤蛋白脱离肌钙蛋白　(c) 肌纤蛋白可以结合肌钙蛋白时　(d) Ca^{2+} 脱离肌钙蛋白

6. 肌肉的 Ca^{2+} 来源于（　　）。　(a) T 管　(b) 中央小囊　(c) 终末池　(d) 肌浆网

7. 松弛的肌肉中，（　　）。　(a) 原肌凝蛋白阻碍了肌凝蛋白头部与肌纤蛋白的结合　(b) 肌浆 Ca^{2+} 浓度低　(c) 原肌凝蛋白被移动以便肌凝蛋白头部能够与肌纤蛋白结合　(d) 肌凝蛋白 ATP 酶被激活

8. 肌肉松弛发生于（　　）。　(a) 当 Ca^{2+} 从肌浆网释放出来时　(b) 一旦 Ca^{2+} 与肌纤蛋白结合时　(c) 当动作电位通过横小管传递时　(d) 当肌浆网通过主动运输从细胞浆释放出 Ca^{2+} 时

9. 一个肌肉三联体包括（　　）。　(a) 一个 T 管和一个肌小节　(b) 一个 T 管和两个终末池　(c) 一个 T 泵和两个钙泵　(d) 三根肌原纤维

10. 一个运动神经元及其支配的所有的骨骼肌纤维组成（　　）。　(a) 一个运动单位　(b) 一个肌肉三联体　(c) 一个肌单位　(d) 一个神经肌肉接头

11. 一块负载而处于紧张状态但并不缩短的肌肉应属于（　　）。　(a) 等长收缩　(b) 等张收缩　(c) 既非 a 亦非 b　(d) 既 a 且 b

12. 由细胞膜延伸到骨骼肌细胞内部的通道形成了（　　）。　(a) 内质网　(b) 肌原纤维　(c) T 管　(d) 原肌凝蛋白

13. 肌凝蛋白上的球状头部（　　）。　(a) 由肌钙蛋白分子构成　(b) 被认为是与使肌凝蛋白头部倾斜的 ATP 分子结合　(c) 在收缩过程中缩短　(d) 对从肌浆网中释放出来的 Ca^{2+} 有高度亲和力

14. 肌钙蛋白是一种蛋白质，这种蛋白（　　）。　(a) 与肌凝蛋白结合形成通常位于静止的肌纤维上的复合物　(b) 当肌凝蛋白与肌纤蛋白结合时，形成结合肌凝蛋白头部的位点　(c) 对钙离子有高度亲和力　(d) 含有大量的 ADP 分子

15. 根据全或无规律，（　　）。　(a) 当一根肌纤维受刺激时，该肌纤维中的所有的收缩单位均发生收缩　(b) 当一块肌肉受刺激时，该肌肉的所有肌纤维均收缩　(c) 当一个运动单位受刺激时，该运动单位中所有的肌纤维均收缩　(d) 以上都不对

判断正误

＿＿ 1. 肌肉组织占人体重的近 40%。

＿＿ 2. 肌纤蛋白只存在于有条纹状纤维的心肌和骨骼肌组织中。

＿＿ 3. 慢收缩肌纤维比其他类型的肌纤维更能耐受疲劳。

＿＿ 4. 肌束被肌束膜所包绕。

＿＿ 5. 肌小节是位于两个连续 Z 线之间的肌原纤维部分。

_____ **6**．一根肌纤维的动作电位是刺激通过神经肌肉接头处开始的。

_____ **7**．骨骼肌的持续收缩被称为强直收缩。

_____ **8**．快收缩肌纤维主要用于持久运动。

_____ **9**．一个肌肉三联体包括一个肌浆网、一个 T 管和一个终末池。

_____ **10**．一个运动单位由一个运动神经元和它支配的肌纤维组成。

_____ **11**．举哑铃是一个等长收缩的例子。

_____ **12**．细肌丝主要是由肌凝蛋白组成的。

_____ **13**．乳酸的堆积是肌肉酸痛的主要原因。

_____ **14**．在肌肉收缩的开始，钙离子与肌钙蛋白结合并改变其分子构型，从而使原肌凝蛋白移动，暴露肌纤蛋白上的肌凝蛋白结合位点。

_____ **15**．协同肌共同作用来完成某一动作。拮抗肌之间作用方向相反。

_____ **16**．肌肉通过调动其运动单位内更多的肌纤维来增强收缩力。

_____ **17**．肌肉收缩时，I 带变短而 Z 带间距缩短，但 A 带的大小不变。

_____ **18**．ATP 提供能量使得肌凝蛋白的头部与肌纤蛋白暴露的结合位点相结合。

_____ **19**．横管（T 管）贮存肌肉收缩所需要的钙离了。

_____ **20**．肌腱是连接肌筋膜和骨膜的结构。

填图题　标出右图中所示的结构图

1．_____

2．_____

3．_____

4．_____

5．_____

匹配题　将下列肌纤维的成分与其相应描述匹配

_____ **1**．Z 线	（a）与细肌丝结合的扁平蛋白结构
_____ **2**．肌小节	（b）肌纤维的基本单位
_____ **3**．带	（c）发源于细胞膜的肌内囊样结构（管）
_____ **4**．肌浆网	（d）结合钙的结构
_____ **5**．肌钙蛋白	（e）收缩的启动物或调节物
_____ **6**．钙	（f）主要由肌凝蛋白组成
_____ **7**．ATP－肌凝蛋白复合物	（g）促使 ATP 能量的释放

答　　案

选择题

1．（b）平滑肌纤维缺乏可见的条纹是因为肌纤蛋白和肌凝蛋白分子排列没有规律性。这些纤维是自主控制的，每一个细胞只含有一个细胞核。

2．（c）因为它们双折射的特点，它们被称为 A 带（它们能够极化可见光）。

3．(d) 肌小节是形成肌原纤维的结构单位；它是两个连续 Z 线之间的肌原纤维部分。

4．(c) 在收缩过程中，形成 A 带的肌凝蛋白并不缩短。

5．(a) 钙离子与肌钙蛋白结合，引起原肌凝蛋白分子空间构型的改变，从而暴露能与肌凝蛋白横桥相结合的肌纤蛋白结合位点。

6．(c) 终末池又称侧囊，储存钙离子。

7．(a) 没有钙离子的释放，原肌凝蛋白阻断肌纤蛋白的结合位点。

8．(d) 动作电位消失后，钙离子通过主动运输的方式返回并贮存于肌浆网。

9．(b) 一个三联体是由一个肌膜延伸而成的 T 管和 T 管两端的终末池组成。

10．(a) 一个运动单位是由一个运动神经元及其所支配的特定的骨骼肌纤维组成。

11．(a) 在等长收缩过程中，肌肉长度保持不变是因为其对抗力量与肌肉本身的收缩力量相等。

12．(c) T 管是肌膜的延伸。

13．(b) ATP 与肌凝蛋白的球状头部结合。后者的 ATP 酶将 ATP 分解为 ADP 和能量。该能量被用于使肌凝蛋白头部倾斜。

14．(c) 钙离子结合肌钙蛋白，从而引起原肌凝蛋白的移动以便肌凝蛋白横桥能够与肌纤蛋白结合位点结合。

15．(c) 运动单位遵照全或无规律收缩

判断正误

1．正确

2．错；肌纤蛋白在所有肌组织中都存在，但在平滑肌中不是规律排列的。

3．正确

4．正确

5．正确

6．正确

7．正确

8．错；快收缩肌纤维主要用于产生力量和速度。

9．错；一个肌肉三联体是由一个 T 管和两个终末池组成。

10．正确

11．错；举哑铃是一个等张收缩的例子。

12．错；细肌丝主要由肌纤蛋白构成；粗肌丝主要由肌凝蛋白构成。

13．错；肌肉疼痛的原因是粗、细肌丝受损。

14．正确

15．正确

16．错；运动单位遵循全或无的生理活动规律。

17．正确

18．错；ATP 分子释放的能量使肌凝蛋白头部倾斜。

19．错；终末池贮存钙离子，T 管传导动作电位从细胞膜至细胞中心。

20．正确

填图题

1．肌束　　　　　　　　　　2．肌原纤维

3．肌纤维　　　　　　　　　4．肌外膜

5．肌腱

匹配题

1．（a）　　　　　　　　2．（b）

3．（f）　　　　　　　　4．（c）

5．（d）　　　　　　　　6．（e）

7．（g）

（孙丽娜　张茂先　译）

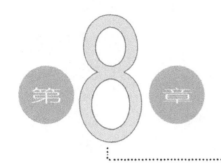

肌肉系统

目的 A 肌肉及其相关术语（见表 8.1 及 8.2）。

表 8.1 肌肉的命名

命名依据	举例说明
形 状	菱形肌，斜方肌，二头肌
位 置	胸肌，肋间肌，臂肌
止 点	颞肌，颧肌，胸锁乳突肌
肌纤维方向	直肌，横肌
相关部位	内，外，旁
作 用	展肌，屈肌，伸肌，旋肌

表 8.2 肌肉的作用

作用	定 义	举例说明
屈	关节角度变小	二头肌
伸	关节角度增大	三头肌
展	远离中线	三角肌
收	靠近中线	长收肌
升	升高机体位置	肩胛提肌
降	降低机体位置	降下唇肌
旋转	以长轴为基准转动	胸锁乳突肌
旋后	转动手，使掌心向前	旋后肌
旋前	转动手，使掌心向后	旋前圆肌
内翻	使足底向内	胫骨前肌
外翻	使足底向外	第三腓骨肌

目的 B 中轴骨骨骼肌的位置及作用。

中轴骨骨骼肌包括表情肌、咀嚼肌、颈肌、呼吸肌、腹肌、背肌。

8.1 表情肌及其起止点、作用（参见图8.1及表8.3）。

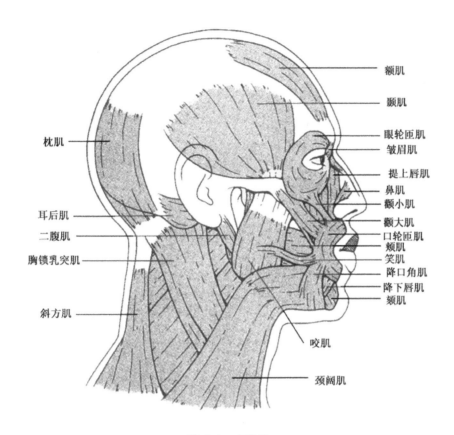

图 8.1 表情肌。

表 8.3 表 情 肌

面 肌	起 点	止 点	作 用
额肌	帽状腱膜	眉弓处皮肤	皱前额，提眉
枕肌	枕骨及乳突	帽状腱膜	后移头皮
皱眉肌	眉弓上腱膜	鼻根	皱眉
眼轮匝肌	眼内侧骨部	眼睑	闭眼
鼻肌	上颌骨、鼻骨	鼻腱膜	鼻孔张大
口轮匝肌	唇周筋膜	唇黏膜	闭唇、噘嘴
提上唇肌	上颌骨、颧骨	口轮匝肌	提上唇
颧肌	颧骨	上唇侧部的口轮匝肌	上提嘴角
笑肌	颊筋膜	嘴角部的口轮匝肌	使嘴向两侧拉
降口角肌	下颌骨	口轮匝肌的下外侧部	降嘴角
降下唇肌	下颌骨	下唇皮肤、口轮匝肌	降下唇
颏肌	下颌骨（颏部）	口轮匝肌	向前伸提下唇
颈阔肌	颈部及锁骨筋膜	下颌骨下边	降下唇和皱颈部皮肤
颊肌	上颌骨、下颌骨	口轮匝肌	使颊紧贴牙齿

8.2　咀嚼肌的起止点和作用（参见图8.2及表8.4）。

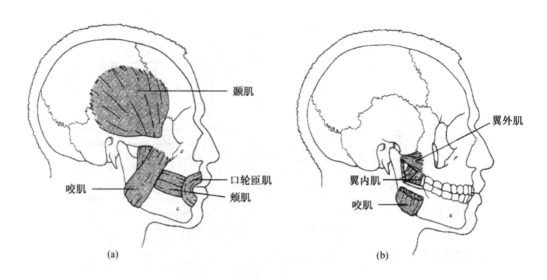

图 8.2　咀嚼肌。（a）表层外侧观；（b）深层外侧观。

表 8.4　咀　嚼　肌

咀嚼肌	起　　点	止　　点	作　　用
颞肌	颞窝	下颌骨内面	上提下颌骨
咬肌	颧弓	下颌支侧面	上提下颌骨
翼内肌	蝶骨	下颌支内面	下降并侧移下颌骨
翼外肌	蝶骨和上颌骨粗隆	下颌颈前面	前伸下颌

8.3　颈部肌肉起止点和作用（参见图8.3及表8.5）。

表 8.5　颈　肌

颈　肌	起　　点	止　　点	作　　用
胸锁乳突肌	锁骨、胸骨	颞骨乳突	颈向同侧屈，脸向对侧仰。
二腹肌	下颌骨下边及颞骨乳突	舌骨	降下颌骨以利开口，升舌骨
下颌舌骨肌	下颌骨下边	舌骨及舌骨正中线	上提舌骨并组成口底
茎突舌骨肌	颞骨乳突	舌骨	上提并缩舌
舌骨舌肌	舌骨	舌	降舌
胸骨舌骨肌	胸骨柄	舌骨	降舌骨
胸骨甲状肌	胸骨柄	甲状软骨	降甲状软骨
甲状舌骨肌	甲状软骨	舌骨	降舌骨，上提甲状软骨
肩胛舌骨肌	肩胛骨上边	舌骨和锁骨	降舌骨

8.4　参与呼气与吸气肌肉的作用。

在吸气过程中，起主要作用的肌肉是**膈肌**（diaphhhragm）、**肋间外肌**（external inter-

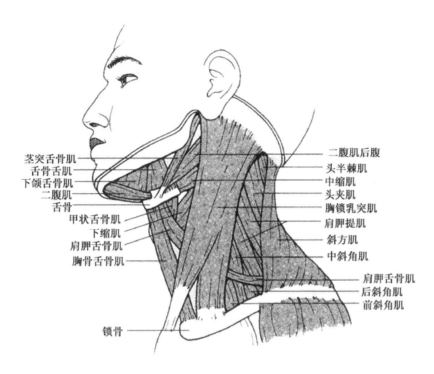

茎突舌骨肌
舌骨舌肌
下颌舌骨肌
二腹肌
舌骨
甲状舌骨肌
下缩肌
肩胛舌骨肌
胸骨舌骨肌
锁骨

二腹肌后腹
头半棘肌
中缩肌
头夹肌
胸锁乳突肌
肩胛提肌
斜方肌
中斜角肌
肩胛舌骨肌
后斜角肌
前斜角肌

图 8.3　颈部肌肉。

costal muscle）和**肋间内肌的软骨部**（interchondral portion of the internal intercostals muscle）（图 8.4）。膈肌顶的下降增大胸腔的上下径，肋间外肌和肋间内肌的软骨间部的收缩增大胸腔的左右径。另外，**胸锁乳突肌**（sternocleidomastoid）和**斜角肌**（scalene muscle）可帮助上提第一、第二肋骨。呼气是个被动过程，**肋间内肌的骨间部**（interosseous portion of the internal intercostals muscle）收缩时，肋骨下降。**腹肌**（abdominal muscle）收缩可加大腹压，膈肌上抬，气体呼出肺脏。

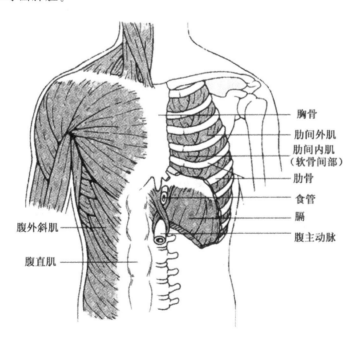

腹外斜肌
腹直肌

胸骨
肋间外肌
肋间内肌
（软骨间部）
肋骨
食管
膈
腹主动脉

图 8.4　呼吸肌。

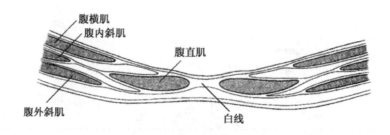

图 8.5　腹前壁横切面。

8.5　腹肌的起止点及作用。

见图 8.5 和表 8.6。

表 8.6　腹　壁　肌

肌肉名称	起　　点	止　　点	作　　用
腹外斜肌	下八肋	髂嵴、白线	收腹、使身体侧转
腹内斜肌	髂嵴、腹股沟韧带、胸腰筋膜	下三或四位肋软骨	收腹、使身体侧转
腹横肌	髂嵴、腹股沟韧带、下六肋软骨	剑突、白线、耻骨	收腹
腹直肌	耻骨嵴和耻骨联合	下五～七位肋软骨、胸骨剑突	屈脊柱

8.6　背肌起止点及作用（参见图 8.6 及表 8.7）。

髂肋部肌群（iliocostali）、长肌群（longissimu）、棘肌群（spinalis）统称为竖脊肌（erector spinae）。

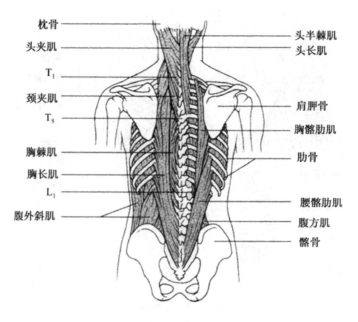

图 8.6　背肌。

表 8.7　背 部 肌 肉

肌肉名称	起　　点	止　　点	作　用
腰方肌	髂嵴与下 3 腰椎	第 12 肋与上 4 腰椎	伸腰，侧屈脊柱
腰髂肋肌	髂嵴	下 6 肋	伸腰
胸髂肋肌	下 6 肋	上 6 肋	伸胸部
颈髂肋肌	下 3～6 肋角处	4～6 颈椎横突	伸颈部
胸长肌	腰椎横突	下 9 肋和所有胸椎横突	伸胸部
颈长肌	上 5 胸椎横突	第 2～6 颈椎横突	伸颈部
头长肌	上 4～5 胸椎横突	第 2～6 颈椎横突	仰头并向同方向转头
胸棘肌	上腰椎与下胸椎棘突	上胸椎棘突	伸脊柱

目的 C　附肢肌的部位及作用。

附肢肌包括肩带肌、臂肌、前臂肌、手肌、大腿肌、小腿肌和足肌。

8.7　肩带肌的起止点及作用（参见图 8.7～8.9 及表 8.8）。

表 8.8　肩带肌的作用

肌肉名称	起　点	止　点	作　　用
前锯肌	上 8～9 肋	肩胛骨前内面	前后推拉肩胛骨
胸小肌	3～5 肋部	肩胛骨喙突	前后推拉肩胛骨
锁骨下肌	第 1 肋	锁骨下沟处	下拉锁骨
斜方肌	枕骨和颈、胸椎棘突	锁骨肩峰及肩胛冈	升、降、内收肩胛骨，过伸颈部及抱肩
肩胛提肌	1～4 颈椎	肩胛骨上缘	上提肩胛骨
大菱形肌	2～5 胸椎棘突	肩胛骨内面	上提、内收肩胛骨
小菱形肌	第 7 颈椎和第 1 胸椎	肩胛骨内面	上提、内收肩胛骨

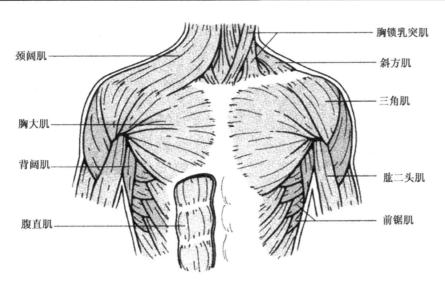

图 8.7　胸部及肩部前面的肌肉。

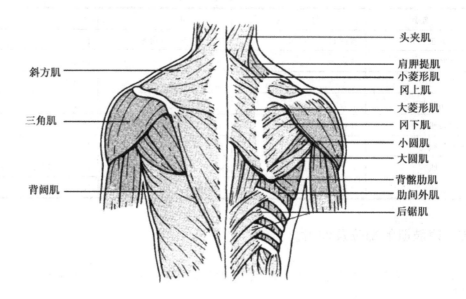

斜方肌

三角肌

背阔肌

头夹肌
肩胛提肌
小菱形肌
冈上肌
大菱形肌
冈下肌
小圆肌
大圆肌
背髂肋肌
肋间外肌
后锯肌

图 8.8　胸部及肩部后面的肌肉。

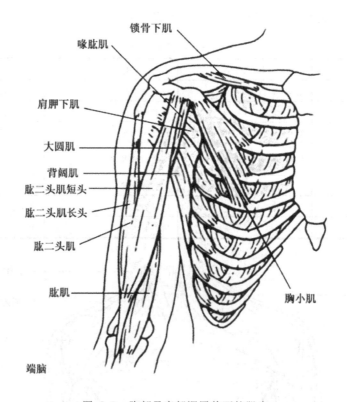

锁骨下肌

喙肱肌

肩胛下肌

大圆肌

背阔肌

肱二头肌短头

肱二头肌长头

肱二头肌

肱肌

胸小肌

端脑

图 8.9　胸部及肩部深层前面的肌肉。

8.8　肩部关节处的肌肉起止点及作用。

（参见图 8.7～8.9 及表 8.9）。

表 8.9　臂部肌肉及作用

肌肉名称	起　点	止　点	作　用
胸大肌	锁骨、胸骨、2～6 肋软骨	肱骨大结节	屈、内收、旋转肱骨
背阔肌	骶腰下胸椎棘突及下部肋骨	肱骨结节间沟	伸、内收、旋转肱骨，内收上肢
三角肌	锁骨、肩峰及肩胛冈	肱骨三角肌粗隆	外展上臂，伸或屈肩关节
冈上肌	肩胛骨冈上窝	肱骨大结节	外展、外旋肱骨
冈下肌	肩胛骨冈下窝	肱骨大结节	外旋上臂
大圆肌	肩胛下角及外侧	肱骨结节间沟	伸、内收、旋转肱骨
小圆肌	肩胛骨外侧	肱骨大结节	外旋上臂
肩胛下肌	肩胛下窝	肱骨小结节	内旋上臂
喙肱肌	肩胛骨喙突	肱骨体	屈、内收肱骨

8.9　肘关节处前臂肌肉作用及起止点。

（参见图 8.10 和 8.11 及表 8.10）。

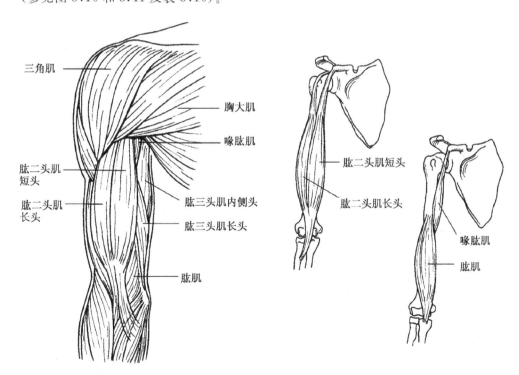

图 8.10　臂前部肌肉。

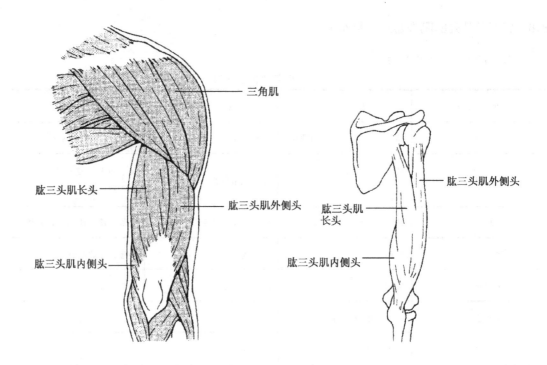

图 8.11　臂后部肌肉。

表 8.10　臂 部 肌 肉

肌肉名称	起 点	止 点	作 用
肱二头肌	肩胛骨盂上结节和喙突	桡骨粗隆	屈肘、前臂后旋
肱肌	肱骨前部	尺骨冠突	屈肘
肱桡肌	肱骨外侧髁上嵴	桡骨茎突近端	屈肘
肱三头肌	肱骨盂下结节、肱骨内、外侧	尺骨鹰嘴	伸肘
肘肌	肱骨外侧髁	尺骨鹰嘴	伸肘

8.10　腕、手、指肌肉的起止点及作用。

（参见图 8.12、8.13 及表 8.11）。

表 8.11　腕、手及指的肌肉

肌肉名称	起 点	止 点	作 用
旋后肌	肱骨外侧髁和尺骨嵴	桡骨外侧	手臂旋后
旋前圆肌	肱骨内侧髁	桡骨外侧	手臂旋前
旋前方肌	尺骨远端 1/4 部	桡骨远端 1/4 处	手臂旋前
桡侧腕屈肌	肱骨内侧髁	第 2～3 掌骨根部	屈及外展腕关节
掌长肌	肱骨内侧髁	掌腱膜	屈腕关节
尺侧腕屈肌	肱骨内侧髁和尺骨鹰嘴	掌骨及腕骨	屈、内收腕关节
指浅屈肌	肱骨内侧髁和尺骨冠突	指骨 Ⅱ-Ⅴ 中节	屈腕及屈指
指深屈肌	尺骨近侧 2/3，骨间膜	指骨 Ⅱ-Ⅴ 远节	屈腕及屈指
拇长屈肌	骨间膜，桡骨干及尺骨冠突	拇指远节	屈拇指
桡侧腕长伸肌	肱骨外上髁嵴	第 Ⅱ 掌骨	伸、展腕关节
桡侧腕短伸肌	肱骨外侧髁	第 Ⅲ 掌骨	伸、展腕关节
指伸肌	肱骨外侧髁	第 Ⅱ-Ⅴ 指骨后面	伸腕、指

续表

肌肉名称	起 点	止 点	作 用
小指伸肌	肱骨外侧髁	第 V 指骨伸肌腱膜	伸腕及第 V 指
尺侧腕伸肌	肱骨外侧髁、尺骨鹰嘴	第 V 掌骨底	伸、内收腕关节
拇长伸肌	尺骨内、外侧	拇指远节底	伸拇指、外展腕关节
拇短伸肌	骨间膜，桡骨远侧端	拇指近节底	伸拇指、外展腕关节
拇长展肌	骨间膜，尺、桡骨远侧端	第 I 掌骨底	外展拇指

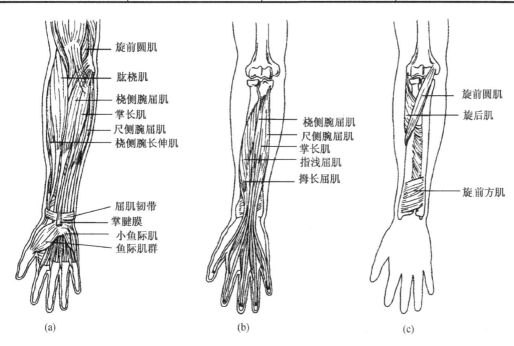

图 8.12 前臂肌肉。(a) 浅部肌肉；(b) 深部肌肉；(c) 深部旋转肌肉。

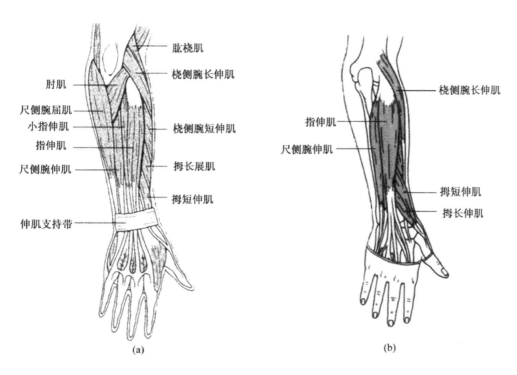

图 8.13 前臂后部肌肉。(a) 浅表肌群；(b) 深部肌群。

8.11　运动髋关节的肌肉起止点及作用。

（参见图 8.14 及表 8.12）。

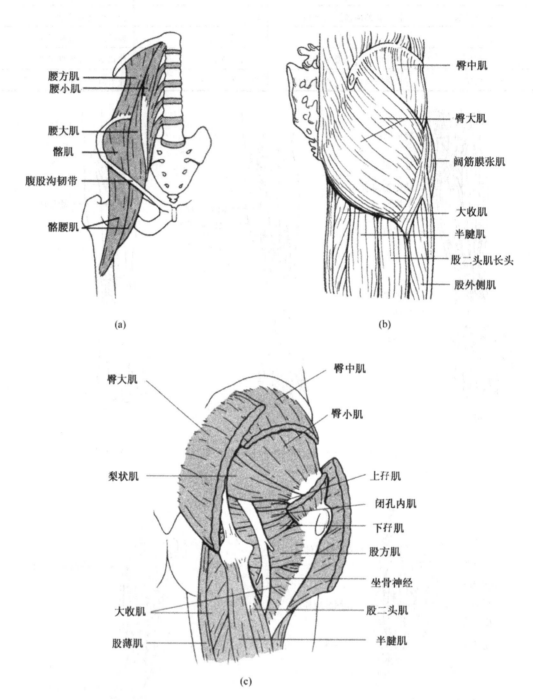

图 8.14　运动髋关节的肌肉。（a）骨盆前部肌肉；（b）臀肌浅部；（c）臀肌深部。

表 8.12　运动髋关节的肌肉

肌肉名称	起　点	止　点	作　用
髂肌	髂窝	与腰大肌共止于股骨小转子	屈、外旋大腿，屈脊柱
腰大肌	腰椎体侧面和横突	与髂肌共止于股骨小转子	屈、外旋大腿，屈脊柱
臀大肌	髂嵴、骶骨、尾骨、腰部腱膜	臀肌粗隆及髂胫束	伸、外旋大腿
臀中肌	髂骨外侧面	股骨大转子	外展、内旋大腿
臀小肌	髂骨翼外侧面	股骨大转子	外展、内旋大腿
阔筋膜张肌	髂嵴及髂骨前面	髂胫束	外展大腿

8.12　运动髋关节内侧群肌肉的起止点及作用。

（参见图 8.15 及表 8.13）。

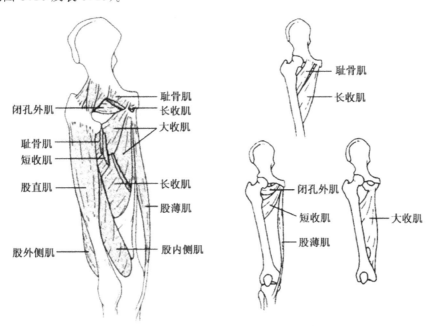

图 8.15　运动髋关节内侧群肌肉（内收肌群）。

表 8.13　运动髋关节股部肌肉

肌肉名称	起　点	止　点	作　用
股薄肌	耻骨联合面下边	胫骨近端内部	屈、旋转小腿，内收大腿
耻骨肌	耻骨梳	股骨小转子远端	屈、内收大腿
长收肌	耻骨及耻骨嵴	股骨粗线	屈、外旋、内收大腿
短收肌	耻骨下支	股骨粗线	屈、外旋、内收大腿
大收肌	耻骨下支及坐骨下支	股骨粗线及内侧髁	屈、外旋、内收大腿

8.13　运动股部的肌肉起止点及作用。

（参见图 8.16 及表 8.14）。

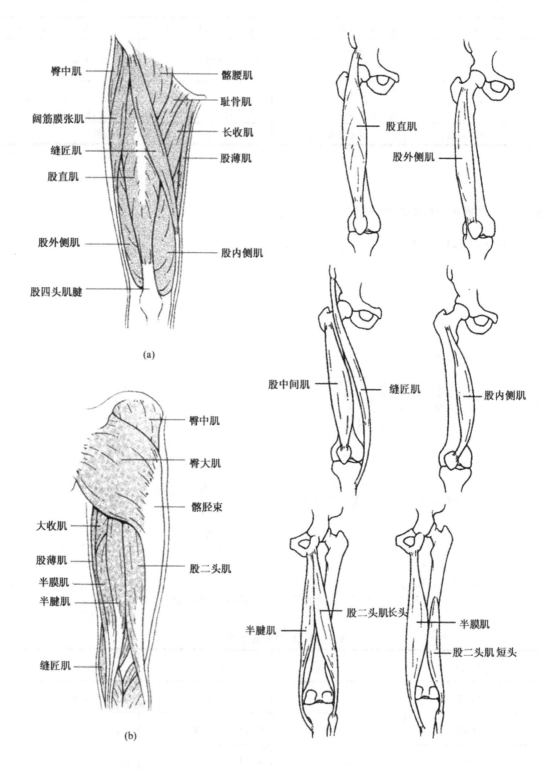

图 8.16　股部肌肉。（a）股前部肌肉；（b）股后部肌肉。

表 8.14　运动股部的肌肉

肌肉名称	起　点	止　点	作　用
缝匠肌	髂前上棘	胫骨内侧	屈、外展、外旋大腿,内旋髋关节
股方肌		髌韧带	伸小腿
股直肌	髂前下棘		
股外侧肌	股骨粗线及大转子		
股内侧肌	股骨粗线及内侧		
股中间肌	股骨前面及外侧	屈小腿、伸及外旋大腿	
股二头肌	长头—坐骨粗隆 短头—股骨粗线	胫骨外侧髁、腓骨头	
半腱肌	坐骨粗隆	胫骨内侧近端	屈小腿、伸及内旋大腿
半膜肌	坐骨粗隆	胫骨内侧髁	屈小腿、伸及内旋大腿

8.14　运动踝、足、趾的肌肉起止点及作用。

（参见图 8.17、8.18 及表 8.15）。

表 8.15　运动踝、足、趾的肌肉

肌肉名称	起　点	止　点	作　用
胫骨前肌	胫骨体及外侧髁	第 I 跖骨、第 I 楔骨	足背屈、足内翻
趾长伸肌	胫骨外侧髁、腓骨	第 II-V 趾骨外侧	伸第 II-V 趾、足背屈
踇长伸肌	腓骨前面、骨间膜	第 I 趾骨远端	伸踇趾、协助足背屈
第三腓骨肌	腓骨前面、骨间膜	第 V 跖骨背侧	足背屈、外翻
腓骨长肌	胫骨外侧髁、腓骨头、体	第 I 跖骨、第 I 楔骨	足屈曲、外翻
腓骨短肌	腓骨下部	第 V 跖骨	足屈曲、外翻
腓肠肌	股骨内外侧髁	跟骨后面	足屈曲、屈膝
比目鱼肌	胫、腓骨下部	跟骨	足屈曲
跖肌	股骨外侧髁嵴	跟骨	足屈曲
腘肌	股骨外侧髁	胫骨上后部	屈膝及内旋
踇长屈肌	腓骨后面	踇趾远节	屈踇趾
趾长屈肌	胫骨后面	第 II-V 趾远节	屈第 II-V 趾
胫骨后肌	胫、腓骨、骨间膜	第 II-V 跖骨、楔骨、足舟骨、骰骨	足屈、内翻、协助形成足弓

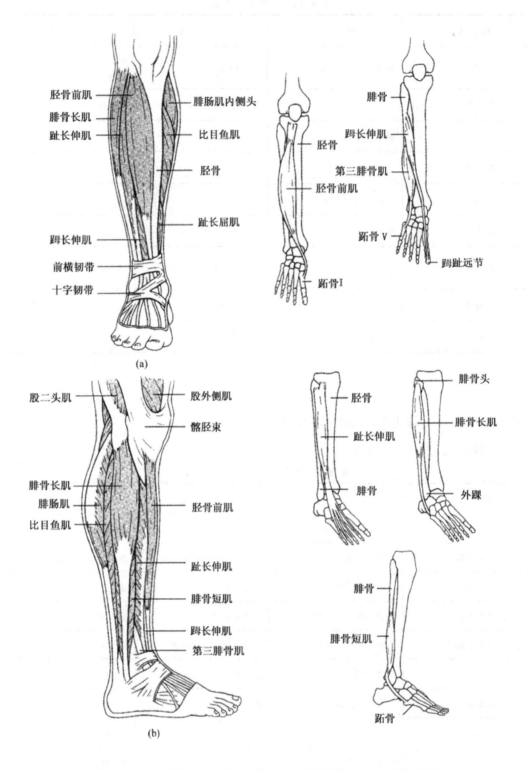

图 8.17　运动踝、足、趾的肌肉。(a) 小腿前部；(b) 小腿外侧部。

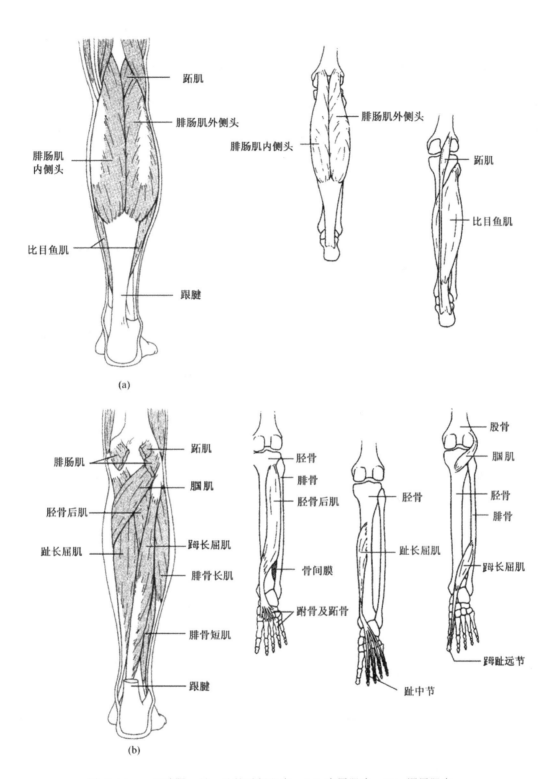

图 8.18　运动踝、足、趾的后部肌肉。(a) 表层肌肉；(b) 深层肌肉。

临床关键词

四头肌僵痛（charley horse）　　指肌肉，特别是股后部的肌肉痛性痉挛，可导致肌肉青紫、扭伤、撕裂。

痛性痉挛（cramp）　　指肌肉的持续、痉挛性收缩，通常伴有严重的局部疼痛。

纤维肌炎（fibromyositis）　　骨骼肌及相关组织的炎症反应，腰痛或风湿痛指腰后区的纤维肌炎。

书写痉挛（graphospasm）　　指书写时发生的痛性痉挛。

疝气（hernia）　　指内脏部分从肌组织薄弱处突出，最常见的疝气为股疝（指内脏突出股环）、腹股沟疝（内脏从腹股沟管突出）、脐疝（指内脏从脐部突出）、膈疝（指胃上部分从膈部突出）。

肌肉注射（intramuscular injection）　　指肌肉深部的皮下注射，通常选择在臀部以免伤及神经。

肌肉萎缩（muscular atrophy）　　指肌肉变小，通常与疾病、废用、感染、营养及年龄等有关。

肌营养不良（muscular dystrophy）　　肌肉组织发育不正常，以功能丧失最终导致衰退为特征。

进行性肌无力（myasthenia gravis）　　属于免疫性疾病，以远端肌肉衰弱及耐久性降低为特征。主要是神经肌肉连接出现问题。

肌病（myopathy）　　指所有关于肌肉疾病的总称。

脊髓灰质炎（poliomyelitis）　　是种病毒感染性疾病，通常损伤、破坏支配骨骼肌的运动神经元胞体，最终导致瘫痪。

外胫炎（shin splints）　　腿前区疼痛及敏感，由胫前肌肉或趾长伸肌收缩引起。

破伤风（tetanus）　　由破伤风杆菌感染引起，其毒素引起肌肉疼痛、痉挛，下颌肌首先受累。

斜颈（torticollis）　　指胸锁乳突肌的持续收缩，使头向一侧偏斜，脸转向对侧。斜颈可分为先天性和后天获得性两种。

复 习 题

选择题

1. 屈肩关节的肌肉是（　　）。　（a）冈上肌　（b）斜方肌　（c）胸大肌　（d）大圆肌

2. 下列（　　）未附着于肱骨。　（a）大圆肌　（b）冈上肌　（c）肱二头肌　（d）肱肌　（e）胸大肌

3. 下列（　　）未附着于口轮匝肌。　（a）降下唇肌　（b）颧肌　（c）笑肌　（d）颈阔肌　（e）提上唇肌

4. 竖脊肌不包括（　　）。　（a）髂肋肌　（b）长肌　（c）棘肌　（d）半棘肌

5. 下列肌肉除（　　）外均有协同屈肘作用。　（a）肱二头肌　（b）肱肌　（c）喙肱肌　（d）肱桡肌

6. 下列（　　）未附着于肩胛骨。　（a）三角肌　（b）背阔肌　（c）喙肱肌　（d）大圆肌　（e）大菱形肌

7. 下列（　　）附着于肩胛骨肩峰。　（a）大圆肌　（b）三角肌　（c）冈上肌　（d）大菱形肌　（e）冈下肌

8. 股四头肌中，（　　）可作用于髋关节和膝关节。　（a）股直肌　（b）股内侧肌　（c）股中间肌　（d）股外侧肌

9.（　　）可屈踝关节并辅助形成足弓。　　（a）趾长屈肌　　（b）胫骨后肌　　（c）踇长屈肌　　（d）腓肠肌

10.（　　）收缩时可有皱眉动作。　　（a）皱眉肌　　（b）笑肌　　（c）鼻肌　　（d）额肌

11.下列（　　）不用于肌肉的命名。　　（a）部位　　（b）作用　　（c）形状　　（d）附着点　　（e）收缩力量

12.（　　）可旋转手臂，使掌心向后。　　（a）旋后肌　　（b）外展肌　　（c）内收肌　　（d）屈肌　　（e）伸肌

13.（　　）可协同膈肌吸气。　　（a）肋间外肌　　（b）肋间内肌（除肋骨间部外）　　（c）腹肌　　（d）上述所有肌肉

14.属于咀嚼肌的是（　　）。　　（a）颊肌　　（b）颞肌　　（c）颏肌　　（d）颧肌　　（e）口轮匝肌

15.（　　）不起自肱骨外上髁。　　（a）桡侧腕短伸肌　　（b）指伸肌　　（c）小指伸肌　　（d）上述所有肌肉

16.（　　）有伸及外旋大腿的作用。　　（a）髂肌　　（b）臀中肌　　（c）腰大肌　　（d）臀大肌　　（e）臀小肌

17.下列（　　）未附着于肋骨。　　（a）前锯肌　　（b）腹直肌　　（c）胸大肌　　（d）后锯肌　　（e）背阔肌

18.下列（　　）未附着于耻骨。　　（a）股薄肌　　（b）短收肌　　（c）耻骨肌　　（d）缝匠肌

19.臀小肌起自（　　）。　　（a）尾骨　　（b）坐骨　　（c）股骨　　（d）髂骨　　（e）耻骨

20.（　　）位于另一块肌肉的深部。　　（a）颈阔肌　　（b）胸大肌　　（c）阔筋膜张肌　　（d）腹外斜肌　　（e）大菱形肌

判断正误

＿＿＿＿ 1.颧肌收缩时上拉口角。

＿＿＿＿ 2.口轮匝肌收缩时使口唇紧闭。

＿＿＿＿ 3.伸和外展是相互转换的术语，二者均使远离机体。

＿＿＿＿ 4.二腹肌在咀嚼时很重要，收缩时下拉口角并协助张口。

＿＿＿＿ 5.髂肋肌收缩时可致脊柱屈曲。

＿＿＿＿ 6.肱三头肌起自肩胛骨及肱骨嵴。

＿＿＿＿ 7.半膜肌收缩时屈膝关节、伸髋关节。

＿＿＿＿ 8.牵拉腹股沟部肌肉可涉及股薄肌。

＿＿＿＿ 9.缝匠肌只作用于髋关节。

＿＿＿＿ 10.股四头肌与腘绳肌有对抗作用。

＿＿＿＿ 11.三块臀肌均附着于股骨大转子。

＿＿＿＿ 12.胸小肌收缩时旋转、内收肱骨。

＿＿＿＿ 13.踇肌、腓肠肌、比目鱼肌均有协同屈踝关节的作用。

＿＿＿＿ 14.掌长肌位于前臂前面并具有屈腕关节的作用。

＿＿＿＿ 15.从浅到深，腹前壁包括腹外斜肌、腹内斜肌、腹横肌。

填空题

1.＿＿＿协同颞肌作闭口动作。

2.不当的上举动作可拉紧＿＿＿，导致脊柱综合征。

3.＿＿＿是臂外侧的重要肌肉，其作用可屈肘。

4.＿＿＿肌群位于股前部，＿＿＿肌群位于股后部。

5．＿＿是足后最大的肌肉。

6．三块重要的吸气肌是：顶部穹隆状的＿＿，＿＿和＿＿的软骨间部。

7．＿＿肌是从髂嵴前上方起并止于胫骨近端内侧。

8．在三块臀肌中，＿＿是伸和外旋髋关节的。

9．髂肌和腰大肌二者可合称＿＿。

10．＿＿可协助张嘴并上提舌骨。

填图题

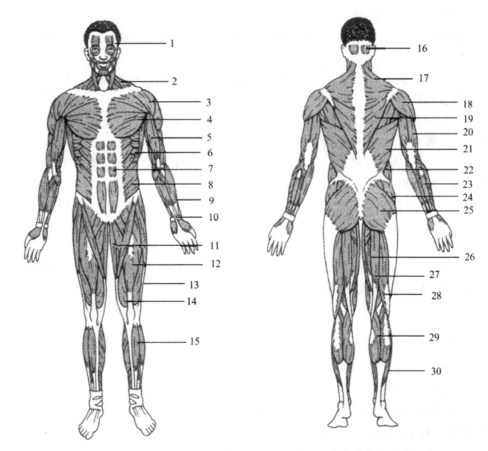

1. ＿＿＿＿	2. ＿＿＿＿
3. ＿＿＿＿	4. ＿＿＿＿
5. ＿＿＿＿	6. ＿＿＿＿
7. ＿＿＿＿	8. ＿＿＿＿
9. ＿＿＿＿	10. ＿＿＿＿
11. ＿＿＿＿	12. ＿＿＿＿
13. ＿＿＿＿	14. ＿＿＿＿
15. ＿＿＿＿	16. ＿＿＿＿
17. ＿＿＿＿	18. ＿＿＿＿
19. ＿＿＿＿	20. ＿＿＿＿
21. ＿＿＿＿	22. ＿＿＿＿
23. ＿＿＿＿	24. ＿＿＿＿
25. ＿＿＿＿	26. ＿＿＿＿
27. ＿＿＿＿	28. ＿＿＿＿
29. ＿＿＿＿	30. ＿＿＿＿

匹配题

_____1. 三角肌　　　　　　　　　　(a) 屈、内收肩关节

_____2. 腰大肌　　　　　　　　　　(b) 屈髋关节

_____3. 股薄肌　　　　　　　　　　(c) 伸膝关节

_____4. 斜方肌　　　　　　　　　　(d) 内收肩胛骨

_____5. 股外侧肌　　　　　　　　　(e) 屈髋关节及脊柱

_____6. 股直肌　　　　　　　　　　(f) 内收、伸肩关节

_____7. 半膜肌　　　　　　　　　　(g) 内收髋关节

_____8. 腰方肌　　　　　　　　　　(h) 外展肩关节

_____9. 背阔肌　　　　　　　　　　(i) 屈肘关节

_____10. 喙肱肌　　　　　　　　　(j) 伸腰

_____11. 臀中肌　　　　　　　　　(k) 屈膝关节

_____12. 肱肌　　　　　　　　　　(l) 外展及内旋髋关节

答　　案

选择题

1. (c) 屈曲减低关节角度，在解剖姿势时，肩关节的角度是 180°，胸大肌收缩时可降低这一角度。

2. (c) 肱二头肌起自肩胛骨喙突，并附着于桡骨粗隆。

3. (d) 颈阔肌附着于下颌骨下缘。

4. (d) 半棘肌虽位于背部，但不属于竖脊肌。

5. (c) 喙肱肌有屈、内收肩关节的作用。

6. (b) 背阔肌起自脊柱并附着于肱骨结节间沟。

7. (b) 三角肌起自肩胛骨肩峰及肩胛冈。

8. (a) 股直肌跨过两个关节，可屈髋关节和伸膝关节。

9. (b) 胫骨后肌及长肌腱附着于跟部，并协助足弓形成。

10. (a) 皱眉肌起皱眉作用。

11. (e) 人与人的肌力大小相差很大，它不是命名肌肉名称的依据。

12. (a) 手掌的旋后作用由旋后肌完成。

13. (a) 膈、肋间外肌、肋间内肌软骨间部有协同吸气作用。

14. (b) 颞肌可协同咀嚼肌作闭口动作，翼内、外肌均属咀嚼肌。

15. (d) 四块肌均起自外侧髁并可伸腕。

16. (d) 三块臀肌中只有臀大肌可伸及外旋髋关节。

17. (e) 背阔肌起自脊柱并附着于肱骨结节间沟。

18. (d) 缝匠肌起自髂棘前上方并附着于肱骨结节间沟。

19. (d) 三块臀肌中每个均有一部分起自髂骨。

20. (e) 大菱形肌位于斜方肌的深方。

判断正误

1. 正确

2. 正确

3. 错误；伸可增加关节角度，外展可远离中线。

4. 正确

5. 错误；髂肋肌伸脊柱，腹直肌屈脊柱。

6. 正确

7. 正确

8. 正确

9. 错误；缝匠肌作用于髋关节及膝关节。

10. 正确

11. 错误；臀大肌附着于髂胫束及股骨臀肌粗隆。

12. 错误；胸小肌不作用于肱骨，它附着于肩胛骨喙突，收缩时可牵拉肩胛骨上、下移动。

13. 正确

14. 正确

15. 正确

填空题

1. 咬肌

2. 竖脊肌

3. 肱桡肌

4. 股四头肌/腘绳肌

5. 腓肠肌

6. 膈、肋间外肌、肋间内肌

7. 缝匠肌

8. 臀大肌

9. 髂腰肌

10. 二腹肌

填图题

1. 额肌

2. 斜方肌

3. 三角肌

4. 胸大肌

5. 肱二头肌

6. 前锯肌

7. 腹直肌

8. 腹外斜肌

9. 肱桡肌

10. 掌长肌

11. 股薄肌

12. 股直肌

13. 股外侧肌

14. 股内侧肌

15. 胫骨前肌

16. 枕肌

17. 斜方肌

18. 三角肌

19. 冈下肌

20. 肱三头肌

21. 背阔肌

22. 腹外斜肌

23. 尺骨腕屈肌

24. 臀中肌

25. 臀大肌

26. 半膜肌

27. 半腱肌

28. 股二头肌

29. 腓肠肌

30. 比目鱼肌

匹配题

1.（h）

2.（e）

3.（g）

4.（d）

5.（c）

6.（b）

7.（k）

8.（j）

9.（f）

10.（a）

11.（l）

12.（i）

（李　莉　高秀来　译）

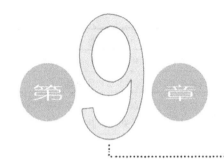

神经组织

目的 A　区分中枢神经系统、周围神经系统和自主神经系统。

　　根据结构特点，神经系统分为**中枢神经系统**（central nervous system CNS）和**周围神经系统**（peripheral nervous system PNS）。CNS 包括脑和脊髓（图 9.1），PNS 包括与脑相连的脑神经和与脊髓相连的脊神经，PNS 还包括神经节和神经丛（表 9.1）。

　　自主神经系统（autonomic nervous system ANS）是神经系统的功能性分类，脑内的某些结构是 ANS 的控制中心，并通过特殊神经通路传导 ANS 冲动，ANS 的功能是自主地加速或减缓躯体活动。

　　在胚胎发育阶段，神经系统发育很早。在胚胎 20 天时，神经外胚层形成神经沟并发育成神经管。神经管进一步发育最终形成脑和脊髓。另外，神经嵴细胞（来自神经管背侧的神经嵴）迁移到全身并形成各种结构，包括黑色素细胞、肾上腺髓质、某些脑神经节和神经鞘细胞（雪旺氏细胞）。

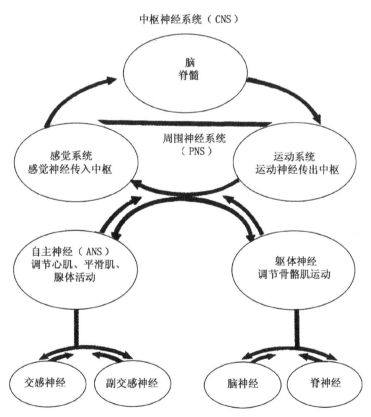

图 9.1　神经系统的构成。

表 9.1　神经系统的分类与组成

分类结构	特点与分布	功　能
中枢神经系统(CNS)	分布于颅腔中的脑和椎管内的脊髓	机体调控中心,对感觉神经冲动作出反应
周围神经系统(PNS)	包括感觉、运动和混合性神经三种	传递神经冲动进出中枢神经系统
自主神经系统(ANS)	包括 CNS 中的某些结构和 PNS 中的某些神经,可分为交感和副交感两类	不随意的(自主的)调节机体的重要的功能,如:心率、血压、呼吸频率、体温等
脑	位于颅腔内,可分为白质和皮质两部分	主司神经系统的中枢调节
脊髓	位于椎管内,分为白质和灰质两部分	传递信息进出脑,是机体的低级反射中枢
神经元	神经组织中的细胞	对刺激作出反应,传导神经冲动
感觉(传入)神经元	PNS 的感觉神经或混合性神经	将神经冲动从感受器传导到 CNS
运动(传出)神经元	PNS 的运动神经或混合性神经	将神经冲动从 CNS 传导到效应器
神经胶质细胞	神经组织中的细胞	支持神经元
神经	PNS 中一束神经纤维	传导冲动
传导束	CNS 中一束神经纤维	CNS 中的联络结构,传导冲动
神经节	PNS 中的神经元的胞体的聚集	主司一丛神经元的控制中心
神经核	CNS 中的神经元的胞体的聚集	主司一丛神经元的控制中心
神经丛	PNS 中的神经网络	使机体某部受神经支配

9.1　神经系统的主要功能。

1. 感受机体与外环境的刺激。

2. 将神经冲动传入或传出 CNS。

3. 将神经冲动传递到大脑皮质。

4. 参与记忆、学习、智力活动。

5. 调节腺体分泌和肌肉收缩。

6. 调节本能行为（脊椎动物比人类更重要）。

9.2　区别刺激、感觉和知觉。

刺激（stimulus）是能量源（化学性的、压力或光波等）激活感受器细胞（特化的神经细胞），使之传导**神经冲动**（nerve impulse）或产生**感觉**（sensation）。如果感觉到达大脑皮质的意识部分，即产生**知觉**（perception）。知觉是对刺激的一种意识活动。

例如，咬手指是刺激许多感受器发出神经冲动至大脑。如果这些感觉达到大脑皮质，人就感受到疼痛。（问题 11.13 亦是说明反射弧的相关例子）

目的 B　神经元的一般结构和分类。

虽然神经元的形态、大小各不相同，但一般包括一个**胞体**（cell body）、众多**树突**（dendrite）和一个**轴突**（axon）。虽然有些神经元长达一米，但大多数相对较短小。

9.3　什么是嗜染质（尼氏体）、神经元纤维、微管、侧支和轴突终末（图9.2）？

嗜染质（chromatophilic substance）（尼氏体）是一种粗面内质网（参照第 3 章），其功能为合成蛋白质。**神经元纤维**（neurofibril）是支持细胞体的蛋白质骨架。**微管**（micro-

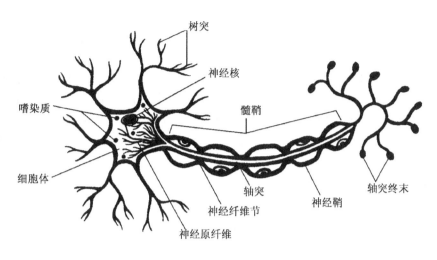

图 9.2　神经元的结构。

tubule）是细胞体内传输物质的微细管道。**侧支**（collateral branche）从轴突发出并传导神经冲动。**轴突终末**（axon terminal）是侧支轴突的末端的轻微膨大。轴突终末含有突触囊泡，其产生并分泌化学性神经递质（参看目的 F）。

9.4　神经元的四种分类方法。

依据神经传导方式（by direction of impulse conduction）——感觉（传入）神经元将神经冲动传至大脑或脊髓。运动（传出）神经元将神经冲动传出大脑或脊髓。中间神经元（联络神经元）将神经冲动由感觉神经元传至运动神经元，神经支配指神经供应，即可能是感觉也可能是运动。运动神经元进一步划分为 α 和 γ 运动神经元，α 运动神经元支配并刺激骨骼肌，γ 运动神经元支配肌梭。肌梭是较小的、高度特化的一部分肌肉组织，位于肌肉的深部。

依据神经支配区域不同（by area of innervation）——躯体感觉神经元感受器位于皮肤、骨、肌肉、关节及眼、耳处。躯体运动神经元效应器支配骨骼肌，当受刺激时肌肉收缩。内脏感觉纤维传递内脏器官和心血管冲动，大多数这类感应器传递自主感觉，部分感受内脏刺激，如胃痛、饥饿痛。舌的味觉和嗅黏膜上的嗅觉感受器也是内脏感受器。内脏运动纤维又称自主运动纤维，是 ANS 的一部分，其支配心肌、腺体和平滑机。

依据突起的数量（by number of procession）——多极神经元包括一个轴突、两个或更多的树突。双极神经元包括一个轴突和一个树突。单极神经元包括一个突起，起自细胞体，而后分为两个侧支，一个侧支伸向脊髓，起轴突的作用。一个伸向周围，起树突的作用。

依据纤维直径（by fiber diameter）

分　类	直　径	功　能
AA	12～20μm	感受本体感觉
AB	5～12μm	感受压力和触觉
Aτ	3～6μm	运动神经元-神经-肌肉-肌梭连接
Aσ	2～5μm	感受温度、触觉、痛觉
B	<3μm	自主神经节前纤维
C	0.3～1.3μm	交感节后纤维

9.5 髓鞘的形成。

髓鞘（myelin）是一种细胞膜性隔离结构，由神经鞘磷脂脂质构成。在其包绕过程中形成多层鞘结构（图9.3）。在 CNS，少突胶质细胞形成神经鞘，而在 PNS，则由神经鞘细胞（雪旺氏细胞）形成，并在相邻神经鞘上有小的裂隙，称为神经纤维节（即朗飞氏节）（参见图9.2）。神经鞘分隔神经纤维，从而使细胞内及细胞外的离子流隔绝。

侵及髓鞘的两种常见疾病。多发性硬化（MS）是一种慢性退行性病变，以 CNS 多部位神经髓鞘进行性脱髓鞘、溃变为特征。Tay－Sachs 病是一种遗传性疾病，以髓鞘被细胞膜中过度沉积的脂质破坏为特征。

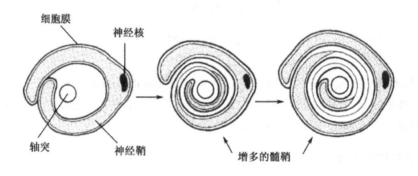

图 9.3 髓鞘的形成。

目的 C 神经胶质细胞的分类。

神经胶质细胞（neuroglia）有六种分类方法，这些特化的神经细胞的功能有：给予神经元营养支持，消除其周围废物等。神经胶质细胞的数量大约是神经元的 5 倍。

9.6 列表说明神经胶质细胞的类型、部位及功能（参见表4.8）。

9.7 为何小胶质细胞常被认为是机体免疫系统的一部分？

从 CNS 肿瘤或脑及脊髓的感染中可见小胶质细胞数量的增加、位置转移、吞噬细菌或细胞碎片的现象。

目的 D 静息电位。

在静息的神经元中，细胞膜内外存在电压，称为**静息电位**（resting potential）。静息电位由细胞内外液体中带电离子分布不均导致的，细胞外表面带正电，而细胞内表面带负电（图9.4）。

1. Na-K 泵将 Na^+ 转移出细胞，将 K^+ 移入细胞内，每次有 3 个 Na^+ 移出，2 个 K^+ 移入。

2. 细胞膜的 K^+ 通透性高于 Na^+，因此，集中于细胞内的 K^+ 向外移动较 Na^+ 快，从而相对集中于细胞外。

3．细胞膜对带负电的大离子无通透性，故这些离子集中于细胞，而阳离子集中于细胞外。

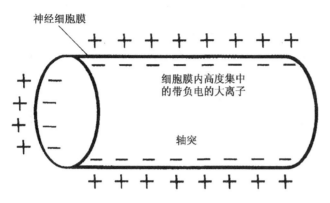

图 9.4 神经元中电荷分布示意图。

　离子通过细胞膜时，发生电流循环。这种循环可被测量，如 EEG（脑电图）可记录大脑中电活动，ECG（心电图）可记录心肌电活动，EMG（肌电图）可记录骨骼肌的电活动。记录电活动可判断机体的各种疾病。

9.8 因为细胞膜对 K^+ 的通透性是 Na^+ 的 $50 \sim 100$ 倍，那么细胞膜上是否存在这两者不同的通道呢？

是的，例如，河豚毒素可阻断 Na^+ 通道，对 K^+ 通道无影响。

9.9 细胞膜的静息电位的形成与维持是否耗能呢？

是的，$Na^+ - K^+$ 泵像一个细胞转运系统，靠 ATP 供能。

目的 E 动作电位的形成。

　神经冲动满载信息从机体的一处传到另一处，是由于神经元细胞膜上发生的进行性的快速的电位变化，这种电位变化称为**动作电位**（action potential），以图 9.5 说明。

动作电位以下列顺序发生：

1．足量刺激（化学－电机制）在细胞膜的特定部位改变静息电位。

2．细胞受刺激时，膜对 Na^+ 的通透性增加。

3．Na^+ 快速移入细胞膜内。

4．当 Na^+ 进入细胞膜内时，膜电位到达 0（细胞膜局部去极化）。

5．Na^+ 继续移入细胞内，细胞膜内的正离子多于细胞膜外（反极化）。

6．反极化使受刺激的局部细胞膜与相邻区域形成电流循环。

7．在受刺激的局部区域的细胞膜对 Na^+ 的通透性降低，而对 K^+ 的通透性增高。

8．K^+ 迅速外移，细胞膜外的阳离子分布重新多于细胞膜内（复极化）。

9．$Na^+ - K^+$ 泵转移 Na^+ 出细胞外，K^+ 进入细胞内（这种电位变化继续发生在下一部位）。

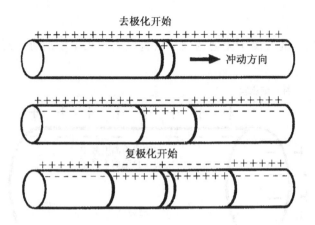

图 9.5　动作电位示意图。

9.10　是什么因素决定了刺激强度足以使一个神经细胞产生动作电位？

　　细胞膜的静息电位（图 9.6）大约为 $-70\,mV$，这意味着细胞膜内表面比外表面电位低 $70\,mV$。阈刺激可以增加膜对 Na^+ 的通透性，当膜电位达到 $-55\,mV$ 即阈电位时，膜发生完全的去极化和复极化，产生动作电位。

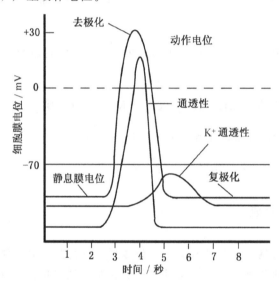

图 9.6　动作电位、静息电位、去极化、复极化。

9.11　动作电位的幅度与刺激强度有关吗？

　　没有，神经和肌肉细胞遵循全或无原则，即阈刺激可引起最大反应，而阈下刺激不引起反应。

9.12　神经细胞接受阈刺激后可发生去极化和复极化，那么第二个动作电位要在第一个动作电位发生后多长时间才可发生呢？

　　当动作电位发生的去极化过程在 1/3 阶段时，任何刺激都不会引起动作电位的再次发生，这一阶段称为绝对不应期。在绝对不应期之后，是一个正常阈刺激无反应期，但可对阈上刺激产生反应，这一时期称为相对不应期。

9.13　什么因素影响兴奋的传导？

传导纤维的直径（diameter of the conducting fiber），传导速度和纤维直径相关。

细胞的温度（temperature of the cell），温度高的纤维传导速度快。

与是否具有髓鞘有关（presence or absence of the myelin sheath），有髓纤维的传导较无髓纤维快，这是因为有髓纤维的电传导是从一个朗飞氏节到另一个的跳跃式传导，这一方式称为"跳跃传导"，这种传导方式不仅速度快且耗能少，因为 $Na^+ - K^+$ 泵的耗能过程只发生在朗飞氏节处。

目的 F　关于突触和突触传递。

突触（synapse）是一个神经元至另一个神经元的特殊连接方式（突触传导），其传导过程参照图9.7，其过程如下：

1．动作电位传遍整个轴突终末。
2．Ca^{2+} 流入引起突触囊泡与突触前膜融合。
3．神经递质以出胞方式被释放入突触间隙中。
4．神经递质在突触间隙中扩散至突触后膜上。
5．神经递质与突触后膜上的特殊受体结合。
6．突触后膜的通透性发生改变，第二个神经元的冲动开始发生。
7．神经递质的转移过程是一个溶酶过程。

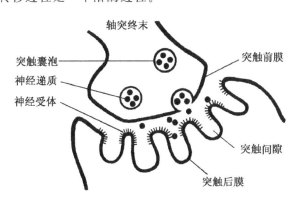

图 9.7　突触传递。

9.14　突触延迟、突触疲劳和单向传导的定义。

突触延迟（synaptic delay），轴突终末的突触前膜受刺激后，兴奋约 0.5ms 后传递至突触后膜，这段时间主要消耗在（1）神经递质的释放；（2）神经递质被释放后，通过突触间隙；（3）神经递质与突触后膜上的受体结合；（4）突触后膜的兴奋开始。

突触疲劳（synaptic fatigue），反复的刺激可消耗掉轴突终末内的神经递质，从而使突触的传递进行性下降。

单向传导（one－way conduction），大多数的突触传导具有单向性，因为神经递质通常只存在于一侧突触内。

9.15 神经递质可以是_{兴奋性}的，其作用是引起突触后神经元的兴奋，也可以是_{抑制性}的，其作用是阻抑突触后神经元的兴奋，作用机制如下。

　　兴奋性神经递质（excitatory neurotransmitter）可增加突触后膜对 Na^+ 的通透性，但这种增加只是一种阈下刺激，称为兴奋性突触后电位（EPSP），膜去极化。有两种途径可使多个 EPSP 转化为动作电位：（1）空间性总和，多个突触前神经元受刺激后释放出神经递质，共同达到一个突触后神经元；（2）时间性总和，同一轴突终末连续的快速的释放神经递质可引起 EPSP。

　　抑制性神经递质（inhibitory neurotransmitter）可增加突触后膜对 Cl^- 和 K^+ 的通透性，从而引起超极化的突触后膜的抑制性突触后电位（IPSP）。当膜处于超极化的状态下，电位远低于阈刺激，使之产生动作电位更加困难。

9.16 什么药物可影响突触传递？

　　利血平可抑制突触囊泡中去甲肾上腺素的贮存和释放。肉毒毒素可抑制突触囊泡中乙酰胆碱的贮存和释放。

　　安非他明可增加突触囊泡中去甲肾上腺素的释放。阿托品可阻抑突触后膜上乙酰胆碱的受体。拟乙酰胆碱的药物可与乙酰胆碱的受体结合，而抗乙酰胆碱的药物可抑制乙酰胆碱的代谢。

　　帕金森氏病：是由于锥体外系中多巴胺缺乏引起的进行性神经病变。其病变主要是基底核中神经细胞的损伤。帕金森氏病通常在中年或老年时发病，病程很长，症状包括手颤、疲劳、大关节僵硬等。这些症状可通过锻炼、按摩、热疗及应用药物，如抗胆碱能和抗组胺药物和 L—多巴等治疗。

　　阿尔次海默氏病：是引起老年性痴呆的常见原因。其病因不清，有证据表明与大脑皮层和海马的神经元的缺失有关。尸检发现神经系统出现空泡，类似 DOWN 综合征中所观察到的。

复　习　题

选择题

1.（　　）神经细胞在 CNS 中不存在。　　（a）星形胶质细胞　　（b）室管膜细胞　　（c）小胶质细胞　　（d）卫星细胞　　（e）少突胶质细胞

2.（　　）神经胶质细胞的作用如同白细胞。　　（a）少突胶质细胞　　（b）星形胶质细胞　　（c）小胶质细胞　　（d）室管膜细胞　　（e）淋巴细胞

3. 神经冲动传导速度依赖于（　　）。　　（a）神经纤维的直径　　（b）神经元的生理状态　　（c）髓鞘的存在　　（d）神经纤维的长度　　（e）神经膜的存在

4. 神经系统的基本单位是（　　）。　　（a）轴突　　（b）树突　　（c）神经元　　（d）细胞体　　（e）突触

5. 神经细胞膜去极化是由于（　　）离子引起的。　　（a）K^+　　（b）Cl^-　　（c）有机阳离子　　（d）Na^+

6. 释放入突触间隙的神经递质有（　　）。　　（a）胆碱酯酶　　（b）乙酰胆碱　　（c）ATP　　（d）RNA　　（e）以上都是

7. 在突触中，传导冲动正常的是（　　）。　　（a）双向传导　　（b）单向传导　　（c）依赖乙酰胆碱　　（d）依赖肾上腺素

8. 在静息神经元中，（　　）。　　（a）细胞膜具有电通透性　　（b）细胞膜外具有阳离子

(c) 细胞膜外具有阴性离子 　　(d) 穿越细胞膜的电位为零

9. 树突传导神经元冲动，（ ）。 　　(a) 传向细胞体 　　(b) 远离细胞体 　　(c) 穿越细胞
(d) 从一个神经元传向另一个神经元

10. 分解乙酰胆碱的酶是（ ）。 　　(a) ATP 酶 　　(b) 肾上腺素 　　(c) 胆碱酯酶
(d) 酯酶 　　(e) 乙酰胆碱酯酶

11. 突触前神经元包括（ ）。 　　(a) 突触间隙 　　(b) 神经囊泡 　　(c) 突触憩室
(d) 线粒体

12. 非传导性神经元的内表面不同于外表面，是由于前者（ ）。 　　(a) 阴离子以及 Na^+
减少 　　(b) 阳离子以及 Na^+ 减少 　　(c) 阴离子以及 Na^+ 增加 　　(d) 阳离子以及 Na^+
增加

13. 髓鞘的存在使神经纤维呈现（ ）。 　　(a) 灰色和变性能力 　　(b) 白色和增加传导速
度 　　(c) 白色和减低传导速度 　　(d) 灰色、增加传导速度

14. 在细胞膜复极化过程中，（ ）。 　　(a) Na^+ 迅速移入细胞内 　　(b) Na^+ 迅速移出细
胞外 　　(c) K^+ 迅速移出细胞外 　　(d) K^+ 迅速移入细胞内

15. 多个轴突终末的一系列冲动到达一个神经元，产生动作电位是（ ）。 　　(a) 时间性
总和 　　(b) 发散 　　(c) 产生电位 　　(d) 空间性总和

16. 神经调节不同于内分泌调节，是因为前者（ ）。 　　(a) 快速、简洁、局部 　　(b) 缓
慢、普遍 　　(c) 不需意识支配 　　(d) 长持续性高效应

17. 脑内灰质神经元主要包括有（ ）。 　　(a) 轴突 　　(b) 树突 　　(c) 分泌物 　　(d) 胞
体

18. 反复缠绕于树突上的神经膜称为（ ）。 　　(a) 髓鞘 　　(b) 神经膜 　　(c) 神经节
(d) 灰质

19. 有髓轴突的冲动传导阻止于（ ）。 　　(a) 神经纤维朗飞节 　　(b) 突触 　　(c) 突触
间隙 　　(d) 跳跃传导

20. 两个神经元的连接处称为（ ）。 　　(a) 神经间隙 　　(b) 轴突 　　(c) 突触 　　(d) 神
经连接

21. IPSP 是由于（ ）。 　　(a) 所有位点的通透性增加 　　(b) Na^+、K^+、Ca^{2+} 选择性通
透性增加 　　(c) 对所有离子通透性增加 　　(d) 选择性的对 K^+、Cl^- 通透性增加

22. 当去极化达到细胞膜阈刺激兴奋性突触活动占主要地位，被称为（ ）。 　　(a) 任意
性 　　(b) 分化性 　　(c) 抑制性 　　(d) 易化性

23. 神经递质是（ ）。 　　(a) 腺膘呤和鸟膘呤 　　(b) 胸腺嘧啶和胞嘧啶 　　(c) 乙酰胆
碱和去甲肾上腺素 　　(d) 以上都不是

24. 在 CNS 中，发现神经细胞胞体的聚集称为（ ）。 　　(a) 神经簇 　　(b) 神经节
(c) 轴突 　　(d) 神经核

25. 下列（ ）发生在 PNS 中。 　　(a) 少突胶质细胞 　　(b) 室管膜细胞 　　(c) 小胶质
细胞 　　(d) 卫星细胞

判断正误

____ **1.** 在中枢神经系统中具有两种不同类型的细胞。

____ **2.** 轴突是胞浆轴索扩散，从而使冲动传导到整个细胞体。

____ **3.** 极化的神经纤维有足量的 Na^+ 在轴突膜外。

____ **4.** 胶质细胞维持 CNS 中神经元的代谢，支持生理活动和调节细胞外间隙中离子浓度。

____ **5.** 树突通常长于轴突。

____ **6.** 每一个突触后神经元在树突表面只有一个突触连接。

____ **7.** 单一的 EPSP 足以引起动作电位。

_____ **8.** 只有 EPSP 呈现出时间和空间的总和。

_____ **9.** 化学性突触表现为单向传导性。

_____ **10.** 所有的突触均为抑制性的。

_____ **11.** 神经冲动可沿轴突传导很长距离而无偏向或强度减低。

_____ **12.** 神经冲动遵循全或无的原则。

_____ **13.** 神经细胞的静息电位是由于细胞外 K^+ 的聚集。

_____ **14.** 当去极化时，神经细胞膜对 Na^+ 的通透性降低。

_____ **15.** Na^+ 泵在其工作时不消耗 ATP。

_____ **16.** 兴奋性突触后膜的超极化称为 EPSP。

_____ **17.** 髓鞘缠绕树突。

_____ **18.** 递质通过突触连接是 Na^+ 的扩散引起的。

_____ **19.** 中枢神经系统中存在多巴胺和乙酰胆碱两种递质。

_____ **20.** 神经胶质细胞可引起动作电位反应。

_____ **21.** 运动神经元把信息由感受器传递到 CNS 中。

_____ **22.** 躯体运动神经支配骨骼肌，自主神经支配平滑肌、心肌和腺体。

填空题

1. 接受刺激的特化连接多数位于神经元的_____和_____处。

2. 只有 10% 的神经细胞是_____，其余是_____。

3. _____细胞具有一个长轴突和多个树突，多枝性的树突从胞体发出。

4. 动作电位的传导速度依赖于纤维的_____和纤维是否具有_____。

5. 在有髓神经元中，动作电位的传导是从一个朗飞节到另一个朗飞节，这种运动方式称为_____。

6. 在 PNS 中，髓鞘是由_____形成的。

7. 在两个神经元的连接中，第一个神经元的电活动影响第二个神经元的兴奋性，称为_____。

8. 神经递质被包绕在突触中_____内。

9. 当动作电位引起突触去极化时，少量的递质释放于_____内。

10. 两个或多个 EPSP 引起膜去极化称为_____。

11. 当一个动作电位的负极过程进行到 1/3 时，任何刺激都不能引起另一个冲动，这称为_____。

12. 多次反复刺激引起轴突终末的神经递质含量下降，这称为_____。

13. 神经元髓鞘的慢性进行性退变称为_____。

14. 在 PNS 中，神经细胞体的聚集称为_____。

填图题

1. _____

2. _____

3. _____

4. _____

5. _____

6. _____

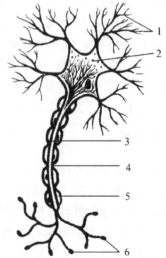

匹配题

_____ 1. 多极神经元　　　　　　（a）只存在于 CNS 中

_____ 2. 感觉神经元　　　　　　（b）一个轴突和一个树突

_____ 3. 联络神经元　　　　　　（c）细胞体上只有一个分支

_____ 4. 单极神经元　　　　　　（d）向 CNS 传递信息

_____ 5. 双极神经元　　　　　　（e）一个长轴突、多个树突

答　　案

选择题

1. （d）卫星细胞属于 PNS 中胶质细胞，起支持神经细胞胞体的作用。

2. （c）小胶质细胞在 CNS 中可吞噬溶酶体和细胞碎片。

3. （d）神经纤维的长度与冲动的传导速度无关。

4. （c）神经元或神经纤维是神经系统的基本单位，神经功能的实现都是在神经元水平实现的。

5. （d）当神经细胞膜受刺激时，对 Na^+ 的通透性增加，Na^+ 进入细胞内，膜开始进行去极化。

6. （b）乙酰胆碱是众多神经递质之一，可从突触前神经元的囊泡中被释放进入突触间隙。

7. （b）突触传递具有单向性，因为递质只存在于突触前神经元中。

8. （b）静息神经元的细胞外电荷是正电荷，有更多 Na^+ 的聚集与细胞外。

9. （a）树突冲动传向神经元、胞体，而轴突将冲动传出细胞体。

10. （c）胆碱酯酶或乙酰胆碱酯酶是分解乙酰胆碱的酶。

11. （b）囊泡存在于轴突终末内，内含神经递质，如乙酰胆碱、去甲肾上腺素和谷氨酸。

12. （a）神经元的内表面较外表面具有较少 Na^+ 的分布，故内表面呈阴离子分布。

13. （b）因为髓鞘含有酯质，故呈白色，且其传导呈跳跃式传导。

14. （c）K^+ 是阳离子，复极化是其迅速从细胞内表面到细胞外表面。

15. （d）空间性总和，多个突触前神经元受刺激释放神经递质到一个突触后神经元。

16. （a）神经系统的调节通常是迅速、简洁、局部反应。

17. （d）神经元胞体呈灰色，而髓鞘呈白色。

18. （a）PNS 中雪旺氏细胞组成髓鞘。

19. （a）神经鞘中的中段是朗飞氏节处。

20. （c）两个细胞的连接靠突触。

21. （d）多数抑制性神经递质诱导突触后膜超极化，使膜对 K^+、Cl^- 或两者的通透性增加。

22. （d）去极化的神经细胞膜可以说是被易化的。

23. （c）乙酰胆碱和去甲肾上腺素是两种重要的神经递质。

24. （d）CNS 中神经元胞体聚集处称神经核，而 PNS 中称为神经节。

25. （d）卫星细胞是 PNS 中支持作用的胶质细胞。

判断正误

1. 错误；有神经元和至少六种神经胶质细胞。

2. 错误；轴突传导往往来自神经元胞体。

3. 正确

4. 正确

5. 错误；树突常较轴突短，有些与轴突差不多。

6. 错误；在树突表面有许多突触连接。

7. 错误；EPSP 是种阈下电位。

8. 正确

9. 正确

10. 错误；多数突触是兴奋性的。

11. 正确

12. 正确

13. 错误；K^+ 聚集于细胞内表面。

14. 错误；去极化时膜对 Na^+ 通透性增加。

15. 错误；Na^+ 泵在转运时需要消耗 ATP。

16. 错误；EPSP 产生去极化。

17. 错误；髓鞘常常包绕轴突，一些树突也具有髓鞘。

18. 错误；突触信息传递是靠神经递质的扩散完成的。

19. 正确

20. 错误；神经胶质细胞的功能是支持神经纤维，而不参与传导冲动。

21. 错误；运动神经纤维冲动传导是从 CNS 到 PNS 中。

22. 正确

填空题

1. 树突、细胞体　　　　**2.** 神经元、神经胶质细胞

3. 多极神经元　　　　　**4.** 直径、髓鞘

5. 跳跃式传导　　　　　**6.** 神经鞘（雪旺氏细胞）

7. 突触　　　　　　　　**8.** 囊泡

9. 突触间隙　　　　　　**10.** 空间性总和

11. 完全不应期　　　　　**12.** 突触疲劳

13. 多发性硬化　　　　　**14.** 神经节

填图题

1. 树突　　　**2.** 细胞体　　　**3.** 轴突

4. 神经纤维节　　**5.** 神经髓鞘　　**6.** 轴突终末

匹配题

1. (e)　　**2.** (d)　　**3.** (a)　　**4.** (c)　　**5.** (b)

（李　莉　高秀来　译）

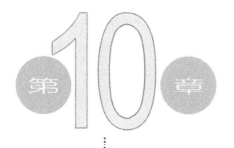

中枢神经系统

目的 A 描述中枢神经系统**大体结构和功能**。

 　　中枢神经系统（CNS）包括脑和脊髓。CNS 被骨（颅骨和脊柱）和膜（见目的 H）所包裹。CNS 由灰质和白质组成，其内充满脑脊液。CNS 功能为躯体定向和协调、学习以及自主运动的调节。

10.1　灰质和白质的组成以及部位？

　　灰质由神经元胞体及其树突和神经胶质组成。灰质形成迂曲的大脑皮层和小脑皮层。它还以神经细胞群的形式存在，称为核（nuclei），位于白质深部。在脊髓，灰质为白质所包围。白质由有髓鞘轴突聚集而成，形成 CNS 传导束或神经纤维束。

10.2　脑有多大？含有多少神经元？神经元之间如何联系？

　　成人脑重 1.5 kg（3.3 lb），有约 10^{11} 个神经元。神经元间通过大量的轴突树突之间的突触进行联系。化学神经递质称神经肽（见表 10.3），传导通过突触的神经冲动，作用于突触后神经元。这些蛋白信使有特殊的功能。

目的 B 描述脑胚胎发育为前脑、中脑和菱脑，以及如何分化成为脑的 **5 个成熟部位**。

 　　神经管头端迅速生长和分化时便开始了脑的胚胎发生。4 周末，3 个膨大更为明显：**前脑**（prosencephalon）、**中脑**（mesencephalon）和**菱脑**（rhombencephalon）。第 5 周，进一步发育形成 5 个成熟脑区：**端脑**（telencephalon）和**间脑**（diencephalon）来自前脑；中脑不变；**后脑**和**末脑**来自菱脑（图 10.1）。

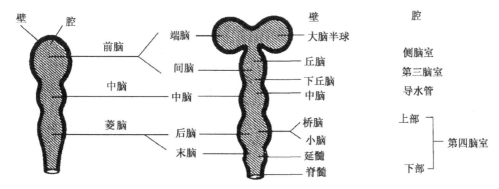

图 10.1　胚胎脑的发育变化。

脑特定区域的细胞分化和生长使这些区域更为膨大。某一脑区细胞增殖、生长和特化的原因尚不清楚,但孕妇服用某些物质(如酒精)可显著改变脑的正常发育。

10.3 脑的5个主要组成部分及其功能列表。

见表10.1。

表 10.1 脑的主要结构及功能

部位	结构	功 能
端脑	大脑	调控主要感觉和运动;推理、记忆、认知等;自主和边缘系统功能(情绪)
间脑	丘脑	投射中心;所有冲动(除嗅觉)在此与大脑突触联络
	下丘脑	调节尿形成、体温、饥饿、心跳等;控制垂体前叶的分泌;自主和边缘系统功能
	垂体	调节其他内分泌腺
中脑	上丘	视反射
	下丘	听反射
	大脑脚	协调反射;由大量运动纤维组成
后脑	小脑	平衡和运动协调
	脑桥	投射中心;
末脑	延髓	投射中心;含许多核团;内脏自主调节中心(如呼吸、心率、血管收缩)

目的 C 描述大脑及脑叶的功能。

两侧**大脑半球**(cerebral hemisphere)皮层共有5对对称的脑叶。**胼胝体**(corpus callosum)联结两半球。大脑占脑重的80%,与感觉冲动的接收、发出自主运动、记忆、思维和推理等高级功能有关。

10.4 描述大脑两层。皮层为什么迂曲卷折?

大脑皮层(cerebral cortex)(图 10.2)由2～4 mm(0.08～0.16 in)厚的灰质构成。皮层中突出的部分称回(gyri),凹陷的部分称沟(sulci)。这种迂曲卷折大大增加了皮层的表面积,因此增加了神经元胞体的数量。皮层下是较厚的白质层,称**大脑髓质**(crebral medulla)。

10.5 各脑叶的功能?

见表10.2。

表 10.2 脑叶及其功能

脑叶	功 能
额叶	控制骨骼肌的自主运动;个性(与边缘系统有关);学习过程(如注意力、计划性、作出决定);语言交流
顶叶	整合躯体感觉(如皮肤和骨骼肌感觉);理解和语言表达
颞叶	整合听觉;听觉和视觉记忆
枕叶	整合眼球聚焦运动;与以往视觉经验和其他感觉刺激有关的视觉成像;意识性视觉
岛叶	记忆;整合其他大脑运动

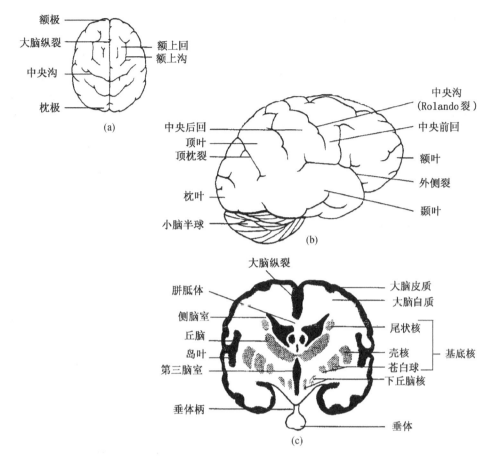

图 10.2　大脑　(a)上面观；(b) 侧位；(c) 冠状位。

10.6　沟和裂的区别。

沟 (sulcus)是大脑皮层各回之间浅的凹陷。其中一些是大脑的重要标记。其中最重要的是顶叶中央前回和中央后回之间的**中央沟** (central sulcus)（见图 10.2）。

裂 (fissure)是大脑主要结构之间深的凹陷。最明显的是左右半球之间的**大脑纵裂** (longitudinal cerebral fissure)。额叶和颞叶之间是**外侧裂** (lateral fissure)，颞叶和枕叶之间是**顶枕裂** (parieto-occipital fissure)。

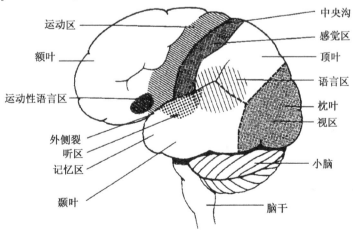

图 10.3　大脑皮层主要运动和感觉区。

10.7 运动性语言区的部位及其重要性。

运动性语言区（motor speech area）（Broca's区）位于左侧额下回，外侧裂的前方（图 10.3）运动性语言区选择性刺激额叶其他运动中枢，这些部位引起咽喉部骨骼肌的交替收缩。同时，运动冲动传至呼吸中枢（见问题 10.19）以调节声带处的空气运动。这些联合的肌肉刺激将思维转化为语言。

构音障碍和语言障碍统称为失语。按严重程度可分为轻度语言障碍、语言表达能力完全丧失、书写障碍或对书面语言或口语的理解障碍。某些失语类型是先天性的。外伤或疾病后影响语言中枢后可引起继发性失语。

10.8 判断对错：大脑两半球通过神经纤维束传导的冲动进行功能联系。

对。冲动不仅在一侧大脑半球的各脑叶间传导，也在左右大脑半球间传导并传到脑的其他部位。

白质内有 3 种类型的纤维束。根据传导冲动的部位和方向进行命名（图 10.4）。**联络纤维**（association fiber）局限于一侧半球内，传导各脑叶神经元间的冲动。**连合纤维**（commissural fiber）将一侧半球神经元和脑回与另一侧相连。胼胝体和前连合（图 10.4）是连合纤维。**投射纤维**（projection fiber）包括下行传导束（将冲动从大脑传至脑和脊髓的其他部位）和上行传导束（将冲动从脊髓和脑的其他部位传至大脑）。纤维交叉是指投射纤维从 CNS 的一侧走向另一侧。

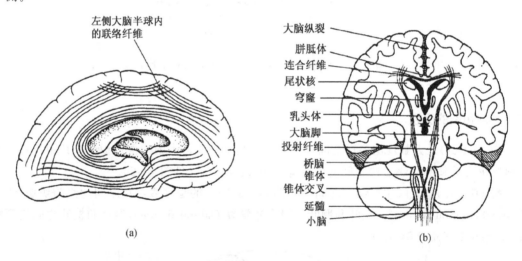

左侧大脑半球内的联络纤维

大脑纵裂
胼胝体
连合纤维
尾状核
穹窿
乳头体
大脑脚
投射纤维
桥脑
锥体
锥体交叉
延髓
小脑

(a)　(b)

图 10.4　脑内纤维束　(a)一侧大脑半球矢状位；(b)大脑、中脑和脑干冠状位。

10.9 判断下列关于脑电图（EEG）上记录的脑波的叙述是对还是错。

（a）脑波是大脑神经元数百万次动作电位的集中表现。

（b）脑波出现于胚胎发生第 8 周并一生存在。

（c）某些脑波表明大脑功能正常，有别于正常脑波的脑波有诊断外伤、抑郁、血肿和诸如肿瘤、感染和癫痫等疾病的临床意义。

（d）有 4 种基本脑波类型：α、β、θ 和 δ。

以上叙述都是对的。**脑波**（brain wave）来源于各脑叶并有明确的振动频率。α 波见于闭眼、放松的清醒者。成人 α 波 10～12 Hz（每秒）和 8 岁以下儿童 4～7 Hz 为正常。β 波伴有视觉和精神运动；频率为 13～25 Hz。θ 波在新生儿中常见，频率为 5～8 Hz。成人出现 θ 波表明严重的情绪障碍或精神即将崩溃。δ 波常见于睡眠状态或有脑损伤者；频率低，为 1～5 Hz。

10.10　什么是基底核？

基底核（基底节）（basal ganglia）是大脑白质深部的灰质团块。由**纹状体**（corpus striatum）和中脑的其他结构组成。纹状体包括**尾状核**（caudate nucleus）和**豆状核**（lentiform mucleus）。豆状核又分为**壳核**（putamen）和**苍白球**（globus pallidus）。

神经系统疾病，如帕金森氏病或基底核外伤可引起各种运动障碍，包括强直、震颤和快速不自主运动。药物治疗有一定作用。实验室治疗包括脑组织移植。

目的 D　描述间脑**的位置和结构以及各成分**——丘脑、下丘脑、上丘脑和垂体**的功能**。

间脑（diencephalon）是前脑的主要部分，几乎完全为端脑包绕。第三脑室（问题 10.27）形成丘脑间的中间腔。

10.11　丘脑的结构和功能？

丘脑（thalamus）（图 10.5）是一大椭圆形灰质团块。左右各一，位于侧脑室（见问题 10.27）下方。丘脑是除嗅觉外的感觉冲动传向大脑皮质的投射中心。与致密性痛刺激引起的躯体植物神经反应有关，因此与严重外伤后的生理性休克状态部分相关。

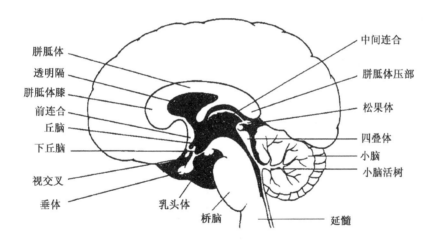

图 10.5　脑矢状位。

10.12　下列哪项植物神经功能与下丘脑无关？（a）心率，（b）呼吸控制，（c）体温调节，（d）饥饿和口渴的调节，（e）性反应

（b）。**下丘脑**（hypothalamus）（图 10.5）有与脑其他重要部位联系的核团。它的大部分功能与调节内脏活动有关，但还与情绪（边缘系统）和本能有关。主要功能如下：

心血管调节功能（cardiovascular regulation）。来自下丘脑后部的冲动使心跳加速；来自前部的冲动使心率减慢。

体温调节（body-temperature regulation）。下丘脑前部核团控制动脉血周围温度。体温升高，下丘脑发出冲动，通过出汗和皮肤血管扩张增加散热。体温降低，下丘脑发出冲动引起皮肤血管收缩和寒战。

调节水盐平衡（regulation of water and electrolyte balance）。下丘脑渗透压感受器控制血

液渗透浓度。水分丢失、血液浓缩可引起垂体后部产生和释放抗利尿激素（ADH）。同时,下丘脑渴中枢引起渴感。

调节胃肠活动和饥饿（regulation of gastrointestinal activity and hunger）。接受来自腹腔内脏的感觉冲动后,下丘脑调节腺体分泌和 GI 束的蠕动。下丘脑外侧的摄食中枢控制血糖、脂肪酸和氨基酸水平。摄入足够量食物后,位于下丘脑中部的饱食中枢便会抑制摄食中枢。

调节睡眠和觉醒（regulation of sleeping and wakefulness）。下丘脑睡眠和觉醒中枢以及脑其他部位共同决定意识水平。

性反应（sexual response）。下丘脑上部的性中枢核团对性刺激做出反应并与性满足感有关。

情绪（emotion）。下丘脑某些核团与边缘系统(见问题 10.15)相互作用引起生气、恐惧、疼痛和高兴等情绪。

控制内分泌功能（control of endocrine function）。下丘脑产生神经分泌性化学物质使垂体前叶释放各种激素。

10.13　上丘脑。

上丘脑（epithalamus）位于间脑上部,包括第三脑室顶的薄壁。小锥形的**松果体**（pineal gland）(见图 10.5)从上丘脑延伸;分泌褪黑激素,与控制青春期有关。

10.14　垂体位置。

垂体（pituitary gland）通过垂体柄连接于间脑下部(见图 10.2 和图 10.5)。被脑动脉环（Willis 环）包绕,垂体从结构和功能上分为垂体前叶（**腺垂体**）（adenohypophysis）和垂体后叶（**神经垂体**）（neurohypophysis）。垂体内分泌功能在第 13 章讨论。

10.15　边缘系统主要成分。

边缘系统（limbic system）是脑内类环状神经环,内侧为丘脑,外侧为大脑皮质(见图 10.6)。边缘系统包括下丘脑、杏仁体、海马和穹隆。边缘系统产生情绪。还与海马的短期记忆有关。

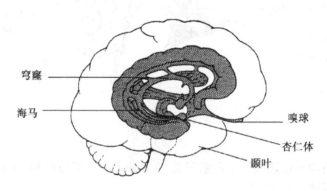

图 10.6　边缘系统。

目的 E　描述中脑的位置及各部分的功能。

中脑（mesencephalon）位于间脑和桥脑(见图 10.5)之间,是脑干的一部分。包括四叠体(与视听反射有关)和大脑脚(由纤维束组成)。还有一些控制姿势和运动的特殊核团。

10.16　上丘和下丘的功能？

　　四叠体（corpora quadrigemina）为位于中脑上部的 4 个圆形突起（见图 10.5）。上面的为上丘（superior colliculi），与视反射有关；下面的为下丘（inferior colliculi），与听反射有关。

10.17　大脑脚是否只含运动纤维？

　　不是。**大脑脚**（cerebral peduncle）由运动和感觉纤维组成。它们支持大脑，将大脑与脑其他部分相连。

10.18　中脑内核团的功能？

　　红核（red nucleus）是连接大脑半球和小脑的灰质。显红色是因为血供丰富。与运动协调和保持姿势有关。另一个核团是**黑质**（substantia nigra），位于红核下方，与抑制不自主运动有关。呈黑色是因为含大量黑色素。

目的 F　后脑。

　　后脑（metencephalon）包括桥脑和小脑（见图 10.5）。桥脑含将冲动传向另一脑区的纤维束。小脑调节骨骼肌收缩。

10.19　桥脑除作为投射中心外还有什么别的功能？

　　很多颅神经起于**脑桥**（pons）的核团。位于长吸呼吸中枢和呼吸调节中枢的核团与延髓的节律中枢共同调节呼吸的频率。

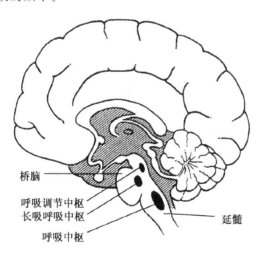

图 10.7　延髓和脑桥呼吸中枢。

10.20　判断下列关于小脑的叙述是对还是错。

　　（a）它包括表面迂曲的两侧半球。
　　（b）它的功能与不自主运动有关。
　　（c）它是脑的第二大结构，由薄的外灰质层和白质纤维束构成，总称为小脑活树。
　　（d）接受来自肌肉、肌腱、关节和感觉器官的本体感觉后协调骨骼肌收缩。
　　以上 4 种说法都是对的。小脑的两个主要功能是协调躯体运动和维持平衡。为了执行这些功能,小脑通过**小脑脚**(cerebellar peduncle)与其他神经结构不断联系,小脑脚主要是进入小脑的纤维并支持小脑。

目的 G　描述延髓的位置、结构和功能。

 　　延髓(medulla oblongata)与脊髓相连,构成脑干的一部分,是末脑的主要结构。延髓含颅神经核团和自主神经功能。使大脑保持醒觉状态的**网状结构**部分位于末脑。

10.21　描述延髓的纤维交叉。

　　延髓的白质主要为脊髓和各脑部间的上行和下行传导束。其中大部分纤维在延髓锥体(见图 10.4)交叉,使脑接收和发送信息到身体对侧。

10.22　延髓一些核团的功能?

　　延髓灰质包括一些颅神经(运动和感觉成分)、到丘脑的感觉投射和从大脑到小脑的运动投射的重要核团(图 10.8)。

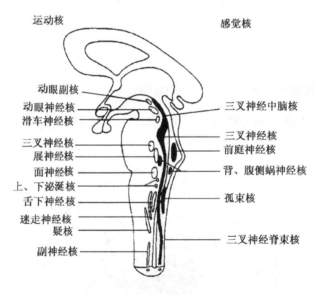

图 10.8　脑干核团。

10.23　延髓的自主神经功能?

　　除了问题 10.22 的核团,延髓内还有 3 个核团是控制内脏功能的自主神经功能中枢。

　　心脏中枢(cardiac center)。抑制性纤维(通过迷走神经)和兴奋性纤维(通过脊神经 T1~T5)均来自心脏中枢的核团。

　　血管运动中枢(vasomotor center)。来自血管运动中枢的冲动引起动脉壁平滑肌收缩而升高血压。

　　呼吸中枢(节律中枢)(respiratory center)。呼吸的频率和深度由此中枢核团控制(见问题 10.19)。

10.24　网状激活系统位于网状结构。

　　网状结构(reticular formation)位于脑干内,含有大量的核团和上行、下行纤维。作为**网状**

激活系统（reticular activating system）（RAS），网状结构持续发出冲动到大脑，除非被脑其他部位抑制。RAS 对脑内化学改变或脑外伤敏感。网状结构严重损伤可导致昏迷。

目的 H　描述 CNS 的保护膜。

整个 CNS 被 3 层结缔组织膜（meninge）保护。由外到内分别为**硬膜**（dura mater）、**蛛网膜**（arachnoid）和**软膜**（pia mater）（见图 10.9）。

10.25　整个 CNS 的膜是否一样？

不一样。硬脑膜分为厚的骨膜层和薄的脑脊膜层。在脑的某些区域，硬脑膜两层间形成硬膜窦，收集静脉血流入颈内静脉。硬脊膜没有两层。

10.26　比较硬膜外腔和蛛网膜下腔。

硬脊膜在脊髓周围形成致密的鞘层。**硬膜外腔**（epidural space）位于此鞘和椎骨之间。其中有疏松的纤维和脂肪结缔组织。**蛛网膜下腔**（subarachnoid space）位于蛛网膜和软膜之间。其中有致密网状组织（见图 10.9）和脑脊液（见目的 I）。

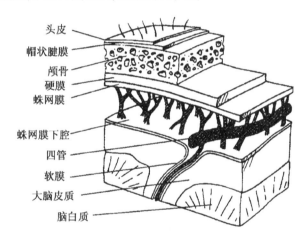

头皮
帽状腱膜
颅骨
硬膜
蛛网膜
蛛网膜下腔
四管
软膜
大脑皮质
脑白质

图 10.9　脑膜。

在有脊神经通过的硬膜外腔可注入麻醉药。常用于孕妇的 L3 和 L4 之间。硬膜外注射不穿过硬膜。腰椎穿刺则在相同部位刺穿硬膜。腰椎穿刺用于检测脑脊液和寻找脊膜炎或其他神经系统疾病的表现。

目的 I　描述脑脊液的性质和功能。

脑脊液（cerebrospinal fluid）（CSF）为无色透明液体。通过主动转运来自脉络丛的血浆（见问题 10.28）。CSF 在 CNS 周围起保护缓冲作用。CSF 在脑室、脊髓中央管和蛛网膜下腔循环。

10.27　脑室。

各**脑室**（ventricles of the brain）（图 10.10）间互相连通，与**脊髓中央管**（central canal of the spinal cord)相通。每侧大脑半球有一个**侧脑室**(lateral entricles)。**第三脑室**(third ventricle)位于间脑,通过**室间孔**(interventricular foramina)与侧脑室相通。第四脑室位于脑干。通过**中脑导水管**(mesencephalic aqueduct)与第三脑室相通,向下连通中央管。

10.28 CSF 的生理特点。

CSF 比重 1.007,接近脑组织。CSF 将脑重减轻 97%,因此,重 1500 克的脑悬浮在 CSF 中,只有约 45 克重。由于 CNS 缺乏淋巴循环,CSF 通过蛛网膜绒毛[见图 10.10(b)]使细胞内物质进入静脉。位于脑室顶的**脉络膜丛**(choroid plexuse)(见图 10.10)持续产生 CSF(800 毫升/天)。140～200 毫升的 CSF 压力维持在 10 mmHg。

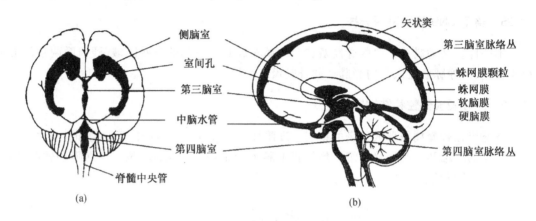

图 10.10　脑室　(a)前面观;(b)矢状位;(b)中箭头表示脑脊液循环方向。

脑积水是指脑室内脑脊液增多。先天性或原发性脑积水是因为 CSF 循环通路受阻所致。新生儿颅骨未完全融合,因此可导致头颅增大。脑膜炎或脑外伤等疾病可引起继发性脑积水。颅缝完全闭合后,脑积水更易引起脑损伤。

目的 J　解释血脑屏障维持脑内环境稳定的重要性。

血脑屏障(blood-brain barrier)(BBB)是指包绕结缔组织的毛细血管及星形胶质细胞(见表 4.8)终足包绕毛细血管的结构。BBB 可选择性将脑内血浆中某些物质运输到细胞外。

10.29　判断对错:因为酒精是脂溶性物质,所以可通过 BBB。

对。脂溶性物质可像 H_2O、O_2、CO_2 和糖一样通过 BBB。Na^+、K^+、Cl^- 通过较慢,因此它们在脑内的浓度和血浆中不一样。其他物质,如大分子蛋白质、脂质、肌酐、尿素、菊糖、某些毒素、大部分抗体不能通过 BBB。药物治疗神经系统疾病中,BBB 是一个重要因素。

脑耗能大。尽管脑重只占体重的 2.5%。却需要全身 20% 的血供。脑组织对氧依赖性最大。10 秒钟的脑循环障碍即可导致昏迷。

目的 K　脑内常见神经递质及其功能列表。

　　脑内有 200 多种化学**神经递质**（neurotransmitter）——（见问题 9.15）。均由神经元合成分泌。重要神经递质见表 10.3。

表 10.3　脑内主要神经递质

	神经递质	功能
兴奋性	乙酰胆碱	促进神经冲动在突触的传导
	肾上腺素,去甲肾上腺素	使脑保持觉醒
	5-羟色胺	调节温度,感觉整合,促进睡眠
	多巴胺	运动控制
抑制性	γ-氨基丁酸(GABA)	通过抑制某些神经元调节运动
	甘氨酸	抑制某些脊髓传导束的传导
神经肽(短链氨基酸)	脑啡肽,内啡肽	阻断疼痛的传导和接收
	P 物质	促进痛觉效应器冲动的传导

目的 L　描述脊髓的结构。

　　脊髓（spinal cord）位于椎管内,一直延伸到 L1（图 10.11）,构成 CNS 一部分。通过枕骨大孔（见表 6.3）与脑相连。脊髓中央为灰质,参与反射弧;周围为上行和下行传导束。脊髓发出 31 对脊神经（见 11 章目的 C）。

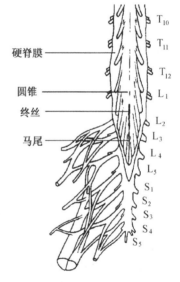
图 10.11　脊髓下部。

10.30　讨论图 10.11 中腰段的三个结构。

　　L1 水平,脊髓的末端为**脊髓圆锥**（conus medullaris）。**终丝**（filum teminale）从脊髓圆锥向下延伸。从脊髓圆锥出来的神经干统称为**马尾**（cauda equina）。

10.31　描述脊髓灰质和白质的外形。

　　脊髓灰质有 4 个角,呈 H 形(见图 10.12)。**后角**（posterior horn）接收进入脊髓的感觉纤

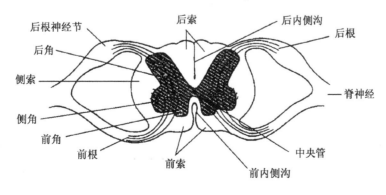
图 10.12　脊髓和神经根的横断面。

维;**前角**(anterior horn)包括运动神经元胞体和树突,发出运动纤维。胸髓和腰髓还有**侧角**(lateral horn)。侧角含交感神经节前神经元,其轴突随前根出脊髓。白质表面主要是有髓鞘纤维。起止、功能相同的纤维集合成束。白质被灰质的前后角分成3个部位:**后索、外侧索、前索**(posterior, lateral, and anterior funiculi)(图 10.13)。来自多个传导束的纤维称来。

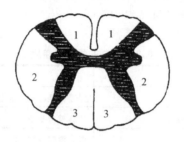

1. 后索
2. 外侧索
3. 前索

图 10.13 脊髓横断面中各索的位置。

临床关键词

脑血管造影(cerebral angiography) 检测脑血管异常,如动脉瘤或脑肿瘤压迫血管的一种方法。从颈动脉注入造影剂;然后拍摄脑血管的 X 片。

脑震荡(cerebral concussion) 脑外伤或脑干损伤后一种短暂的无意识状态。

脑瘫(cerebral palsy) 永久性脑损伤或出生时造成的脑损害引起的运动障碍。症状包括瘫痪、动作不协调以及其他的运动和感觉障碍。

脑血管疾病(cerebrovascular disease) 脑血管的各种病理性改变。脑血管疾病包括动脉瘤、动脉粥样硬化、栓塞、梗塞、脑血栓形成、中风和脑出血。

舞蹈症(chorea) 一种突然的、怪异的不自主运动障碍,病因可能是遗传性或风湿热。

昏迷(coma) 各种原因导致的各种程度的意识丧失。

痉挛(comvulsions) 阵发性肌肉收缩,伴有半意识或意识丧失。脑损伤、感染或持续高热引起的神经系统极度易激惹状态。

谵妄(delirium) 脑代谢障碍引起的极度精神混乱。症状包括幻觉、语言障碍、焦虑和定向障碍。

脑电图(electroencephalogram, EEG)脑电冲动的记录。

脑炎(encephalitis) 同时累及灰质和白质的一种中枢神经系统感染。病因可能是病毒感染或化学物质如铅、砷和一氧化碳中毒。

癫痫(epilepsy) 以抽搐和意识障碍为特点的慢性疾病。有较强的遗传基础,也可由脑外伤、肿瘤和儿童期感染性疾病继发。

多发性硬化(multiple sclerosis, MS)一种间歇性反复性发作的中枢神经系统脱髓鞘性疾病。MS 可引起进行性瘫痪,语言、视觉、精神障碍。进展型 MS 病人可有行走障碍、躯体震颤和反射亢进。病因尚不清楚,治疗措施有限。

复 习 题

选择题

1. CNS 的白质总是( )。 (a)在灰质深面 (b)无髓鞘 (c)集结成束 (d)只含感觉纤维

2. 以下( )是脑最初发育的三部分。 (a)端脑,前脑,菱脑 (b)菱脑,前脑,中脑 (c)后脑,末脑,前脑 (d)前脑,间脑,中脑

3．第三脑室位于( )。　(a)大脑　(b)前脑　(c)菱脑　(d)中脑　(e)小脑

4．神经肽是( )。　(a)化学神经递质　(b)神经胶质　(c)脉络膜产物　(d)脑组织营养物质　(e)a 和 c

5．丘脑位于( )。　(a)端脑　(b)中脑　(c)间脑　(d)后脑　(e)末脑

6．关于大脑,下列( )是错的。　(a)占脑重的 80%　(b)有四对脑叶　(c)表面为迂曲的薄层灰质　(d)位于端脑

7．下列( )不是大脑脑叶。　(a)顶叶　(b)岛叶　(c)枕叶　(d)颞叶　(e)蝶叶

8．下列( )脑叶功能不对。　(a)额叶-感觉整合　(b)顶叶-语言功能　(c)枕叶-视觉　(d)颞叶-记忆　(e)顶叶-躯体感觉中枢

9．以下( )不属基底核。　(a)壳核　(b)尾状核　(c)苍白球　(d)漏斗

10．白质深部的神经元胞体群称( )。　(a)核团　(b)回　(c)沟　(d)神经胶质　(e)束

11．连接左右大脑半球的白质纤维束是( )。　(a)交叉纤维　(b)联络纤维　(c)连合纤维　(d)投射纤维

12．健康睡眠者和脑损伤清醒者常见脑波为( )。　(a)α 波　(b)β 波　(c)γ 波　(d)θ 波　(e)δ 波

13．损伤以下( )会引起帕金森氏病和其他运动障碍。　(a)脑桥　(b)基底核　(c)顶叶　(d)丘脑　(e)纹状体

14．损伤以下( )会丧失痛觉。　(a)岛叶　(b)下丘脑　(c)红核　(d)丘脑　(e)桥脑

15．一病人出现体温波动、强烈渴感和失眠提示以下( )功能障碍。　(a)下丘脑　(b)桥脑　(c)延髓　(d)垂体　(e)小脑

16．血液中以下( )不受下丘脑控制。　(a)渗透压　(b)PCO_2　(c)脂肪酸浓度　(d)血糖水平　(e)氨基酸水平

17．以下( )与运动冲动或运动协调无关。　(a)红核　(b)小脑　(c)基底核　(d)中央前回　(e)以上各项均不对

18．四叠体位于( )。　(a)端脑　(b)中脑　(c)间脑　(d)后脑　(e)白羊座

19．第三、四脑室顶的毛细血管网称作( )。　(a)脉络丛　(b)界沟　(c)丘脑上丛　(d)大脑丛　(e)脑动脉环

20．下列( )结构-植物神经功能配对是错误的。　(a)桥脑-呼吸　(b)胼胝体-血压　(c)延髓-呼吸　(d)丘脑-强烈痛觉　(e)下丘脑-体温

21．以下( )功能障碍可引起抗利尿激素(ADH)异常增多。　(a)下丘脑　(b)脉络丛　(c)延髓　(d)网状激活系统　(e)松果体

22．关于延髓,以下( )是错的。　(a)在此有许多感觉和运动纤维交叉　(b)位于中脑　(c)含有某些颅神经核　(d)是心脏、血管运动和呼吸中枢

23．与脑和脊髓相连的膜是( )。　(a)软膜　(b)硬膜　(c)神经外膜　(d)蛛网膜

24．以下( )中有脑脊液(CSF)。　(a)硬膜外腔,蛛网膜下腔和硬膜窦　(b)蛛网膜下腔,硬膜窦和脑室　(c)中央管,硬膜外腔和蛛网膜下腔　(d)脑室,中央管和蛛网膜下腔　(e)中央管,硬膜外腔和脑室

25．关于脑脊液,以下( )是错的。　(a)比重 1.007,将脑浮起　(b)维持在 140～200 mL,压力为 10 mmHg　(c)将神经组织细胞内代谢物运走　(d)产生于脉络丛,进入脑动脉环

26．成年人出现 θ 波表明( )。　(a)视觉活动　(b)做梦　(c)脑损伤　(d)严重情绪障碍　(e)以上都不对

27．中脑导水管与以下( )相接。　(a)侧脑室　(b)侧脑室和第三脑室　(c)第三和第四脑室　(d)第四脑室和侧脑室　(e)第一、二脑室

28．脊髓末端位于( )。　(a)尾骨　(b)第一腰椎　(c)骶骨　(d)坐骨神经

29．血脑屏障限制(　　)。　(a)脂质　(b)Na^+　(c)Cl^-　(d)H_2O　(e)脂溶性物质

30．以下(　　)神经递质调节体温、感觉整合和睡眠。　(a)甘氨酸　(b)5-羟色胺　(c)乙酰胆碱　(d)多巴胺　(e)脑啡肽

31．脊髓末端称为(　　)。　(a)心脏终支　(b)圆锥　(c)马尾　(d)尾球　(e)终丝

32．以下(　　)离脊髓最远。　(a)中脑　(b)端脑　(c)末脑　(d)后脑　(e)间脑

33．物质从血液进入脑内神经元必须最先经过(　　)。　(a)神经鞘细胞　(b)小胶质细胞　(c)星形胶质细胞　(d)神经胶质　(e)核团

34．以下(　　)损伤可引起震颤、语言障碍和不规则步态。　(a)大脑　(b)桥脑　(c)小脑　(d)丘脑　(e)下丘脑

35．脑脊液循环障碍会引起。　(a)脑膜炎　(b)脑积水　(c)截瘫　(d)脑炎　(e)以上都对

36．基底核包括(　　)。　(a)尾状核和豆状核　(b)苍白球和漏斗　(c)下丘脑核和红核　(d)岛叶和壳核

37．以下(　　)与痛觉传导和整合无关。　(a)P物质　(b)丘脑　(c)脑啡肽　(d)后角　(e)以上都不对

38．以下(　　)疾病斑块形成影响神经元髓鞘。　(a)多发性硬化　(b)癫痫　(c)脑瘫　(d)帕金森氏病　(e)神经梅毒

39．以下(　　)控制呼吸。　(a)脑桥和下丘脑　(b)大脑和下丘脑　(c)脑桥和延髓　(d)下丘脑和垂体

40．上丘损伤会影响(　　)。　(a)语言　(b)听觉　(c)协调和平衡　(d)视觉　(e)痛觉

判断正误

____1．丘脑是重要的投射中心,所有感觉冲动(除嗅觉)都由此进入大脑。

____2．大脑纵裂将大脑两半球分开,中央沟分开中央前回和中央后回。

____3．只有大脑皮层和小脑皮层含有灰质。

____4．除第四脑室外,其他脑室均成对。

____5．脊髓后角只含运动神经元。

____6．运动性语言区通常位于左侧大脑半球。

____7．大脑皮层的沟回大大增加了白质的表面积。

____8．下丘脑和延髓均可通过血管扩张和收缩调节血压。

____9．联络纤维局限与一侧半球内,向各脑叶发送冲动。

____10．α波见于放松的健康清醒者,β波见于健康警觉者。

____11．下丘脑属于决定情绪的边缘系统。

____12．松果体、下丘脑和垂体均有神经内分泌功能。

____13．大脑动脉环构成血脑屏障,选择性限制血液中成分进入CNS。

____14．脑脊液产生于脉络丛;流经CNS内的管和腔,通过蛛网膜绒毛进入头部静脉。

____15．网状激活系统产生情绪。

填空题

1．紧贴脑的膜是_____ _____。

2．大脑主要运动区位于_____。

3．参与构成血脑屏障的神经胶质细胞是_____。

4．小脑内的白质传导束有_____ _____。

5．位于其他脑叶深部的脑叶是_____。

6．连接左右大脑半球的是_____。

7．脑脊液流经脊髓的_____ _____。

8. 脊髓终止于 L1 水平的＿＿＿＿＿＿＿＿。

9. 第一和第二脑室组成＿＿＿＿＿＿。

10. 记录下的脑波称作＿＿＿＿＿＿。

填图题 标出右图中的结构。

1. ＿＿＿＿＿＿＿＿

2. ＿＿＿＿＿＿＿＿

3. ＿＿＿＿＿＿＿＿

4. ＿＿＿＿＿＿＿＿

5. ＿＿＿＿＿＿＿＿

6. ＿＿＿＿＿＿＿＿

7. ＿＿＿＿＿＿＿＿

8. ＿＿＿＿＿＿＿＿

9. ＿＿＿＿＿＿＿＿

10. ＿＿＿＿＿＿＿＿

匹配题 将下列结构和功能进行配对。

＿＿＿**1.** 丘脑	(a)交叉区
＿＿＿**2.** 中央后回	(b)使大脑保持兴奋
＿＿＿**3.** 延髓	(c)躯体感觉区
＿＿＿**4.** 网状结构	(d)听反射
＿＿＿**5.** 脉络丛	(e)吸收脑脊液
＿＿＿**6.** 蛛网膜绒毛	(f)对强烈疼痛产生反应
＿＿＿**7.** 下丘	(g)分泌褪黑素
＿＿＿**8.** 松果体	(h)控制血浆渗透压
＿＿＿**9.** 桥脑	(i)产生脑脊液
＿＿＿**10.** 下丘脑	(j)长吸呼吸中枢

答　案

选择题

1. (c)CNS 内白质有传导束组成。

2. (b)菱脑分化成末脑和后脑,前脑分化成间脑和端脑。

3. (d)第三和第四脑室不成对。

4. (a)神经肽是脑内产生的蛋白质分子。

5. (c)丘脑、上丘脑、下丘脑和垂体是间脑内的植物神经系统中枢。

6. (b)大脑有 5 对脑叶。

7. (e)大脑中无蝶叶。

8. (a)脑叶主要与自主运动、高级学习过程和个性有关(边缘系统)。

9. (d)漏斗是垂体柄的组成部分。

10. (a)核团是位于白质内的黑质。

11. (c)胼胝体属连合纤维,连接左右大脑半球。

12. (e)δ 波频率低 $1\sim5$ Hz,见于正常睡眠状态。

13. (b)基底核在躯体运动的肌肉协调方面起重要作用。

14. （d)丘脑是植物神经中枢,与强烈痛觉有关。

15. （a)下丘脑与10多项植物神经功能有关。

16. （b)桥脑和延髓控制呼吸的类型和频率。

17. （e)脑内某些结构影响运动协调和平衡。

18. （b)中脑主要与听觉(下丘)和视觉(上丘)有关。

19. （a)脉络丛是产生脑脊液的毛细血管网。

20. （b)胼胝体连接两侧大脑半球。

21. （a)下丘脑影响垂体后叶产生ADH。

22. （b)延髓位于末脑。

23. （a)软膜附着在CNS表面,与沟回同行。

24. （d)CNS中所有的腔、管和蛛网膜下腔中都含有脑脊液。

25. （d)CSF被蛛网膜颗粒吸收后进入头部静脉。

26. （d)θ波还可预示精神崩溃。

27. （c)中脑水管连接第三和第四脑室。

28. （b)脊髓终止于L1,因此L1以下可进行腰椎穿刺而不损伤脊髓。

29. （a)脂质不能通过血脑屏障。

30. （b)5-羟色胺还可产生于身体其他部位,但脑内的5-羟色胺可调节体温、感觉整合和睡眠。

31. （b)圆锥为脊髓末端。

32. （b)端脑是脑内最高级区域。大脑位于端脑。

33. （c)星形胶质细胞参与构成血脑屏障。

34. （c)大脑控制所有骨骼肌收缩、自主和不自主运动。

35. （b)脑积水是CSF循环障碍引起的脑室扩大。

36. （a)有尾状核、豆状核和其他核团构成的基底核可影响运动控制。

37. （e)P物质与痛觉整合有关;丘脑与强烈疼痛有关;脑啡肽促进疼痛整合;后角含感觉神经元,传导痛觉。

38. （a)多发性硬化是指神经系统多发斑块形成。

39. （c)长吸呼吸中枢和呼吸调整中枢位于桥脑,呼吸中枢位于延髓。

40. （d)上丘与眼手协调有关。

判断正误

1. 正确

2. 正确

3. 错误;核团是白质内的灰质团块。

4. 错误;第三和第四脑室不成对。

5. 错误;后角只含感觉神经元。

6. 正确

7. 错误;沟回形成灰质卷折。

8. 错误;通过血管收缩和扩张维持血压是延髓的功能。

9. 正确

10. 正确

11. 正确

12. 正确

13. 错误;大脑动脉环为脑尤其是垂体供血。

14. 正确

15. 错误;边缘系统产生情绪;网状激活系统兴奋大脑。

填空题

1. 软膜　　　　　　　　　　　2. 中央前回

3. 星形胶质细胞　　　　　　　4. 小脑活树

5. 脑岛　　　　　　　　　　　6. 连合纤维

7. 中央管　　　　　　　　　　8. 终丝

9. 侧脑室　　　　　　　　　　10. 脑电图

填图题

1. 胼胝体　　　　　　　　　　2. 松果体

3. 枕叶　　　　　　　　　　　4. 四叠体

5. 小脑　　　　　　　　　　　6. 小脑活树

7. 延髓　　　　　　　　　　　8. 桥脑

9. 垂体　　　　　　　　　　　10. 视交叉

匹配题

1. (f)　　　　　　　　　　　2. (c)

3. (a)　　　　　　　　　　　4. (b)

5. (i)　　　　　　　　　　　6. (e)

7. (d)　　　　　　　　　　　8. (g)

9. (j)　　　　　　　　　　　10. (h)

（万华瑛　高秀来　译）

第11章 周围神经系统与自主神经系统

目的 A 复习神经系统的构成并比较结构和功能上的差异。

解剖学将神经系统分为**中枢神经系统**（central nervous system）（CNS）和**周围神经系统**（peripheral nervous system）（PNS）两部分。中枢神经系统包括脑和脊髓（见第10章），周围神经系统（本章所描述的）包括脑神经和脊神经，前者起自大脑底面，后者起自脊髓。

　　自主神经系统（autonomic nervous system）（ANS）是神经系统的一个功能部分，由 CNS 成分和特定的神经纤维构成。ANS 分为交感部和副交感部（见题11.22），主要分布于平滑肌、心肌和腺体。ANS 在自主维持人体稳态平衡、控制和调节人体多种非随意性功能上发挥着重要作用。

　　文献通常将分布于骨骼肌，具有随意和非随意性运动功能的周围神经称为**躯体神经**（somatic nervous system），将分布于胸腹盆腔脏器的周围神经称为**内脏神经**（visceral nervous system）。

11.1　PNS 神经的纤维成分是单纯感觉性、单纯运动性还是混合性？

　　大多数周围神经的纤维成分既包含运动神经元纤维又有感觉神经元纤维，因此是**混合性神经**（mixed nerve）。然而脑神经并不像每一对脊神经一样都是混合性的，而是分成仅含运动纤维的运动性神经或仅含感觉纤维的感觉性神经。**感觉神经**（sensory nerve）司特殊感觉（见第12章）如味觉、嗅觉、视觉、听觉和平衡觉，**运动神经**（motor nerve）传导冲动，引起肌肉收缩或腺体分泌。

11.2　PNS 中神经节的作用是什么？

　　在周围神经系统，神经元胞体聚集处称**神经节**（ganglia）。神经节内的神经元通过建立突触，将器官和脊髓联系起来，神经节便是实现这一联络的场所。

11.3　皮区的定义及其临床意义是什么？

　　皮区（dermatome）指附属于某一脊神经或颅神经的皮肤神经元所支配的皮肤区域。（图11.1）皮区的分布规律对临床进行人体特定区域的麻醉具有重要的指导价值；皮区的功能异常又可为临床诊治脊髓或脊神经损伤提供间接依据。

目的 B 区分 12 对脑神经及其功能。

脑神经（cranial nerve）将脑与头、颈、躯干各部感受器和效应器联系起来。大多数为混合性神经，部分为单纯性感觉神经，其余为单纯性运动神经。脑神经的名称一般反映其基本功能或大体分布，共有 12 对，按从前向后出颅的顺序用罗马数字表示（见表11.1和图11.2）。

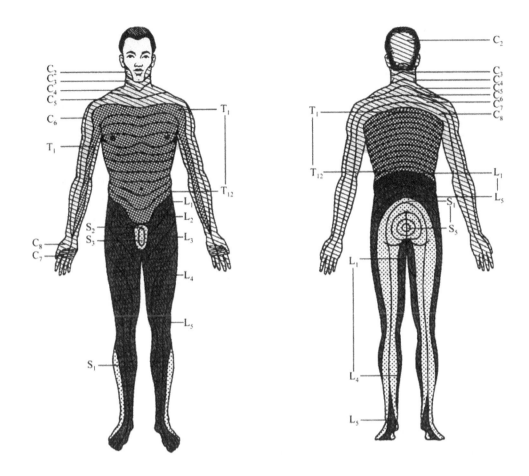

图 11.1 皮区及其所属的脊神经。

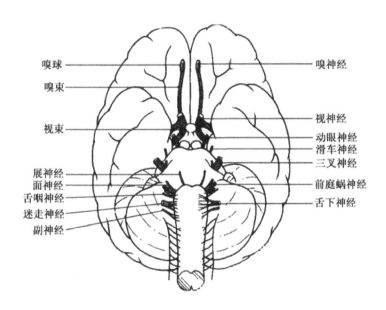

图 11.2 脑神经颅底观。

表 11.1　脑　神　经

脑神经	性质	走行	功能
Ⅰ嗅神经	感觉性	嗅上皮到嗅球	嗅觉
Ⅱ视神经	感觉性	视网膜到丘脑	视觉
Ⅲ动眼神经	运动性;本体感觉	中脑到四条眼外肌;睫状体到中脑	眼球及眼睑的运动;内视;调节瞳孔;眼肌的深感觉
Ⅳ滑车神经	运动性;本体感觉	中脑到上斜肌;眼肌到中脑	眼肌运动及深感觉
Ⅴ三叉神经	混合性	脑桥到咀嚼肌;角膜、面部皮肤、唇、舌及牙齿到脑桥	咀嚼食物;面部各器官的感觉
Ⅵ展神经	运动性;本体感觉	脑桥到外直肌;眼肌到脑桥	眼球运动及深感觉
Ⅶ面神经	混合性	脑桥到面肌;面肌、味蕾到脑桥	面肌运动;唾液腺及泪腺的分泌;深感觉;味觉
Ⅷ前庭蜗神经	感觉性	听器和平衡器到脑桥	听觉;体姿平衡
Ⅸ舌咽神经	混合性	延髓到咽喉肌;咽喉肌及味蕾到延髓	吞咽;唾液腺分泌;深感觉;味觉
Ⅹ迷走神经	混合性	延髓到内脏器官;内脏器官到延髓	内脏运动及感觉
Ⅺ副神经	运动性;本体感觉	延髓到咽喉、颈部肌肉;颈肌到延髓	吞咽和头部运动;深感觉
Ⅻ舌下神经	运动性;本体感觉	延髓到舌肌;舌肌到延髓	构音,吞咽,深感觉

11.4　脑神经在何处与大脑相连?

脑神经起自大脑底面经颅孔出颅(见图 6.10 及表 6.3)。前两对脑神经连脑部位为端脑;而其余十对脑神经均与脑干相连。感觉神经起自相应的神经干或感觉器官,终止于相应的脑神经核;运动神经由相应的脑神经核发出。

11.5　嗅神经、视神经和前庭蜗神经的共同点是什么?

三者均是单纯的**感觉性脑神经**(见第十二章)。**嗅神经**(olfactory nerve)的神经元胞体为具有化学感受器功能的双极神经元,传导鼻腔黏膜的味觉性刺激。**视神经**(optic nerve)传导视网膜视杆视锥细胞即光感受器的视觉冲动。**前庭蜗**(vestibulocochlear)神经分前庭支和蜗支,前庭支起自司平衡觉的前庭器官;蜗支起自司听觉的螺旋器。

11.6　支配眼球运动的颅神经有哪几对?

眼球的运动由六条眼外肌支配。**动眼神经**(oculomotor nerve)支配上直肌、下直肌、内直肌和下斜肌(见图 12.5)。**展神经**(abducens nerve)支配外直肌,**滑车神经**(trochlear nerve)支配上斜肌。

在脑震荡或其他颅脑损伤中,快速判断脑神经损伤的神经学方法之一便是测试病人眼球运动情况。眼球内视不能提示动眼神经损伤;侧视不能提示展神经损伤;下视不能伴有眼球偏离中线提示滑车神经损伤。

11.7　对于牙科医生来说,最重要的是哪一对脑神经?

了解**三叉神经**(trigeminal nerve)(图 11.3)对口腔医学来说至关重要。三叉神经根传递来自面部、鼻腔、舌部、牙齿及下颌的感觉信息;运动根发支支配咀嚼肌(图 8.2)。三叉神经由三叉神经节分为三大支(图 11.3)。**眼神经**(ophthalmic nerve) 分布于额顶部、前额、上睑和鼻背部的皮肤,眼球表面、泪腺以及鼻腔顶部的鼻黏膜。**上颌神经**(maxillary nerve) 主要分布于下睑皮肤、外侧及底部鼻黏膜、上颌牙龈、腭、上颌牙齿、上唇及颊部皮肤。**下颌神经**(mandibular nerve) 分布于下颌牙及牙龈、舌前 2/3 及口腔底的黏膜耳颞区及口裂以下的皮肤,同时发出运动支支配咀嚼肌。

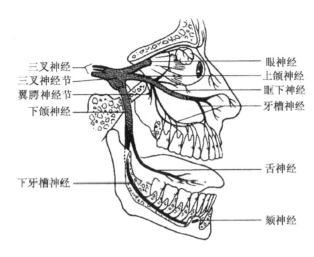

图 11.3　三叉神经节与三叉神经及其分支。

　　如果一名牙医准备给病人拔除某颗牙或补牙,那么口腔的表面标志和骨标志,对准确麻醉该牙齿具有极其重要的意义。通过某一牙齿根部附近注射麻药的方法可以实现对牙槽神经的麻醉。颏神经附近注射麻药,可以使下切牙麻木。翼腭神经节附近麻醉引起上颌神经阻滞时可以实现整个上牙槽牙齿的麻木。

　　三叉神经痛(tic douloureux or trigeminal neuralgia),是以一侧面部复发性疼痛为特征的三叉神经功能紊乱。因该疼痛不能进行长期药物治疗,患者通常需要最终采用三叉神经切除术。此时在吃饭时就特别需要注意,以免无意中咬伤颊黏膜。

11.8　面神经的功能。

面神经(facial nerve)(图 11.4)描绘了面神经对面肌及唾液腺的支配。分布于舌前 2/3 的味蕾(问题 12.2)。

　　Belly 面瘫 Belly's palsy 是暂时性面神经功能障碍,具有突发性。患侧面肌张力降低,导致面肌下垂。Belly's palsy 通常认为与病毒感染有关,尚无特效治疗,可以获得完全恢复。

11.9　迷走神经。

迷走神经(vagus nerve) 是支配内脏器官的最主要的自主神经(图 11.5)。迷走神经的自主性冲动调节消化活动,如腺体分泌及蠕动;其感觉性纤维感受饥饿、腹胀、肠道不适和咽喉运动。

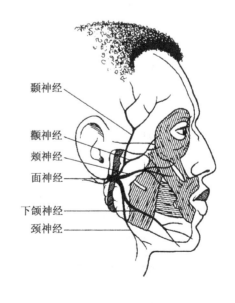

图 11.4　面神经及其分支。

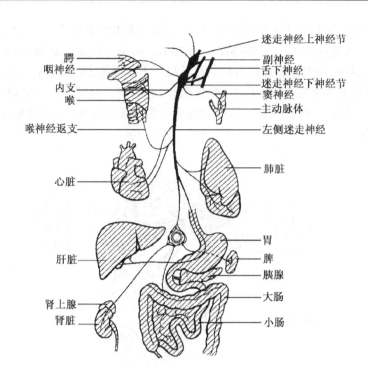

图 11.5 左侧迷走神经支配图。

11.10 正或误：因为脑神经均从脑底部出颅，所以它们可以避免外伤性创伤。

错。头部的袭击不但会引起受击部位的直接损伤，还会引起伤处颅骨对应的大脑组织的回缩，造成脑组织与颅骨分离。比如在一起撞车事故中，头顶部受到冲击将引起脑神经与大脑，大脑与颅骨的撕裂伤。颅脑外伤后神经学的常规检查包括脑神经的功能检查。

目的 C 定位并描述脊神经。

脊神经（spinal nerve）共 31 对，可分为 8 组：8 对颈神经、12 对胸神经、5 对腰神经、5 对骶神经和 1 对尾神经（图 11.6）。第 1 对颈神经干（C1）经寰椎与枕骨之间穿出椎管，其余的脊神经经椎间孔穿出脊髓和椎管（问题 6.26）每条脊神经都是混合性神经，通过感觉性后根和运动性的前根与脊髓相连。

11.11 脊神经的分支。

脊神经的前后根穿出椎间孔后，立即分别形成脊神经的前支和后支，前支由前根直接延续而成，而后支则由后根先膨大，进入感觉神经元胞体聚集的脊髓背根节后形成（图 11.7），二者再一步分支分布。除胸神经 T2～T12 外，其余脊神经的前支均先聚合形成神经丛，然后再重新分离。共有四丛：颈丛，臂丛，腰丛，骶丛（图 11.6）。腰丛和骶丛又可合称为腰骶神经丛。由神经丛发出的周围神经不再带有相应脊髓节段的特征，而是与其所支配的器官密切相关，并以其所支配的器官命名。

11.12 辨认常见的神经及其起源。

人体数百条神经中某些对神经由于外形粗大，支配面积较广，因而比较明显。**膈神经**（phrenic nerve）起源于左右侧颈丛，穿胸廓上口，入胸腔支配膈肌。膈神经兴奋引发膈肌收缩，完成吸气动作。

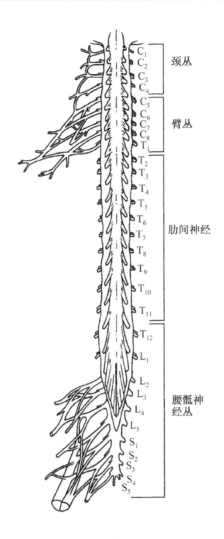

图 11.6　脊髓、脊神经和神经丛。

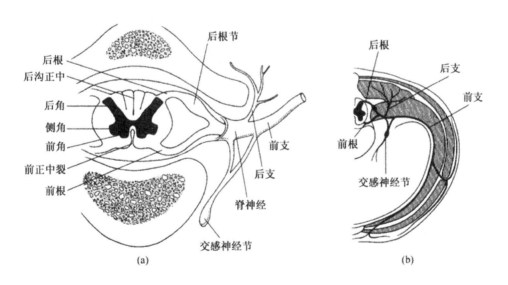

图 11.7　(a) 脊髓横断面,脊神经及脊神经支；(b) 脊神经体壁支配和交感神经的内脏支配。

腋神经（axillary nerve）,**桡神经**（radial nerve）,**肌皮神经**（musculocutaneous nerve）,**尺神经**（ulnar nerve）,**正中神经**（median nerve）起源于臂丛,支配肩部和上肢。如果撞到肘部的"funny bone"时,实际上是尺神经受刺激的结果。

股神经（femoral nerve），闭孔神经（obturator nerve）和隐神经（saphenous nerve）起源于腰丛，支配髋部和下肢。

人体最粗大、最长的神经坐骨神经（sciatic nerve）[包括胫神经（tibial nerve）和腓总神经（common fibular nerve）]起源于 L4～S3 的骶神经丛穿过盆腔，在大腿股筋膜鞘内沿后壁走行。髋关节后脱位通常会引起坐骨神经的损伤。疝气、怀孕期间子宫压力增高，臀部不规范的肌肉注射都可能引起坐骨神经根或坐骨神经本身受累及的情况。

 神经受压将导致严重的后果，甚至于瘫痪。神经短暂的受压也不例外，比如长时间坐在坚硬物体表面后，我们在起立时下肢会产生一种强烈的麻木和针刺感，下肢似乎休眠了一样"gone to sleep"。

目的 D　探究脊髓反射弧。

典型的**反射弧**（reflex arc）包括五大部分(图 11.8)。

感受器（receptor）：位于皮肤、肌腱、关节或其他周围器官内，感受器的末端是感觉神经元的树枝样末梢，感受特定的刺激，如突然的压力或疼痛。

感觉神经元（sensory neuron）：位于脊髓背根节的感觉神经元将来自感受器的信息，沿脊髓后根传递给脊髓灰质的后角细胞。

中枢（center）：感觉神经元的轴突在中枢与联络神经元（又称中间神经元或中继神经元）构成突触联系。中枢在脊髓以呈 H 形的灰质的形式存在。

运动神经元（motor neuron）：从与联络神经元突触联系部位，运动神经元将脊髓前角细胞发出的冲动沿脊髓前根传导到效应器。

效应器（effector）：效应器为骨骼肌或腺体，接受运动性冲动后，分别引起肌肉收缩或腺体分泌。

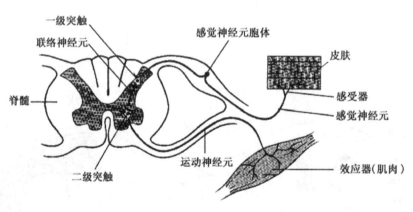

图 11.8　反射弧。

 反射弧使人体能够自主的以最快的可能躲避来自外界的伤害。很典型的一个例子，当我们的手指碰到温度很高的物体时，会下意识地迅速缩回。这种反射性行为将人体受外界伤害可能最小化，从而进一步维持机体的稳态平衡。

11.13　正或误：反射弧总是包括中枢神经系统 CNS。

正确。因为所谓的"弧"，即连接各感觉和运动成分的中枢部分总是位于脊髓或大脑。听到突然的巨响时，头部迅速躲避便是中枢位于大脑的一个反射弧。

11.14　反射弧的哪些成分构成运动单位?

第 7 章目的 F 提到运动单位是由一个运动神经元及其所支配的骨骼肌纤维共同构成。这就是说一个运动单位必须包括运动神经元和一束特定的骨骼肌纤维,如图 11.8。

反射弧实验(reflex test)是体格检查中最常规的一部分。肌腱深反射检查可以向我们提供有关感受器、感觉神经、突触乃至脊髓等部位的情况。同样也可以核对是否为运动反射异常,这些部位的功能也可能受生长发育、药物及某些疾病所影响。

11.15　是什么让人们意识到反射弧的存在?

位于联络神经元两侧的突触(图 11.8)保证了与脊髓中上下传导束的联系。赤脚踩到玻璃上时,在受伤的脚迅速从玻璃上移开的同时,几乎是同一时刻,上肢会迅速伸展,以维持单足站立时身体的平衡。几个毫秒内,疼痛信号便会迅速传递给大脑,我们便会了解到所发生的事情,以及整个反射过程。

11.16　给出单突触反射(不存在联络神经元的反射弧)和多突触反射(存在一个或一个以上的联络神经元)的实例。

单突触反射(monosynaptic reflex)如膝跳反射。用橡皮锤敲击髌韧带时,位于肌腱肌肉连接处的梭内肌肌梭兴奋,引起股四头肌的牵张。冲动沿感觉神经元传导到脊髓,在此,感觉神经元的突触与运动神经元直接相连,冲动下传,先兴奋梭外肌纤维,进而遍布整个肌肉。股四头肌收缩,膝关节伸直。

多突触反射(polysynaptic reflex)如逃避反射。当痛觉性伤害刺激皮肤时,比如接触到锋利的或热的物体,触觉感受器兴奋,感觉冲动经感觉神经元上传到脊髓,兴奋一至两个联络神经元。一个联络神经元发放冲动到另一个运动神经元,产生手或足的躲避动作;另一联络神经元将冲动传递给大脑,从而使我们感觉到这一伤害的过程。

目的 E　为了进一步区别 ANS 和躯体功能系统。

自主神经系统和躯体神经系统各成分的比较见表 11.2。

表 11.2　自主神经系统和躯体神经系统各成分比较

自主神经系统	躯体神经系统
自主功能,一般不需意识支配	需意识支配或主观调控
神经纤维离开中枢后经过换元,构成单突触联系(图)	神经纤维离开中枢后不换元,不形成突触联系
中枢神经元胞体　突触　心脏	中枢神经元胞体　骨骼肌
效应细胞既可被兴奋又可被抑制	对骨骼肌纤维的效应通常是兴奋性的

11.17　有哪些特定的生理活动受 ANS 调节?

ANS 有助于维持机体的稳态平衡。自主反应包括以下调节:血管内径(及其引起的血压的改变),胃肠道的分泌,瞳孔直径的变化,排尿(见第 21 章目的 J),汗腺分泌,肾小球滤过率,支气管内径,阴茎勃起,基础代谢率,肝糖原合成,体温,肾上腺髓质分泌(尚未列全)。

11.18 ANS 和 CNS 是如何相互作用的。

来自内脏的感觉冲动由 ANS 的感觉神经纤维传递至 CNS,在初级中枢下丘脑,脑干,脊髓整合内脏感觉,并投射到高级的中枢(大脑皮质和边缘系统)。于是精确的反应信息经 ANS 系统的运动纤维反馈给内脏器官。

目的 F   比较有关自主神经系统交感和副交感节前纤维的起源,神经节的位置,以及神经递质的类型。

交感和副交感系统的比较见表 11.3。

表 11.3   交感和副交感神经系统的比较

特点	交感神经	副交感神经
节前纤维的起源	胸腰神经	头骶神经
神经节的位置	远离内脏效应器	靠近内脏效应器或效应器壁内
神经递质	神经节为乙酰胆碱;效应器为去甲肾上腺素	神经节为乙酰胆碱;效应器也为乙酰胆碱

11.19   ANS 的交感和副交感神经。

交感神经共有两种类型的交感神经节:交感干神经节(paravertebral)和侧副神经节(paravertebral)。交感干神经节或称为椎旁神经节直接到达内脏;侧副神经节或称为椎前神经节见于交感干以外,内脏和动脉附近。如前一章图 11.9(a)它们之间相互交连形成脊髓外侧的两

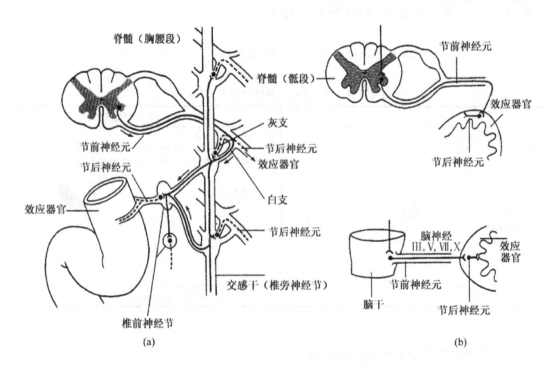

图 11.9   交感神经节   (a)和副交感神经节;(b)的支配。

条交感干。每条交感干上共有 22 个脊神经节(颈 3、胸 11、腰 4、骶 4)如前一章图 11.9(a) 下部所示,节前神经元离开脊髓,经前根达脊神经然后穿白交通支联合到达交感干。在那里,多数突触(与节后神经元构成)位于交感干脊神经节内,部分节后神经元轴突经灰交通支联合返回脊神经,而另一部分一些节前神经元突触位于侧副神经节(腹腔的、肠系膜上的、肠系膜下的)中(与节后神经元构成)。

副交感神经 (parasympathetic division)所有的副交感神经节都叫做终端神经节,因为其位于所支配的器官或在器官附近。见图 11.9(b)所示副交感神经支配系统图。

11.20　解释为何交感神经纤维和副交感神经纤维分别为肾上腺素能和胆碱能。

因为在效应器部位二者释放的化学递质分别肾上腺素和乙酰胆碱。

但有三处例外:支配汗腺,部分骨骼肌血管和外生殖器,以及肾上腺髓质的交感神经纤维为胆碱能。

11.21　自主神经系统胆碱能受体的类型。

毒蕈碱受体 (muscarinic receptor)位于副交感节后神经元支配的效应细胞和交感节后神经元的胆碱能纤维效应器细胞上(见问题 11.19)。**烟碱受体** (nicotinic receptor)在交感和副交感部同时存在。

11.22　自主神经系统去甲肾上腺素能受体的类型:

主要有两大类,α 受体和 β 受体,二者又分为两个亚型(表 11.4)。去甲肾上腺素主要兴奋α 受体,肾上腺素既兴奋 α 受体又兴奋 β 受体,且二者程度基本相等。异丙肾上腺素人工儿茶酚胺主要兴奋 β 受体。

目的 G　区别交感神经和副交感神经对器官的不同作用。

心脏与人体大多数平滑肌,内脏器官一样,受交感和副交感神经双重支配。一类兴奋,另一类抑制。二者总是协调一致,当一方的活动增强,另一方的活动便会减弱。为了探讨每一部分对某个器官的作用,使用以下规则:

交感神经兴奋 (sympathetic stimulation):使机体处于一种紧张、恐惧、愤怒(争斗反应)的状态,以及紧张性的身体活动中。

副交感神经兴奋 (parasympathetic stimulation):使机体功能活动保持安静、日常状态、降低心率、促进食物的消化和吸收。

11.23　列表举例由 ANS 支配的组织器官并指出交感和副交感系统兴奋对器官的影响(见表 11.4 和图 11.5)。

表11.4　去甲肾上腺素受体的类型

受体类型	分布	兴奋的表现
α1	平滑肌	血管收缩,子宫收缩,瞳孔扩大,肠括约肌收缩,立毛肌收缩
α2	后根节肾上腺素能神经元轴突末端	负反馈:去甲肾上腺素能抑制自身的进一步分泌
β1	心脏	改变心率和心肌收缩力
β2	平滑肌	血管舒张,子宫舒张,肠平滑肌舒张,糖原分解

表11.5　交感神经和副交感神经活动对比

器官或腺体	交感神经兴奋(肾上腺素能或胆碱能)	副交感神经兴奋(胆碱能)
心脏	心率加速,心肌收缩力增加	心率减慢和心肌收缩力降低
皮肤	血管收缩(肾上腺素能);血管舒张,面部潮红(胆碱能)	无
骨骼肌	血管收缩(肾上腺素能);血管舒张(胆碱能)	无
血管	多数收缩	仅在少部分器官收缩(如阴茎)
内脏	血管收缩(分布于腹腔脏器的肾上腺素能)	血管舒张(腹腔脏器)
生殖器官	血管舒张(分布于外生殖器的胆碱能)	血管舒张(外生殖器)
毛发(立毛肌)	收缩并立毛	无
细支气管	舒张	收缩
胃肠道束	减低	增加
胆囊和胆管	抑制	兴奋
肛门括约肌	收缩	松弛
尿道膀胱	肌张力增加	收缩
睫状肌	松弛(视远物)	收缩(视近物)
虹膜	瞳孔扩张	瞳孔收缩
汗腺	刺激分泌(胆碱能)	无
鼻、泪、唾液、胃、小肠的腺体和胰腺	血管收缩并抑制分泌	血管舒张并刺激分泌
胰岛	减少胰岛素分泌	增加胰岛素分泌
肝脏	促进糖原水解释放葡萄糖入血	无
肾上腺髓质	增加去甲肾上腺素和肾上腺素的分泌(引起心率、血压、血糖增高)	无

11.24　给出四类临床用于增强或抑制自主神经功能的药物。

肾上腺素能受体兴奋剂(adrenergic receptor stimulant)。包括肾上腺素、去甲肾上腺素、异丙肾上腺素、麻黄碱和苯丙胺。用于舒张支气管平滑肌,治疗心动过速、房颤、扩瞳、延缓局麻药的吸收,稳定病人情绪。

肾上腺素能受体拮抗剂(adrenergic receptor antagonist)。包括酚妥拉明、酚苄明、哌唑嗪(α受体阻断剂);普萘洛尔、噻吗洛尔、纳多洛尔(β阻断剂)。用于嗜铬细胞瘤降低血压(α受体阻断剂);降低血压,减少心绞痛发作,治疗心率不齐,降低青光眼眼内压(β阻断剂)。

胆碱能受体激动剂(cholinergic receptor stimulant)。包括乙酰胆碱及其类似物——乙酰甲胆碱、卡巴胆碱、氨基甲酰甲基胆碱。用于兴奋肠管及膀胱尿道术后,降低青光眼眼内压,周围血管舒张,终止箭毒化,治疗重症肌无力。

胆碱能受体阻断剂(cholinergic receptor antagonist)。包括阿托品、东莨菪碱(抗毒蕈碱制剂)。用于治疗帕金森症、扩瞳、治疗运动病,消化性溃疡和胃肠道束运动过度,减少唾液或支气管分泌(术前应用阿托品)。

复　习　题

选择题

1. 交感神经节后纤维及其效应器之间的化学递质是(　　)。　(a) 去甲肾上腺素　(b) 乙酰胆碱　(c) 肾上腺素　(d) 肾上腺素

2. 大多数躯体器官接受(　　)支配。　(a) 自主神经系统的副交感部　(b) 自主神经系统的交感部　(c) 自主的交感和副交感神经　(d) 中枢神经系统

3．副交感神经起自（　　）颅神经。　（a）Ⅲ、Ⅴ、ⅦⅨ、Ⅹ　（b）Ⅳ、Ⅴ、Ⅸ、Ⅹ　（c）Ⅲ、Ⅶ、Ⅸ、Ⅹ　（d）Ⅴ、Ⅸ、Ⅹ、Ⅻ

4．加入交感干的节前神经纤维不能（　　）。　（a）与初级交感节后神经元构成突触联系　（b）在与交感节后神经元构成突触联系之前沿交感干下行　（c）不进行任何突触连接而终止于交感干　（d）穿过交感干而不构成任何突触

5．交感部节前神经元胞体位于（　　）。　（a）脊髓的颈段和骶段　（b）脊髓的白质　（c）脊髓灰质侧角　（d）大脑和骶髓

6．自主神经系统的功能（　　）。　（a）运动　（b）感觉　（c）运动和感觉　（d）以上都不是

7．每条脊神经的白支连接到（　　）。　（a）椎前神经节　（b）脊神经干　（c）脊神经节后根　（d）腹腔神经节

8．下列（　　）描述了 ANS 交感部对瞳孔和胃肠道束的作用。　（a）扩瞳/抑制　（b）扩瞳/兴奋　（c）缩瞳/抑制　（d）缩瞳/兴奋

9．（　　）不能由交感神经兴奋引起。　（a）糖原合成　（b）脾收缩　（c）肾上腺分泌儿茶酚胺　（d）唾液腺的大量分泌

10．自主神经系统分区的一个依据是（　　）。　（a）交感信号由脊髓传导到外周经过两极神经元中继而副交感只经过一级　（b）交感神经纤维支配腹腔器官　（c）交感纤维只发自脊髓　（d）两部分对器官的作用通常是对抗性的

11．ANS 交感部不是（　　）。　（a）起自胸腰水平　（b）在紧急情况下调动能量　（c）刺激胆汁分泌　（d）气管收缩

12．泪腺支配（　　）。　（a）面神经　（b）视神经　（c）睫状神经　（d）动眼神经　（e）腭神经

13．判断以下对副交感区的描述（ⅰ）所有的神经元都释放乙酰胆碱作为初级神经递质（ⅱ）节后神经元胞体位于或在所支配器官的附近（ⅲ）节前神经元胞体位于脊髓的颈段或骶段。以上描述中正确的是（　　）。　（a）全正确　（b）都不正确　（c）（ⅰ）和（ⅱ）　（d）（ⅱ）和（ⅲ）　（e）（ⅲ）

14．以下关于交感区的描述正确的是（　　）。　（ⅰ）所有的神经元都释放去甲肾上腺素作为初级递质（ⅱ）节后神经元胞体位于或在所支配器官的附近（ⅲ）节前神经元胞体位于脊髓的胸段或腰段　（a）（ⅰ）　（b）（ⅱ）　（c）（ⅲ）　（d）（ⅰ）和（ⅲ）　（e）全对

15．ANS 的交感部分具有负反馈的自主受体有（　　）。　（a）α_1　（b）α_2　（c）β_1　（d）β_2

16．兴奋 β 受体的有（　　）。　（a）甲氧胺　（b）乙酰胆碱　（c）异丙肾上腺素　（d）阿托品

17．位于交感和副交感神经节的乙酰胆碱受体（　　）。　（a）毒蕈碱受体　（b）能被阿托品阻断　（c）烟碱受体　（d）能被异丙肾上腺素兴奋

18．心脏上存在（　　）受体。　（a）α　（b）β　（c）烟碱　（d）GABA

19．（　　）药物可以用于治疗支气管哮喘。　（a）胆碱类　（b）抗胆碱酯酶类　（c）肾上腺素类　（d）肾上腺素阻断剂

20．乙酰胆碱阻断剂的副作用（　　）。　（a）增加胃液分泌　（b）胃肠道束痉挛　（c）腹泻　（d）口干

21．准备手术的病人在术前晚上诉恐惧时，以下（　　）表明交感神经兴奋。　（a）病人诉口干　（b）周身皮肤湿润发汗　（c）面色苍白　（d）瞳孔扩大　（e）以上都对

22．以下（　　）不是 ANS 的功能。　（a）支配所有的内脏器官　（b）传递感觉和运动冲动　（c）调节或控制重要活动　（d）有意识的控制运动

23．关于(1)心脏(2)腺体(3)平滑肌(4)特定骨骼肌,我们可以认为由 ANS 支配的（　　）。　（a）1、2、3　（b）1、3、4　（c）2、4　（d）1、2、3、4

24．阿托品(毒蕈碱受体阻断剂)可能引起（　　）。　（a）心肌收缩减弱　（b）静息下心率加快　（c）唾液腺过度分泌　（d）小肠蠕动亢进

25．由神经细胞胞体聚集而成的神经节是（　　）。　（a）位于大脑和脊髓中　（b）位于大脑

和脊髓以外的地方　(c) 仅位于脊髓内　(d) 仅存在于大脑内

26. 支配眼球运动的颅神经是(　　)。　(a) 视神经　(b) 三叉神经　(c) 滑车神经　(d) 舌下神经

27. 拥有最多支配区的颅神经是(　　)。　(a) 三叉神经　(b) 迷走神经　(c) 展神经　(d) 副神经

28. 味觉受(　　)颅神经的调节。　(a) 三叉神经和面神经　(b) 滑车神经和展神经　(c) 面神经和舌咽神经　(d) 三叉神经和舌咽神经

29. 腮腺区面部挫伤的病人,一侧面肌瘫痪,一侧眼睑不能闭合,口角偏向同侧。(　　)颅神经受到损伤。　(a) 展神经　(b) 面神经　(c) 舌咽神经　(d) 副神经　(e) 舌下神经

30. 以橡皮棰敲击膝盖骨韧带引起的膝跳反射是(　　)。　(a) 是条件反射　(b) 是多突触反射　(c) 反射中枢位于脊髓　(d) 受三级神经元反射弧的调节

31. (　　)一对神经及其效应器的支配关系不正确。　(a) 膈神经与膈肌　(b) 迷走神经与腹腔后脏器　(c) 舌咽神经与味蕾　(d) 展神经与面肌　(e) 坐骨神经与下肢

32. 不能直行提示(　　)颅神经损伤。　(a) 前庭蜗神经　(b) 滑车神经　(c) 面神经　(d) 副神经

33. 支配眼球向水平侧运动的眼直肌(　　)。　(a) 视神经　(b) 展神经　(c) 面神经　(d) 动眼神经　(e) 滑车神经

34. 以下不是脊神经丛的是(　　)。　(a) 颈丛　(b) 骶丛　(c) 脉络丛　(d) 臂丛　(e) 腰丛

35. (　　)脊神经不是混合神经。　(a) 展神经　(b) 舌咽神经　(c) 三叉神经　(d) 迷走神经　(e) 前庭蜗神经

判断正误

_____1. 颅神经只支配头颈部的结构。

_____2. 眼外肌被三条不同的颅神经支配。

_____3. 所有的脊神经都是混合神经。

_____4. ANS 的副交感系统与紧张或应激有关。

_____5. 耸肩不能提示面神经功能障碍。

_____6. 阴茎勃起属于副交感反应。

_____7. 脊神经后根节仅仅由感觉神经元组成。

_____8. 压迫臂丛引起手部瘫痪。

_____9. 视神经支配眼球的运动。

_____10. 周围神经系统包括 12 对颅神经,31 对脊神经和 4 个神经丛。

_____11. 嗅神经、视神经、前庭蜗神经为单纯的感觉性神经。

_____12. Belly's 麻痹是暂时性的面神经功能障碍。

_____13. 所有的反射弧都包括中枢神经系统。

_____14. 交感神经起源于头骶部。

_____15. 共有 7 个颈椎,8 条脊神经。

填空题

1. _____是由某一脊神经或颅神经支配的皮肤区域。

2. _____神经支配外直肌。

3. _____是三叉神经功能障碍,表现为一侧面部的反复性疼痛。

4. _____神经是三叉神经的分支,支配下颌骨及牙齿,下颌部的皮肤及舌。

5. _____条颈神经,_____条胸神经,_____条腰神经,_____骶神经,_____尾神经。

6. 自主神经系统分为_____,或者肾上腺素能,和_____、胆碱能系统。

7．____受体同时存在于自主神经系统的交感和副交感的神经节。

8．____神经纤维离开中枢神经系统后，不构成突触联系。

9．起源于胸腰段的自主神经系统是____。

10．____颅神经将视网膜的感觉传递到丘脑。

填图题　将右图中标记的结构填写到下面

1．_____

2．_____

3．_____

4．_____

5．_____

6．_____

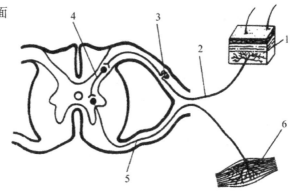

答　案

选择题

1．（a）肾上腺素是交感神经系统效应器部位的神经递质，但汗腺、骨骼肌血管、外生殖器除外。支配这些部位的交感神经节后神经纤维分泌乙酰胆碱（为胆碱能）。

2．（c）多数器官同时受交感和副交感两种神经的交替控制，当一种神经纤维兴奋时，另一种纤维则受到抑制。

3．（c）动眼神经Ⅲ、面神经Ⅶ、舌咽神经Ⅸ、迷走神经Ⅹ传导副交感冲动。

4．（c）节前神经纤维加入交感干之间不形成任何突触联系，离开交感干后也不与远处的神经节构成突触。

5．（c）交感神经节前神经元胞体起源于脊髓灰质侧角（胸腰节段）。

6．（c）自主神经包含运动和感觉两种神经纤维成分。

7．（b）白支位于脊神经和交感链之间。

8．（a）交感神经兴奋，瞳孔扩大，而对消化道运动是抑制性的。

9．（d）交感神经对任何消化活动都是抑制性的，包括唾液腺的分泌。

10．（d）交感和副交感神经的作用是拮抗性的，二者对器官活动的调节是持续性的。

11．（c）胆汁分泌受交感神经的抑制。

12．（c）眼支是三叉神经最上支，支配头皮、上睑、眼球表面及泪腺。

13．（c）解剖上，应起源于头骶部，而非颈骶部。

14．（c）肾上腺素并非永远是交感神经的递质（三个例外），且节后神经元通常比较遥远。

15．（b）肾上腺素可以负反馈的抑制自身的进一步释放。

16．（c）异丙肾上腺素是拟儿茶酚胺类，主要兴奋β受体。

17．（c）烟碱在两种交感系统均有分布。

18．（b）心脏只有β受体。

19．（c）肾上腺素能或交感性神经纤维兴奋β受体，引起支气管扩张。

20．（d）唾液腺分泌受抑制，导致口干。

21．（e）所有症状都是交感神经兴奋所致。

22．（d）正如字面上的意义，所谓自主神经，其支配是非随意性的。

23．（a）自主神经系统不支配任何骨骼肌。

24. (b)毒蕈碱受体与副交感神经相关(弛缓心肌)。

25. (b)脊神经节是周围神经系统中神经元胞体聚集的地方,而在中枢神经元胞体聚集称为神经核。

26. (c)滑车神经是支配眼球运动的三大神经之一。

27. (b)迷走神经支配胸腹腔内的脏器。

28. (c)舌咽神经和面神经都负责舌的感觉。

29. (b)面神经损伤引起患侧整个面部的瘫痪,原因是肌张力丧失。

30. (e)反射弧中枢位于脊髓灰质。

31. (d)展神经支配眼肌而非面肌。

32. (a)前庭蜗神经支配平衡器。

33. (b)展神经支配外直肌。

34. (c)脉络丛产生脑脊液。

35. (e)前庭蜗神经是单纯的感觉性神经。

判断正误

1. 错误;迷走神经支配胸腹腔脏器。

2. 正确

3. 正确

4. 错误;应激条件下交感神经兴奋。

5. 错误;副神经的作用是提肩。

6. 正确

7. 正确

8. 正确

9. 错误;展神经、动眼神经、滑车神经支配运动眼球的肌肉。

10. 正确

11. 正确

12. 正确

13. 正确

14. 错误;自主神经交感部起源于脊髓的胸腰段。

15. 正确

填空题

1. 皮区	2. 展神经
3. 三叉神经节	4. 下颌
5. 8,12,5,5,1	6. 交感,副交感
7. 烟碱	8. 躯体神经
9. 交感性	10. 视

填图题

1. 受体器	2. 感觉神经元
3. 感觉神经元胞体	4. 联络神经元
5. 运动神经元	6. 效应器

(周　馨　高秀来　译)

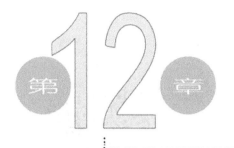

感觉器官

目的 A 解释什么是感觉器官并列出五种特殊感觉。

　　　感觉器官（sensory organ）由神经系统特化形成,它含有感受特殊刺激的感觉(传出)神经元,并将神经冲动传送到大脑。感觉器官感受的刺激具有特异性,就像一个能量过滤器,只能识别一个很窄范围内的能量。例如,眼睛内的视杆和视锥细胞,它们只对一定范围内的光波反应,而在正常情况下,对 X 射线、电磁波或超强和过弱的光都没有反应。

　　根据感受器和神经通路(神经和束路)复杂程度的不同,人体的感觉分为**一般感觉**（general sense）和**特殊感觉**（special sense）。一般感觉包括体表的皮肤感受器(触觉、压觉、热觉、冷觉和痛觉)。一般所说的皮肤感受器只包括触觉(见问题 5.19 和表 5.2)。特殊感觉的感受器位于复杂的感受器内,有专门的神经传导通路。特殊感觉是指味觉、嗅觉、视觉、听觉和平衡觉。

12.1 哪些是化学感受器和光感受器?

　　化学感受器（chemoreceptor）是对化学刺激起反应的特化的神经元。这些感受器只在湿润的环境里发挥作用。嗅觉和味觉的形成依赖这些感受器。

　　光感受器（photoreceptor）是对光波起反应的特化的神经元。眼球内的视杆和视锥细胞(见问题 12.12)都是光感受器。

目的 B 描述味觉的感受器和神经传导通路。

　　　味觉（sense of taste,gustation）感受器位于舌表面的味蕾内。味蕾与舌黏膜上的**舌乳头**（lingual papillae）,即钉状突起相对应(图 12.1)。少数味蕾位于腭和咽的黏膜表面 。一个味蕾含有 40～60 个、束状排列的**味觉细胞**（gustatory cell）,及一些**支持细胞**（supporting cell）(图 12.2)。每个味觉细胞都是一个引起神经冲动的

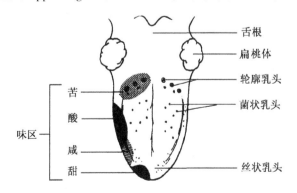

图 12.1　舌表面味蕾和味区的分布。

感觉神经元。

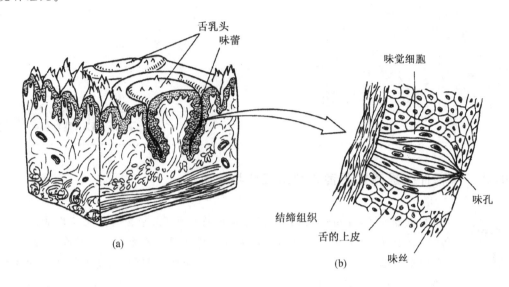

图 12.2　(a) 舌乳头和(b) 味蕾的味觉细胞。

　　四种基本的味觉是甜(由糖、醇类和醛类引起)、酸(由 H^+ 引起,因此所有的酸都是酸的)、苦(由生物碱引起)和咸(由离子化的盐的阴离子引起)。

12.2　舌乳头分为哪三类？如何分布的？

　　轮廓乳头 (vallate papillae) 最大,但数量最少,呈倒置的 V 字形分布于舌的后部(见图 12.1)。

　　菌状乳头 (fungiform papillae) 为结状隆起,位于舌尖和舌两侧。

　　丝状乳头 (filiform papillae) 粗短,分布在舌前 2/3。

12.3　味觉感受器是否存在适应性？

　　是的,持续接触一种味觉刺激,感觉神经元的传递就减弱了。

12.4　哪些颅神经将味觉传递至大脑？

　　舌和咽的感觉神经分布如下:舌前 2/3 由面神经的鼓索支分布,舌后 1/3 由舌咽神经分布,咽部由迷走神经分布(见表 11.1)。

12.5　大脑的哪些区域接受来自味觉感受器的冲动？

　　味觉首先传导至脑干(孤束核),随后至丘脑(腹后内侧核),最后到达大脑皮质的感觉区(大脑外侧面的中央后回),在那里形成味觉。

目的 C　认识嗅觉的感受器和神经传导通路。

　　嗅觉 (sense of smell, olfaction)感受器位于鼻腔外侧上鼻甲的黏膜内(图 12.3)。与味觉感受器一样,嗅觉感受器也是化学感受器。但是,引起嗅觉的化学物质是由空气传播的,这就需要先溶解于鼻腔上外侧部的黏膜层。

12.6　一种有气味的物质——能够刺激嗅觉感受器的化学分子都有哪些特征？

　　这种有气味的物质必须是挥发性的(能够到达嗅觉感受器)、水溶性的(能够穿透覆盖感受

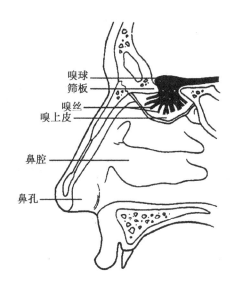

嗅球
筛板
嗅丝
嗅上皮

鼻腔

鼻孔

图 12.3 鼻腔嗅上皮内的嗅觉感受器。

器的湿润的黏膜层)和脂溶性的(能够穿透嗅觉感受器的细胞膜)。

12.7 嗅觉感受器是否有适应性?

是的。持续接触一种气味,嗅觉感受器很快就适应了(在第一秒内有 50% 的适应)。与其他哺乳动物相比,人类的嗅觉较差。对我们而言,好像是判断出一种气味的存在要比判断出它的浓度更为重要。

12.8 是否所有可挥发的化学物质都可以刺激嗅觉感受器?

不是。大约仅有 2% 或 3% 的吸入气体可以接触到嗅觉感受器,因为它们位于主体气流的上部。用力地用鼻子吸气,使挥发性化学物质更多地接触到嗅觉感受器,可以大大地提高嗅觉。

12.9 嗅黏膜上有哪些颅神经分布?

嗅神经传递与嗅觉有关的多数神经冲动(见表 11.1)。然而,一些刺激性的化学物质(例如胡椒)同时也刺激三叉神经。刺激性的化学物质通常引发一种保护性和反射性的喷嚏和/或咳嗽。嗅觉神经冲动沿着每条嗅束传递到大脑皮质的相应嗅区(前梨状皮质、胼胝体下回和嗅结节),在那里形成嗅觉。

目的 D 描述眼副器的构成。

眼副器不仅能保护眼球,还能运动眼球。每个眼球都由一个由脑颅骨和面颅骨组成的**骨性眼眶**(bony orbit)(见问题 6.13)保护着。其他附属结构如下:

眉(eyebrow)[图 12.4(a)]由粗短的毛发组成,在眼的上方,有助于防止汗液和空气中的颗粒进入眼内。它们还能减弱阳光的直射。

眼睑(eyelid) 两个眼睑(palpebrae)覆盖着眼球,保护眼球免受干燥、外来物和阳光的损伤。每个眼睑都有一层皮肤覆盖,含有肌纤维、**睑板**(tarsal plate)(致密的纤维结缔组织)、**睑板腺**(ciliary gland)(特化的皮脂腺)和**睫毛腺**(ciliary)(汗腺)。睫毛不停地闪动,使眼睑不断地开合,可以防止空气中颗粒进入眼内。

泪器(lacrimal apparatus)由**泪腺**(lacrimal gland)和**泪道**(lacrimal canal)[图 12.4(b)]组

成,泪腺分泌泪液(tear),泪道是将泪液排放到**泪囊**(lacrimal sac)的管道。泪液与眼睑一起保持眼球表面的润滑。泪液还含有溶菌酶,一种有杀菌作用的多糖。

眼肌 (eye muscle)六块眼肌(ocular muscle)将骨性眼眶和眼球联系起来,负责眼球的各种运动(图 12.5)。上直肌使眼球转向上方;内直肌使眼球转向内侧;下直肌使眼球转向下方;外直肌使眼球转向外侧;下斜肌使眼球转向下外方;上斜肌使眼球转向上外方。另外,上睑提肌(见图 12.4)可以上提眼睑,眼轮匝肌(见图 8.1)协助眼睑运动。

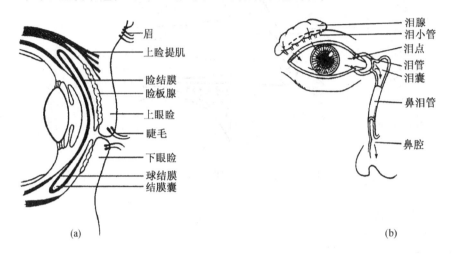

图 12.4 眼副器(a)眼球前部和眼睑的矢状面;(b)泪腺和泪液的排放通路(见箭头)。

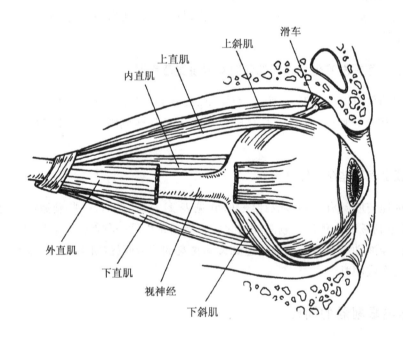

图 12.5 眼外肌。

12·10 为什么哭的时候会流鼻涕?

泪液经眼球前表面到达泪管,通过泪囊和鼻泪管,到达鼻腔。正常情况下,泪液经鼻腔后部到达咽部。当一个人哭的时候,泪液大量产生,溢出流到脸颊上,同时鼻腔内的泪液也大量增加。因感情激动而流泪是人类的一种特殊行为。

目的 E　描述眼的构造。

眼（eye）球的直径约为 25 mm（内径）。它由三层（layer）膜、一个晶状体和两个基本的腔组成。

纤维膜（fibrous tunic）（外膜 outer layer）分为两个部分。**巩膜**（sclera）（眼球发白的部分）由致密规则的结缔组织组成，起支持和保护眼球的作用。巩膜也是眼外肌附着的地方（见目的 D）。透明的**角膜**（cornea）组成眼球的前表面。这种凸面形能够折射进入眼球的光线。巩膜表面有一层薄薄的保护膜，叫做**球结膜**（bulbar conjunvtiva），延续到眼睑，叫做**睑结膜**（palpebral conjunctiva）（见图 12.4）。

血管膜（vascular tunic）（**中膜** middle layer）分为三部分。**脉络膜**（choroid）较薄，血管密集，为眼睛提供营养和氧气。它还能吸收光线，避免形成反射。**睫状体**（ciliary boby）是血管膜前部加厚的部分。它含有平滑肌纤维，能够调节晶状体的形状。**虹膜**（iris）位于血管膜的最前部，含有色素（决定着眼睛的颜色）和平滑肌纤维，平滑肌以环状和辐射状排列。虹膜中央为瞳孔，平滑肌的收缩可以调节瞳孔的大小。

内膜（internal tunic）（**内层** inner layer 或**视网膜** retina）这一层含有两种类型的光感受器。**视锥细胞**（cone）感受强光，主要在白天或明亮处感知颜色和清晰度（锐度）。**视杆细胞**（rod）感受弱光，负责夜间或暗处（白和黑）视物。另外，视网膜还有双极细胞，传递视杆和视锥细胞的神经冲动，还有节细胞，传递双极细胞的神经冲动（见问题 12.12）。节细胞的突起沿视网膜到达**视神经盘**（optic disc），组成**视神经**（optic nerve）。**中央凹**（fovea centrali）是视网膜后部浅陷的凹陷，此处由视锥细胞组成，是感光最敏锐的地方。环绕中央凹的部分叫做**黄斑**（machla lutea），也含有大量的视锥细胞。

晶状体（lens）晶状体是一个透明、双面凸起的结构，由紧密排列的蛋白质组成。它由一个**晶状体囊**（lens capsule）包裹，由晶状体悬韧带（suspensory ligament）（由睫状小带纤维构成）系于睫状体。因视物远近的不同，晶状体调节曲度聚焦光线。

眼腔（cavities of the eye）眼球内部被晶状体分隔为**前腔**（anterior cavity）和**后腔**（posterior cavity）（玻璃体房）。前腔又被虹膜分隔为眼前房（角膜和虹膜之间）和眼后房（虹膜和晶状体之间）。前腔有水样的液体，称为房水。后腔有透明的胶样物质，称为玻璃体。

睫状体不断地产生房水。房水从眼后房经瞳孔流到眼前房。在晶状体基部，有一房水循环的血管网状结构，叫做**巩膜静脉窦**（scleral venous sinus）。玻璃体在出生前已经形成。因眼睛增大而另外有小数量的生成，但不像房水那样不断地产生。

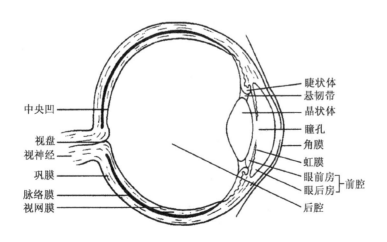

图 12.6　眼的内部解剖。

晶状体失去透明度,称为白内障。创伤、有毒物质、感染或年龄老化都可能引起晶状体蛋白质的这种化学变化。双侧晶状体白内障未加治疗是最常见的致盲原因。发生白内障的晶状体可以经手术摘除,置换一个人工晶状体,视力就可以恢复。

　　青光眼是一种眼内压异常升高的疾病。房水不能正常及时地经巩膜静脉窦排出。液体的潴留导致脉络膜内血管受到压迫,视神经同时也受到压迫。视网膜细胞死亡和视神经萎缩导致失明。早期发现,药物可以有效地治疗青光眼。

12.11　眼睛都有哪些折射结构?

　　进入眼内光线经过折射(弯曲),在中央凹上聚焦成一个清晰的、倒置的图像。光线顺次通过的折射装置有角膜、房水、晶状体和玻璃体。在角膜发生的折射幅度最大,但最重要的折射装置是晶状体。晶状体有很好的弹性,它的弯曲度的改变可以保障当眼睛移动时,仍能够清晰地聚焦图像。

　　散光是因为角膜或晶状体不规则的弯曲度从而使光线的折射发生变形。如果在一个人的视野中出现模糊的区域,就要考虑这种情况。散光的矫正需要对不规则程度进行仔细地测定,配戴特殊的球镜。

12.12　视网膜分为哪几层?

　　从功能上讲,视网膜由两层组成(图 12.7)。较薄的色素层与脉络膜相连,较厚的神经层是接受光波刺激并将其转化为神经冲动的部分。神经层包括三种不同类别的细胞。按照传导神经冲动的顺序,它们分别是**视杆**(rod)和**视锥细胞**(cone)、**双极细胞**(bipolar neuron)和**节细胞**(ganlion neuron)。视神经是由节细胞的突起聚集而成。但有一点值得注意,那就是光线在刺激视杆和视锥细胞以前,先经过节细胞和双极细胞,这与神经冲动传导的方向相反。

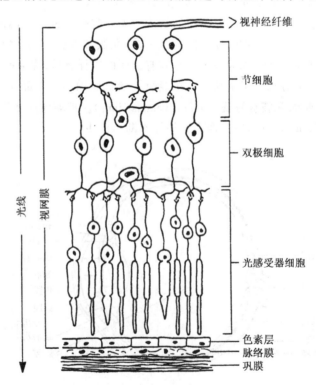

图 12.7　视网膜的神经元。

12.13　视杆细胞和视锥细胞,哪种数量更多?

每只眼睛的视杆细胞超过 100,000,000 个(1 亿),视杆细胞较视锥细胞细长,延展。视杆细胞多分布于视网膜的外周部分。视锥细胞大约为每只眼睛 7,000,000 个,多集中在中央凹和四周的黄斑区域。

12.14　视锥细胞是否对所有的可见光线都能感知?

不是。视锥细胞对应着三种基本颜色,有三个吸收高峰,分为三类,这三种基本颜色分别是蓝、绿和橘红(图 12.8)。

　　色盲是一种不能辨别颜色的视觉障碍,尤其以红绿色盲多见。红绿色盲约占美国人口的 5%。真正的色盲,或叫全色盲,是很少见的。在这种情况下,只能辨别白和黑的不同灰度。多数脊椎动物没有色觉。

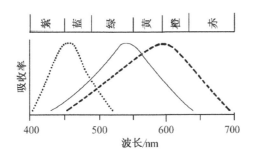

图 12.8　视觉光谱。

目的 F　描述视野和视觉传导通路。

　　视野是指一个人的可视范围。如果一个人有好的视力,视野内注视点都是锐利而又清晰的。注视点以外,图像欠清晰,视野的外周都是模糊的。
　　一个人并不是用眼睛看。光线刺激了视网膜上的光感受器,引起视觉神经冲动传递到大脑皮质枕叶,在那里形成视觉。

12.15　视野内有哪三种视区?

人眼向前平视时允许的视野范围约为 180°。视野可以分为三个视区(图 12.9)。**黄斑视区**(macular field)有最敏锐的视力,因为来自这个区域的光线,激活的是双眼中央凹和黄斑的光感受器。**双眼视区**(binocular field)是双眼视野相交的部分,感光并不敏锐,它可以形成一个清晰的图像,但不像黄斑视区那么锐利。**单眼视区**(monocular field)是一只眼与另一眼没有交叉的视野部分。它只能形成模糊的外周视觉。深度觉需要两只眼睛同时精确地聚焦于一个物体;因此,单眼视区并不构成三维图像。

12.16　视觉传导通路是怎样的?

两条**视神经**(optic nerve)(分别来自两个眼球)聚集在**视交叉**(optic chiasma)(见图 12.9)。但是,只有来自视网膜内侧(鼻侧)的视神经纤维交叉到对侧。来自视网膜外侧的视神经纤维并不交叉。**视束**(optic tract)是来自视交叉的视神经纤维的延续,由来自双眼视网膜的神经纤维组成。

当视束进入大脑,部分视神经纤维终止于上丘。这些纤维(来自双眼)和运动传导通路一

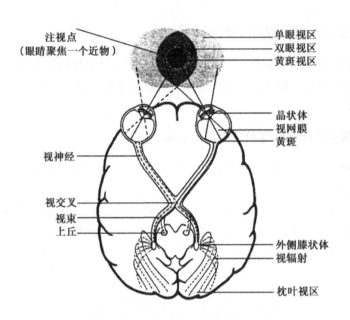

图 12.9 眼的视区和神经传导通路。

起组成**顶盖系统**（tectal system），负责身体-眼睛的协调统一。

视束中大约有 75% 的纤维到达丘脑的**外侧膝状体**（lateral geniculate boby），在这里与其中的神经元形成突触联系，发出纤维组成**视辐射**（optic radiation）。视觉信息通过视辐射传递到枕叶皮质的**纹区**（striate cortex）。整个神经传导通路包括从外侧膝状体到纹区皮质，被称为**膝状纹区系统**（genicolostriate system），负责视野内视觉的形成。

目的 G　针对不同距离的物体眼睛是如何聚焦的？

　　要想使一个物体聚焦在视网膜上，这个物体距离的越远，晶状体就越扁平。调整晶状体的形状，由睫状体内的睫状肌完成（见图 12.6），称为调节作用。当睫状肌收缩的时候，悬韧带内睫状小带纤维松弛，引起晶状体变厚，凸度增大。

　　近视眼中，对晶状体的折射能力来说，眼球过长，远处的物体只能聚焦在视网膜的前面。近处的物体可以聚焦在视网膜上。配戴凹透镜可以矫正近视眼。远视眼中，对晶状体的折射能力来说，眼球过短，近处的物体聚焦于视网膜的后面。远处的物体可以聚焦于视网膜上。配戴凸透镜可以矫正远视眼。

目的 H　耳的一般概念，详述外耳的组成部分以及它们的功能。

　　耳（ear）是听觉和平衡器官。它分为三个基本部分：外耳、中耳和内耳（图 12.10）。外耳开放于外部环境，中耳通过咽鼓管（eustachian）与咽相通，内耳通过感觉神经与脑相连。进入耳内的声波依次通过气态媒介物（外耳）、固态媒介物（中耳）和液态媒介物（内耳）。

　　外耳（outer ear）将声波导入中耳。外耳包括**耳廓** [auricle(pinna)]、**外耳道**（external auditory canal）和**鼓膜** [tympanic membrane("eardrum")]。漏斗形的耳廓将声波导入**外耳道**，外耳道长 2.5cm(1-in)，是一顺应骨性外耳道的肉质管道（见图 6.11）。外耳道深层有**耵聍腺**（ceruminous gland）（问题 5.28）分泌保护性的耵聍。薄薄的**鼓膜**将声波传导至中耳。

感染或创伤可能引起**鼓膜破裂**。儿童感冒或扁桃体炎常引起中耳的感染(急性化脓性中耳炎)。病原体经咽鼓管进入中耳。剧烈的耳痛是中耳感染的常见症状。脓液引起压力增大,最终导致鼓膜破裂,脓液排出。感染或巨大声响引起的鼓膜的自发性穿孔,通常愈合得很快,但是形成的疤痕组织降低了对声波震动的敏感性。

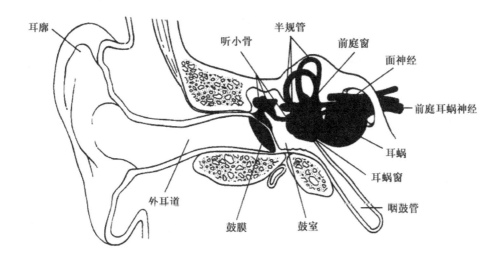

图 12.10　耳。

12.17　在描述声波时,常见的物理参数有哪些?

描述声波的常见物理参数有两个:振幅和频率(图 12.11)。**振幅**(amplitude)是一个声波的"高度";一个声波的能量或强度是与它的振幅的平方成比例的。强度转换为人的主观感受就是声音的高低,它是用分贝为单位衡量的(是一个对数值)。

频率(frequency)是在单位时间内一个波振动的次数("来回")。频率转换为间距,以赫兹(Hz)为单位,1Hz＝一分钟一个来回。

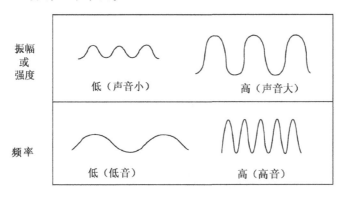

图 12.11　声波的振幅和频率草图。

目的 I　中耳的组成以及各部分的功能。

中耳室(middle-ear cavity)即**鼓室**,是一个充满空气的腔室,在鼓膜的中间位置(见图 12.10)。它的构成及各部分的功能叙述如下:

听小骨(auditory ossicles)三块听小骨(见问题 6.23 和 6.15)分别是**锤骨**[malleus("hammer")]、**砧骨**[incus("anvil")]和**镫骨**[stapes("stapes")]。锤骨连接于鼓膜,砧骨位于两骨之

间,镫骨连接着前庭(卵圆)窗。**前庭窗**(vestibular window)是一个膜覆盖的结构,开口于内耳。这些最小的骨(人体最小的骨)连结在一起并一起运动,就像一个杠杆,在通过听小骨链传导声波的时候,能够将声波放大 20 倍。

　　听觉肌肉(auditory muscle)两块细小的骨骼肌位于鼓室内。**鼓膜张肌**(tensor tympani)附着于锤骨表面中部,受三叉神经支配。**镫骨肌**(stapedius)附着于镫骨颈部,受面神经支配。这两块肌肉的功能都是反向降低巨大声响的压力,以免进入内耳损伤内耳。

　　咽鼓管(auditory tube)咽鼓管连通鼓室和咽部。因为这种连通,在鼓膜的两侧空气压力相同。咽鼓管还可以使鼓室内的水分排出。

　　　　鼓膜切开术是为了减轻中耳内压力或排出中耳内的脓液而切开鼓膜的一种外科手术。可以植入一个细长的管子帮助保持咽鼓管的开放。当一个儿童反复性中耳感染并伴随耳痛的时候,可以考虑施行鼓膜切开术。管子是为了通过咽鼓管排放防止进一步感染,最终要从耳内取出。

目的 J　内耳的组成和各部分的功能。

　　内耳(inner ear)不仅是听觉器官,而且是平衡器官。它的构成及其它们的功能如下:

　　骨迷路(bony labyrinth)它是颞骨岩部的一个呈网状的腔隙结构(见图 6.15)。它包括三个骨性**半规管**(semicircular canal)骨半规管的两端为球形的**壶腹**(ampulla)中间的**前庭**(vestibule)和蜗状的**耳蜗**(cochlea)(见图 12.10 和图 12.12)。

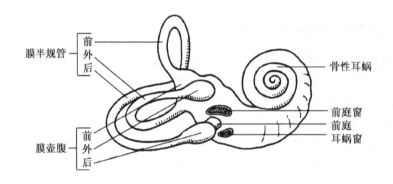

图 12.12　内耳骨迷路。

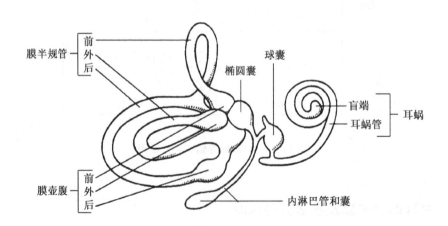

图 12.13　内耳膜迷路。

　　膜迷路(membranous labyrinth)它是套在骨迷路内的封闭的膜性管,各部分命名对应于骨迷路(图 12.13)。这样,就又有了膜**半规管**(semicircular canal)和它们的**壶腹**(ampulla),其内含有对头部转动敏感的感受器。连接在一起的**椭圆囊**（utricle）和**球囊**（saccule）位于**前庭**（vestibule）内，其内含有对重力和直线运动敏感的感受器。通过耳蜗中心延伸的是膜性的**耳蜗管**（cochlear duct），其内含有**螺旋器**［spiral organ（Corti 器）］（见图 12.14）。螺旋器是一个"换能器"，它能将声音（机械能）转换成神经冲动（电能）。膜迷路内充满了一种叫做内淋巴的液体，膜迷路外充满的液体叫做外淋巴。

　　前庭窗（vestibular window）（卵圆窗）位于镫骨底。在这里，它将声波从固态的听小骨传递到耳蜗液态介质。**耳蜗窗**（cochlear window）（圆窗）位于前庭窗的下面，它对巨大声响产生回响。

12.18　详述耳蜗。

　　耳蜗（cochlea）有三个腔：上方的**鼓阶**（sacla tympani）、下方的**前庭阶**（sacla vestibuli）和中间的**蜗管**（cochlea duct）（图 12.14）。鼓阶是前庭阶的延续，都含有外淋巴。蜗管以**前庭膜**（vestibular membrane）和**基底膜**（basilar membrane）为界。它含有内淋巴。其内还有**毛细胞**（hair cell），位于基底膜上，能接触到**顶盖膜**（tectorial membrane）。蜗管内含有**螺旋器**［spiral organ（Corti 器）］。螺旋器是功能性听觉单位，因为机械性的声波振动引起的液体振动刺激毛细胞（神经元树枝状的末端）引发神经冲动（声音感知），进一步经过蜗神经传递到大脑，形成听觉。

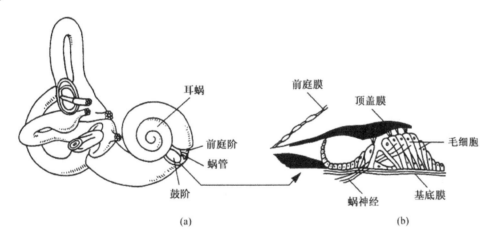

图 12.14　耳蜗的形状就像一个蜗牛的壳。(a)耳蜗的三个腔（暴露）和(b)螺旋器。

　　高频率的声波激活耳蜗基底靠近前庭窗的毛细胞。低频率的声波激活耳蜗顶部远离前庭窗的毛细胞。

 　　耳鸣是没有声音时一只耳朵或双耳感到声音响的感觉。它可以由螺旋器或蜗神经异常的刺激引起。耳鸣常伴随多数耳部疾病，其他如心血管疾病和贫血都常伴有耳鸣。巨大声响、尼古丁、咖啡因和酒精可以加剧这种情况。

12.19　听觉形成的依次顺序。

　　1．耳廓将声波集中于外耳道。

　　2．声波撞击鼓膜，引起振动。

　　3．振动经过锤骨、砧骨和镫骨时，鼓膜的振动得到放大。

　　4．前庭窗（卵圆窗）被镫骨来回推动。

　　5．前庭窗的振动使耳蜗外淋巴产生压力波。

　　6．压力波经前庭阶和鼓阶传送到蜗管内的内淋巴。

7. 耳蜗内螺旋器毛细胞受到刺激后产生神经冲动(前庭蜗神经的一部分,第八颅神经)经蜗神经传递到大脑的脑干。

　　　　耳聋,指任何一种听力丧失,包括两种类型。传导性耳聋是指外耳或中耳的缺陷导致声音传导的中断。例如,镫骨不能移动,这就会妨碍声音通过中耳腔的传递。神经性耳聋是由耳蜗结构或蜗神经的损伤而引起的。传导性耳聋通常可以矫正,而神经性耳聋矫正的很少。

12·20　解释身体运动(包括头部)如何激发前庭器官(三个半规管、椭圆囊和球囊)内的毛细胞感受器的?

　　当头部朝某一个方向运动的时候,更具体地说,加速的时候,前庭器官内的毛细胞将随着头一起运动。因为惯性,前庭器官内的内淋巴仍趋向于保持原来的空间位置;这样,它就将推向相反的方向,与毛细胞感受器相反,因此,激活了它们。感受器产生的信息,就将以神经冲动的形式传递到 CNS,在那里将有助于调整姿势和平衡。

　　椭圆囊和球囊内的感受器感知任一方向的直线加速度。半规管内的感受器感知任一方向的旋转加速度,因为半规管都处于垂直平面上。

复　习　题

选择题

1. 直接与鼓膜接触的结构是( )。 (a)镫骨 (b)砧骨 (c)锤骨 (d)半规管

2. 下面( )不属于眼的结构。 (a)球结膜 (b)悬韧带 (c)基底膜 (d)黄斑 (e)睫状体

3. 眼球外上方向的转动是下面( )肌肉的功能。 (a)上直肌 (b)外直肌 (c)下斜肌 (d)上斜肌

4. 下面( )术语不能用来描述光线在眼内发生的变化。 (a)折射 (b)调节 (c)倒转 (d)转化 (e)散射

5. 与入射光线最先接触的结构是( )。 (a)球结膜 (b)角膜 (c)前房 (d)虹膜 (e)瞳孔

6. 视网膜中央有一个黄色的斑点,为黄斑,在其中央有一凹陷,此处感光最敏锐。这个凹陷叫做( )。 (a)视盘 (b)视杆细胞和视锥细胞 (c)玻璃体 (d)中央凹 (e)节细胞

7. 下面( )不是眼睛的屈光装置。 (a)晶状体 (b)玻璃体 (c)瞳孔 (d)角膜 (e)房水

8. 舌尖最敏感的味道是( )。 (a)甜 (b)酸 (c)苦 (d)咸

9. 下面( )结构将外耳道和鼓室分隔开。 (a)听觉膜 (b)前庭膜 (c)鼓膜 (d)声音膜

10. 房水由睫状体产生,分泌至眼后房,经下面( )结构进入眼前房。 (a)瞳孔 (b)巩膜静脉窦 (c)玻璃体 (d)悬韧带 (e)晶状体囊

11. 听觉的基本功能单位是( )。 (a)椭圆囊 (b)耳廓 (c)螺旋器 (d)半规管

12. 声波在内耳内是经( )介质传导的。 (a)神经纤维 (b)气态介质 (c)听小骨 (d)液态介质 (e)固态介质

13. 位于视网膜内侧的光感受器的神经冲动正确的传递方向是( )。 (a)视神经、外侧膝状体、视辐射、视束、大脑皮质 (b)视神经、视交叉、外侧膝状体、视束、大脑皮质、视辐射 (c)视神经、视交叉、视束、外侧膝状体、视辐射、大脑皮质 (d)视神经、视束、外侧膝状体、视辐射、大脑皮质

14. 当眼球过长图像聚焦在视网膜前方时,这种情况被叫做( )。 (a) 花眼 (b) 远视 (c) 近视 (d) 散光

15. 下面( )不是舌乳头的一种。 (a) 轮廓乳头 (b) 舌乳头 (c) 菌状乳头 (d) 丝状乳头

16. 悬韧带是( )松弛的。 (a) 从睫状体到晶状体囊 (b) 从中央凹到视神经盘 (c) 从视网膜到玻璃体 (d) 从结膜到眼睑的内表面 (e) 从眼眶到巩膜

17. 辨别器官/神经支配的错误搭配是( )。 (a) 舌咽神经/舌 (b) 视神经/眼 (c) 面神经/嗅上皮 (d) 蜗神经/螺旋器 (e) 前庭神经/半规管

18. 耳蜗的( )对低频率的声波敏感。 (a) 靠近前庭窗的部分 (b) 中间部分 (c) 靠近蜗神经的部分 (d) 底部

19. 螺旋器的毛细胞由( )来支撑。 (a) 基底膜 (b) 前庭 (c) 顶盖膜 (d) 椭圆囊 (e) 蜗底

20. 在眼前腔,房水经( )排出。 (a) 睑板管 (b) 巩膜静脉窦 (c) 鼻泪管 (d) 视神经管

21. 耳的肉性部分是指( )。 (a) 耳廓 (b) 外耳道 (c) 听觉装置 (d) 耳部皱折

22. 视网膜上,神经传导的正确顺序是( )。 (a) 节细胞、视杆和视锥细胞、双极细胞 (b) 视杆和视锥细胞、双极细胞、节细胞 (c) 视杆和视锥细胞、节细胞、双极细胞 (d) 节细胞、视杆和视锥细胞、双极细胞

23. 耵聍腺分泌( )。 (a) 泪液 (b) 鼓室内的黏液 (c) 房水 (d) 耵聍 (e) 内淋巴

24. 传导性耳聋涉及的结构有( )。 (a) 外耳和中耳 (b) 耳蜗 (c) 内耳 (d) 到大脑的听觉通路

25. 下面( )直接与青光眼有关。 (a) 玻璃体 (b) 巩膜 (c) 晶状体 (d) 巩膜静脉窦 (e) 鼻泪管

判断正误

_____1. 特殊感觉都有复杂的感觉器官和专门的神经传导通路。

_____2. 味蕾位于舌的表面,但在腭和咽的黏膜表面也有少数味蕾。

_____3. 声音的间距直接与波的频率有关。

_____4. 泪液含有淀粉酶。

_____5. 外直肌的收缩使眼球向外旋转,远离中线。

_____6. 眼前房位于角膜和虹膜之间,充满玻璃体。

_____7. 锤骨是中耳内一块听小骨,与前庭窗相连。

_____8. 前庭窗的振动引起耳蜗外淋巴的凹陷波。

_____9. 球囊、半规管和耳蜗组成前庭器官。

_____10. 咽鼓管平衡鼓膜内外的压力。

_____11. 光感受器、视杆细胞和视锥细胞分别对颜色和黑白敏感。

_____12. 玻璃体是眼后腔内的一种永久性的折射介质,而房水是眼前腔内不断替换的折射介质。

_____13. 筛骨筛板内的筛孔与嗅觉相联系。

_____14. 与重力有关的头的位置的感知由椭圆囊内毛细胞的刺激引起。

_____15. 面神经(第七颅神经)的损伤将失去对甜味的感知。

填空题

1. 生物碱引起_____味觉。

2. 舌前 2/3 部分由_____神经支配。

3．眼后腔内含有一种透明的、胶状物质,叫做____。

4．____导致晶状体失去透明度。

5．____是因角膜不规则屈度引起的。

6．真正的色盲是指____。

7．薄薄的____的振动将声波从外耳传递到中耳。

8．____(卵圆)窗位于镫骨的底部,____(圆)窗位于前庭窗的底部。

9．听觉的功能单位是____(Corti 器)。

10．平衡觉的功能单位是____。

填图题　填出右图所指的结构。

1．_____

2．_____

3．_____

4．_____

5．_____

6．_____

7．_____

8．_____

9．_____

10．_____

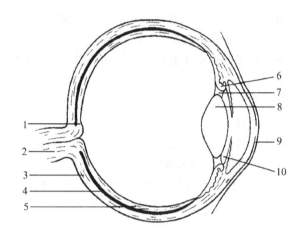

匹配题　将以下结构与它们的功能对应起来。

____1．角膜　　(a)形成敏锐的视觉图像

____2．睑板腺　(b)分泌泪液

____3．中央凹　(c)感知声波,引起振动

____4．视辐射　(d)紧贴晶状体囊

____5．咽鼓管　(e)折射光线

____6．泪腺　　(f)分泌耵聍

____7．悬韧带　(g)平衡空气压力

____8．耵聍腺　(h)分泌一种油性物质

____9．睫状体　(i)传递感觉冲动

____10．基底膜　(j)分泌房水

答　案

选择题

1．(c)声波经过鼓室内的听小骨,这些骨分别是锤骨(与鼓膜相接)、砧骨(位于中间)和镫骨(与前庭窗相接)。

2．(c)基底膜位于耳蜗的螺旋器内。

3．(c)因为它们附着在巩膜的位置不同,下斜肌的运动引起眼球向外上方转动。

4．(e)散射是折射的反向。折射是眼的重要功能,因为它能够使光线聚集到一个焦点。

5．(b)角膜位于眼睛的最前面。

6．(d)只含有视锥细胞,中央凹是视网膜感光最敏锐的地方。

7．(c)瞳孔不是一个解剖结构,它是一个开口,晶状体上光线的一个通道。

8．(a)分辨甜味的味蕾位于舌尖。

9．(c)声波引起鼓膜振动,这样就启动了鼓室内听小骨。

10．(a)瞳孔即是光线的通道,也是房水的通道。

11．(c)螺旋器位于耳蜗内,它是听觉的基本功能单位,因为它将声波从液体振动(机械能)转换为神经冲动(电能)。

12．(d)外淋巴的液体介质围绕耳蜗内的耳蜗管。

13．(c)只有产生于视网膜内侧(对应外侧视野)的神经纤维,才经视交叉到达对侧的大脑。产生于视网膜外侧(对应内侧视野)的神经纤维不经过视交叉到达对侧大脑。

14．(c)近视眼,可以配戴凹透镜矫正或经外科手术(辐射状角膜切除术或改变光折射角膜切除术)矫正。

15．(b)轮廓乳头位于舌的根部,菌状乳头位于舌尖部和舌的两侧,丝状乳头位于舌的前 2/3部分。

16．(a)悬韧带的紧张是从睫状体延伸到晶状体囊,决定着晶状体的形状。

17．(c)嗅上皮排列于鼻腔上部,受嗅神经(第一颅神经)支配。

18．(d)高频率的声波激活靠近前庭窗的感受器,而低频率声波激活远离前庭窗的感受器。不同频率的声波梯度位于这个区域之间。

19．(a)毛细胞由基底膜支撑,与顶盖膜相接,在那里形成神经冲动。

20．(b)房水由睫状体产生,在眼后房内经瞳孔流到眼前房。在这里,它由巩膜静脉窦排出。

21．(a)耳廓,是头两侧肉质附着物。

22．(b)入射光线经过视网膜的神经层,首先激活视杆和视锥细胞,之后是双极细胞,最后的节细胞。

23．(d)耳腊,或叫耵聍,是由外耳道的耵聍腺分泌的具有保护性的水样物质。

24．(a)涉及外耳和中耳的结构,传导性耳聋可能由耵聍堆积、鼓膜破裂或听小骨无法移动引起。

25．(d)房水不能正常排出,导致眼内压异常升高,可能引起视网膜和/或视神经功能的退化。

判断正误

1．正确

2．正确

3．正确

4．错误;泪液含有溶菌酶。

5．正确

6．错误;眼前房充满房水。

7．错误;锤骨与鼓膜相连,镫骨与前庭窗相连。

8．正确

9．错误;球囊、椭圆囊和半规管组成前庭器官。

10．正确

11．错误;视锥细胞对颜色敏感,而视杆细胞感光黑和白。

12．正确

13．正确

14．正确

15．正确

填空题

1．苦味　　　　　　　　2．面神经

3．玻璃体　　　　　　　4．白内障

5．散光　　　　　　　　6．全色盲

7．鼓膜　　　　　　　　8．前庭，耳蜗

9．螺旋器　　　　　　　10．前庭

填图题

1．视乳头　　　　　　　2．视神经

3．巩膜　　　　　　　　4．脉络膜

5．视网膜　　　　　　　6．睫状体

7．悬韧带　　　　　　　8．晶状体

9．角膜　　　　　　　　10．眼后房

匹配题

1．（e）　　　　　　　　2．（h）

3．（a）　　　　　　　　4．（i）

5．（g）　　　　　　　　6．（b）

7．（d）　　　　　　　　8．（f）

9．（j）　　　　　　　　10．（c）

（刘　霞　高秀来　译）

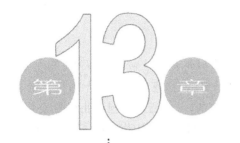

内分泌系统

目的 A 内分泌系统概述,比较内分泌反应和神经反应在速度和持续时间上的不同。

　　内分泌系统(endocrine system)由内分泌腺组成,内分泌腺分泌特殊的化学物质——激素进入血液或周围的细胞间液。内分泌系统在机体的调节和整合过程的功能和神经系统类似,不同的是,激素只改变特殊细胞的代谢活性,而神经冲动引起肌肉收缩或腺体分泌。总之,激素的作用相对缓慢持久,而神经冲动作用快,持续时间短。

　　内分泌学(endocrinology)是一门研究内分泌腺、激素以及激素作用的靶细胞或靶组织的科学。

目的 B 激素定义和激素的种类。

　　激素是内分泌腺分泌的一种化学信使,它的化学结构对靶细胞上的特殊受体起作用。按照化学结构和靶细胞膜上受体的位置对激素进行分类。

13.1 按化学结构分类激素。

　　胺或氨基酸衍生物(儿茶芬胺)(amine or amino acid derivative)。由碳、氢、氮原子组成并显示胺的特性。例如:肾上腺素、去甲肾上腺素、甲状腺素(T_4)、三碘甲腺原氨酸(T_3)。

　　多肽(polypeptide)。由长链氨基酸组成。例如:促肾上腺皮质激素(ACTH)、降钙素、胆囊收缩素、胃泌素、胰高血糖素、生长素(HGH)、胰岛素、促黑激素(MSH)、催产素、甲状旁腺激素(PTH)、催乳素(PRL)、促胰液素、生长抑素和升压素(抗利尿激素,ADH)。

　　糖蛋白(glycoprotein)。由碳水化合物合成的大分子蛋白组成。例如:卵泡刺激素(FSH)、绒毛膜促性腺激素(hCG)、黄体生成素(LH)和促甲状腺素(TSH)。

　　类固醇(steroid)。由胆固醇衍生的类脂组成。例如:醛固酮、皮质醇、雌二醇、黄体酮和睾酮。

　　脂肪酸衍生物(fatty acid derivative)。由长链碳氢化合物酸组成。例如:前列腺素、白三烯、血栓素。

13.2 按细胞膜受体的位置和靶细胞分类激素。

　　第一组激素(group Ⅰ hormone)。与细胞内受体结合,具亲脂性(脂溶性,可以穿过细胞膜)。第一组激素包括类固醇激素、碳化甲状腺素和骨化三醇。

　　第二组激素(group Ⅱ hormone)。与细胞表面受体结合,具亲水性(水溶性,存在于细胞间隙液)。第二组激素包括多肽、蛋白质、糖蛋白和儿茶酚胺类激素。

13.3　激素作用部位。

　　激素对细胞的作用和引发的细胞变化是特异的。激素到达靶部位触发一系列生物化学反应,引起特殊应答(作用)。激素与位于细胞表面、细胞质(细胞内)或者细胞核上的特异的、高亲和力的蛋白质受体结合。类固醇和甲状腺激素是亲脂性的,可以通过细胞。儿茶酚胺类(肾上腺素和去甲肾上腺素)、多肽和糖蛋白类激素受体位于细胞膜上或细胞膜内,它们通常不溶于脂类,不能主动通过细胞膜。

目的 C　定义负反馈和正反馈,了解其在激素分泌调节方面的重要意义。

　　负反馈(negative feedback)包括一系列生物化学或生理学反应。一般来讲,即是终产品的增长抑制生产过程、机理或初产品作用,从而阻止终产品的进一步合成。

　　例如:A＞B＞C＞D

　　当 A 通过 B 和 C 到 D,D 的数量增加。然而 D 物质是 A 物质的抑制物。随着 D 物质的不断增加,A 接受"负反馈"来阻止产生更多的 D 物质。

　　正反馈(positive feedback)则相反。D 刺激 A 产生更多的 B,一直到 D。机体中正反馈比较少(见 13.5)。

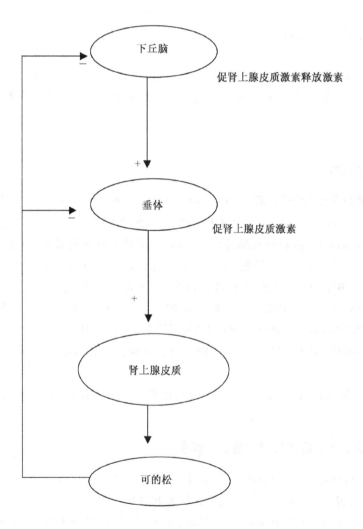

图 13.1　下丘脑¯垂体¯肾上腺轴中的正反馈。

稳态是外界环境变化引起机体内分泌功能的不断调节来维持机体稳定。内分泌系统的产物或调节的结果,通过负反馈的作用抑制产生的原因或过程,来维持机体的稳定。正反馈不断加强偏差,因而不是稳态。

13.4　举例说明负反馈调节多种激素分泌的机理。

见图 13.1。与可的松和下丘脑-垂体-肾上腺轴相关的内分泌负反馈机理示意图。

13.5　举例说明正反馈。

在婴儿出生的分娩过程中催产素的分泌是正反馈。当子宫收缩,婴儿进入阴道(产道)。母体子宫颈的压力升高,刺激位于子宫颈壁的压力感受器。神经冲动送往垂体引起催产素分泌。催产素随血液到达子宫,引起子宫肌肉更有力和频繁的收缩。这种收缩迫使婴儿进一步进入阴道,直至生产过程完成。一旦婴儿出生,引起催产素分泌的压力刺激减少,最终正反馈停止。

13.6　描述机体内分泌节律的内在特性。

内分泌功能在几分钟到 24 小时(日)到一年中会有短暂的波动(图 13.2)。人们对日节律进行了研究。使人置于隔绝声音,没有时间提示的房间,个体仍显示出激素分泌的 24 小时节律。

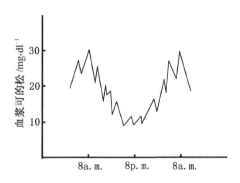

图 13.2　日周期中血浆可的松水平。

激素分泌的日节律具有重要医学意义。在 8a.m.血浆可的松水平正常为 150mg/mL。若在 8p.m.达到这一水平则提示肾上腺皮质机能亢进(柯兴综合征)。要根据采样的时间(日、月、年)判断血浆中某种激素处于病理的或正常的水平。

目的 D　主要的内分泌腺和分泌的激素。

和其他系统各个器官集中在一起的形式不同,内分泌腺广泛的分布在全身各处,没有解剖连续性(图 13.3)。垂体、下丘脑和松果体位于颅腔内;甲状腺和甲状旁腺在颈部;胰腺和肾上腺在腹部;女性卵巢在盆腔;男性睾丸位于阴囊。主要的内分泌腺和所分泌的激素见表 13.1 中。

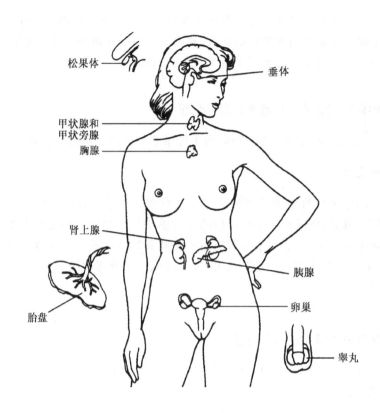

图 13.3　主要的内分泌腺。

表 13.1　主要的内分泌腺和分泌的激素

腺　体		激　素
垂体腺	腺垂体(垂体前叶)	生长激素(HGH 或 GH)
		促甲状腺素(TSH)
		促肾上腺皮质激素(ACTH)
		催乳素(PRL)
		卵泡刺激素(FSH)
		黄体生成素(LH)
	神经垂体(垂体后叶)	抗利尿激素(ADH)
		催产素
甲状腺		甲状腺素(T$_4$)
		三碘甲腺原氨酸(T$_3$)
		降钙素
甲状旁腺		甲状旁腺激素(PTH)
肾上腺	肾上腺皮质	可的松
		皮质酮(糖皮质激素)
		醛固酮
		脱氢皮质酮(盐皮质激素)
	肾上腺髓质	肾上腺素和去甲肾上腺素
胰腺		胰岛素
		胰高血糖素
睾丸		睾酮(一种雄激素)
卵巢		雌二醇(一种雌激素)
		孕激素

此外,其他一些器官也具有内分泌功能。包括胸腺、胃、十二指肠、胎儿胎盘、以及心脏。

13.7　何谓混合腺?

混合腺直接影响两个或更多机体系统。胰腺是一种混合腺,它能够分泌胰液作用于消化系统(见19.36),同时具有内分泌功能分泌激素(见13.27)。性腺(睾丸和卵巢)也是混合腺。一方面是生殖系统产生配子,同时也是内分泌系统产生激素。(见13.1)

13.8　哪一个内分泌器官是从两个不同的胚层发展而来的?

垂体前叶起源于外胚层,垂体后叶起源于神经外胚层。肾上腺皮质起源于中胚层,肾上腺髓质起源于神经外胚层。

13.9　哪一个内分泌腺分泌类固醇激素?

睾丸、卵巢和肾上腺都分泌类固醇激素。

目的 E　描述垂体腺结构并定义垂体前叶的内分泌细胞。

　　垂体腺(pituitary gland)(大脑垂体)很小,形状类似蚕豆,位于大脑的前部,蝶骨鞍部。垂体腺通过垂体柄与大脑相连(图13.4)。垂体柄的一部分是漏斗,它连接下丘脑与垂体腺后叶。

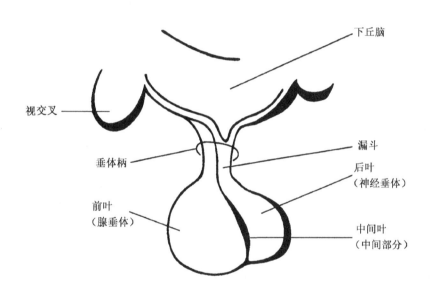

图 13.4　垂体腺结构。

　　垂体腺分为前叶,或**腺垂体**(adenohypophy);和后叶,或**神经垂体**(neurohypophysis)。腺垂体由远部、结节部和中间部组成。结节部组成垂体柄的前部。

　　前部起源于咽上皮的内陷(Rathke's囊),具上皮细胞特性。后部起源于下丘脑的外部,并与下丘脑的神经内分泌细胞形成轴,具神经细胞特性(垂体细胞)。

　　垂体腺是肿瘤的相对好发部位。肿瘤生长引起垂体激素分泌过多,机体软组织生长和改变生长周期是其共有的症状。外科手术切除垂体腺肿瘤称做**垂体切除术**。外科手术通常是经鼻腔和蝶窦到鞍骨。切除大于70%的垂体腺不会影响激素的正常功能。

13.10　垂体前叶的内分泌细胞,按照其染色特性分为三类。(表13.2)

表 13.2　垂体前叶的内分泌细胞

分　类	染　色	激　素
嗜酸细胞	酸性染色	生长激素(HGH)和催乳素(PRL)
嗜碱细胞	碱性染色	促甲状腺素(TSH), 卵泡刺激素(FSH) 黄体生成素(LH)
嫌色细胞	拒染	促肾上腺皮质激素(ACTH)

目的 F　说明器官和所分泌激素的作用。

垂体激素和其对靶组织的作用见表13.3。

表 13.3　垂体激素总结

起源细胞	激　素	靶器官	作　用
促生长激素细胞	生长激素	骨骼,软组织	促进生长,刺激氨基酸进入细胞和蛋白质的合成;促进碳水化合物和脂肪的分解
促甲状腺激素细胞	促甲状腺素	甲状腺	促进肾上腺的生长;刺激肾上腺激素的合成和释放
促肾上腺皮质细胞	促甲状腺皮质激素	肾上腺皮质	促进肾上腺皮质的生长;刺激糖皮质激素的分泌
促催乳素细胞	催乳素	乳腺	促进乳腺发育;刺激乳液生成
促生殖腺细胞	卵泡刺激素	卵巢和睾丸	女性:刺激卵泡生长 男性:刺激精子产生
促黄体细胞	黄体生成素	卵巢和睾丸	女性:刺激卵泡细胞成熟,促进排卵和黄体发育,刺激黄体分泌雌激素和孕激素 男性:刺激间质细胞分泌雄激素
下丘脑的视上核和室旁核	抗利尿激素	肾小管	在远曲小管和集合管重吸收滤液
	催产素	乳腺和子宫	刺激子宫肌肉收缩;刺激乳汁分泌

13.11　什么调节催乳素的分泌?

随着胚胎生长抑素的增加,在怀孕期间催乳素的水平不断升高。在泌乳期,婴儿对乳头的刺激是神经内分泌反射,引起催乳素分泌,促进乳汁的分泌。

催乳素促进女性乳房的发育和乳汁的生成。在非泌乳期,没有怀孕的育龄妇女,催乳素平均水平为 $10\sim20$ ng/mL。在怀孕和泌乳期,催乳素水平达 500 ng/mL。虽然有证据提示催乳素可增加睾丸黄体生成素受体,但催乳素对男性的功能尚不能确定。男性催乳素平均水平为 5 ng/mL。

13.12　激素刺激机体细胞生长的机理是什么?

蛋白质合成是组织生长的必要条件。蛋白质对细胞的结构,调节细胞的功能起重要作用。生长激素通过以下方式促进蛋白质合成:(1)刺激细胞摄入氨基酸;(2)增加 tRNA 的合成,tRNA 是蛋白质合成的关键因素;(3)增加核蛋白总量。

13.13 影响生长素分泌的因素有哪些?

低血糖(hypoglycemia)。血糖浓度降低 50% 会使生长激素水平增加 5 倍。

肌肉活性(muscular activity)。步行 30 分钟会使生长激素增加。

氨基酸(amino acids)。氨基酸数量增加会刺激生长激素分泌。

应激(stress)(**儿茶酚胺**)。数量增加也会刺激生长激素分泌。

13.14 举例说明生长素分泌异常。

侏儒症(dwarfism)。在达到正常身高前生长激素分泌过少。症状:身材矮小,但比例正常;食欲差,但身体微胖;皮肤细嫩。治疗:注射生长激素。

巨人症(gigantism)。在生长发育期前,骺部未融合,生长激素过度表达。症状:病理性生长加快;若发生肿瘤,视力减退。治疗:手术切除肿瘤或垂体腺(垂体切除术)。

肢端肥大症(acromegaly)。生长发育后,骺部已融合,生长激素过度表达。症状:手足肥大,耳鼻舌及面部增大,基础代谢率(BMR)增加;视力丧失。治疗:化疗、放射治疗或手术切除肿瘤或垂体腺。

生长激素滥用(growth hormone abuse)。随着 DNA 重组技术的发展,1985 年商业生产生长激素已成为可能。虽然很贵,但生长激素仍用于治疗侏儒症。父母经常给他们的正常的孩子使用生长激素,期望孩子取得运动上的成功。此外,有人还将生长激素取代合成的类固醇激素,因为它也可使肌肉加强。由于生长激素分解很快,在体内很难被检测。用生长激素治疗的远期效果现在很难预计。

13.15 刺激催产素和抗利尿激素分泌的机理是什么?

催产素(oxytocin)。怀孕晚期子宫的伸展刺激下丘脑,引起垂体后叶释放催产素。催产素引起伴随整个分娩过程的子宫强烈收缩,是一个正反馈过程。此外,催产素对泌乳也起重要作用。通过婴儿对乳头的刺激,下丘脑使垂体后叶释放催产素。催产素刺激乳腺肌上皮细胞的泌乳囊泡收缩,开始乳汁分泌。

抗利尿激素(ADH)。机体脱水和血浆渗透压增加都会引起抗利尿激素分泌。抗利尿激素增加肾小管对水的重吸收,水分重回体液,血浆渗透压恢复正常,是一个负反馈过程。

 垂体后叶功能紊乱引起抗利尿激素分泌不足,导致尿崩症。症状是多尿、烦渴、电解质紊乱。尿崩症的治疗是注射抗利尿激素。

13.16 为什么催产素有时会对妇女的分娩有影响?

催产素引起子宫收缩并压缩子宫血管,最大程度的减少出血的危险。

目的 G 甲状腺的解剖和生理特性。

图 13.5 示甲状腺前面,图 13.7 示甲状腺后面。在促甲状腺素的刺激下甲状腺激素的生物合成见图 13.6。

13.17 描述甲状腺激素在甲状腺滤泡的合成和分泌。

1. 碘化物被主动从血浆转运至甲状腺滤泡细胞。(见图 13.6)
2. 碘化物和甲状腺球蛋白分泌至甲状腺腔。
3. 碘化物氧化为碘,与酪氨酸连接在甲状腺球蛋白上,形成单-和二碘酪氨酸(MIT,

DIT)。MIT 和 DIT 耦联形成三碘甲腺原胺酸(T_3),两个 DIT 形成甲状腺素(T_4)。

4．在促甲状腺素的影响下,细胞吞噬胶体进入甲状腺滤泡。

5．T_3 和 T_4 从甲状腺球蛋白移出并被分泌。

6．T_3 和 T_4 连同血浆蛋白——甲状腺球蛋白(TBG)、甲状腺素蛋白(TBPA)和白蛋白被运送到血液。

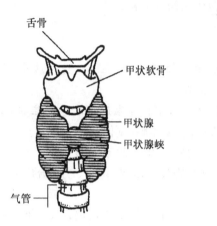

图 13.5　甲状腺前面观。

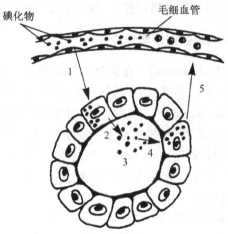

图 13.6　甲状腺激素的合成和分泌。

13.18　说明甲状腺激素 T_3 和 T_4 的作用。

甲状腺激素(1)加速机体的代谢率和氧耗,(2)提高机体温度,(3)早期影响生长和发育,(4)加速糖的吸收,(5)加强自主神经系统中交感作用。

13.19　与甲状腺功能紊乱有关的共同病变是什么?

甲状腺肿(goiter)。当食物中摄取的碘低(低于 10 ug／天),T_3 和 T_4 合成不足,分泌减少。血浆中两种激素水平下降,负反馈作用引起垂体前叶释放促甲状腺素增加。促甲状腺素过多引起甲状腺肥大,产生甲状腺肿。寒冷刺激同样可以引起促甲状腺素分泌增加。

Graves病(甲状腺功能亢进)。甲状腺分泌功能亢进。症状:体重减轻,脉搏加快,皮肤温热潮湿;食欲好;基础代谢率增加;震颤;甲状腺肿;眼球突出;肌肉无力。治疗:部分切除甲状腺,放射治疗,抗甲状腺药物。

黏液性水肿(myxedema)。成人甲状腺分泌功能降低(甲状腺分泌不足)。症状:体重增加,脉搏慢,头发干枯,基础代谢率降低,能量减少,对寒冷敏感,排汗减少,虚弱。治疗:甲状腺激素(T_3 和 T_4)。

呆小症(cretinism)。婴儿和儿童甲状腺分泌功能降低(甲状腺分泌不足)。症状:生长缓慢,舌大而伸出;骨骼发育不正常;智力低下;基础代谢率降低,无生气。治疗:甲状腺激素。

目的 H　甲状旁腺的解剖和生理特性。

甲状旁腺激素(PTH)是由甲状旁腺分泌的。甲状旁腺位于甲状腺后部被膜中,体积很小,呈扁圆形(图 13.7)。PTH(1)刺激破骨细胞的形成和活性,使矿物质易于被吸收,从而释放钙离子入血;(2)作用于肾小管细胞增加钙离子的重吸收,减少钙在尿中的丢失;(3)增加 1／25 二羟维生素 D_3 的合成,增加钙在消化道的重吸收。以上作用使血浆钙离子水平升高,血浆钙离子(或镁离子)浓度引发甲状旁腺激素的分泌。

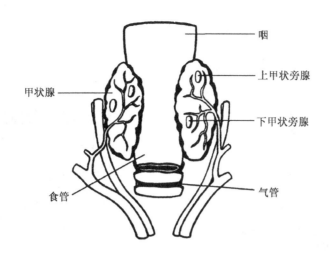

图 13.7　甲状腺后面观,显示甲状旁腺。

13.20　甲状旁腺有哪两种细胞?

分泌甲状旁腺激素的细胞称为主细胞,有明显的细胞质。嗜酸性细胞,细胞质中含嗜酸颗粒,分散于甲状旁腺。嗜酸性细胞的功能不明。

13.21　为什么维持适当的血浆钙离子水平很重要?

钙离子参与已知的所有细胞生物功能。其中包括神经信号的传递,肌肉收缩,细胞分裂,血液凝固,神经递质的释放,内分泌腺和外分泌腺的分泌,酶的功能。以下与血浆中钙离子不平衡有关:

甲状旁腺功能减退(hypoparthyroidism)。甲状旁腺激素分泌不足。症状:血钙过低(血浆中钙离子低);神经肌肉过度活跃;感觉异常(口周、趾尖、有时是脚感到麻木和麻刺感);震颤。治疗:维生素 D_2 和口服钙。

原发性甲状旁腺功能亢进(primary hyperparathyroidism)。甲状旁腺激素分泌过多。症状:高血钙(血浆钙离子水平高),虽然多数患者无症状。目前对甲状腺功能亢进尚无满意的治疗方案。有时采用以下方法:(1)糖皮质激素——发生恶性肿瘤,(2)光神霉素——一种抑制骨重吸收的抗生素,(3)口服磷酸盐,(4)雌激素和(5)降钙素。

目的 I　肾上腺的解剖和生理特性。

肾上腺(adrenal gland)位于肾的上方,有结缔组织包被。每一个肾上腺外形是三角形(见图 13.8),由外层的肾上腺皮质和内层的肾上腺髓质组成。肾上腺皮质由三层或带组成,见图 13.8(c)。肾上腺皮质带和肾上腺髓质分泌的类固醇激素的作用如下(表 13.1):

糖皮质激素(glucocorticoid)。(1)调节碳水化合物和脂类代谢,刺激糖的合成,增加血和肝脏的糖原贮存,加快蛋白质分解;(2)大剂量时抑制炎症反应(毛细血管无法膨大,水肿发生减少,白细胞进入感染区域减少);(3)促进血管收缩;(4)帮助机体抵抗应激。

盐皮质激素(mineralocorticoid)。调节细胞外液电解质(阳离子)浓度,特别是钠离子和钾离子。

肾上腺髓质**胺类激素**(amine hormone)的作用见表 13.4。

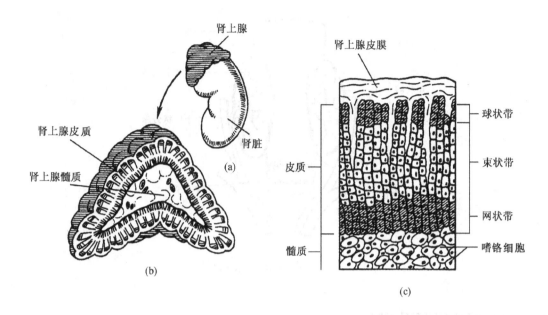

图 13.8　肾上腺　(a)肾上腺位于肾的上部；(b)肾上腺皮质
和肾上腺髓质；(c)肾上腺皮质的组织学的三层。

表 13.4　肾上腺素和去甲肾上腺素的功能

肾上腺素	去甲肾上腺素
增加心输出量和外周血管收缩使血压升高	通过全身血管收缩使血压升高
加快呼吸频率,扩大呼吸道	作用类似,略
加强肌肉收缩	作用类似,略
加快糖苷分解为葡萄糖,提高血糖水平	作用类似,略
加快脂肪转换为脂肪酸,提高血中脂肪酸水平	作用类似,略
加快腺垂体释放促甲状腺皮质激素和促甲状腺素	无作用

13.22　什么影响糖皮质激素的分泌?

糖皮质激素的分泌受垂体前叶释放的促甲状腺皮质激素的控制。垂体切除术会使束状带和网状带萎缩,可的松减少。

可的松的负反馈作用会影响垂体、下丘脑、或高位脑中枢释放促肾上腺皮质激素。血中可的松浓度高抑制释放 ACTH,浓度低刺激释放。应激或低血糖时,血中可的松水平迅速升高,触发下丘脑分泌的**促肾上腺皮质激素释放激素**(corticotropin-releasing hormone, CRH)的释放。

13.23　除了表 13.1 中,肾上腺还分泌其他类固醇激素吗?

是。肾上腺皮质还释放少量性激素。其功能是对性腺激素的一种补充。

13.24　什么影响醛固酮(一种盐皮质激素)的分泌?

球状带分泌醛固酮主要是在肾素血管紧张素系统的控制下,还有血浆中钾离子浓度,和促肾上腺皮质激素的最低范围。醛固酮的产生见图 13.9。

13.25　与肾上腺功能紊乱有关的常见病变是什么?

柯兴氏病(综合征)(Cushing's disease)。糖皮质激素(可的松)过多,同时盐皮质激素正

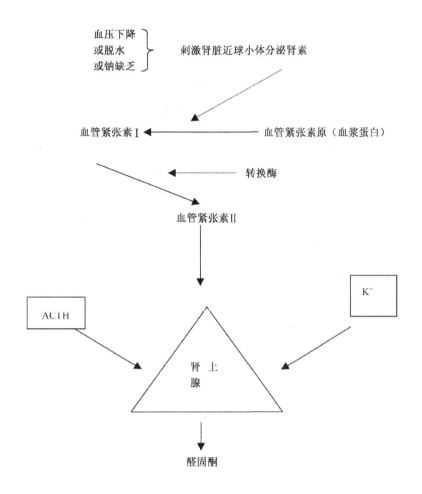

图 13.9　醛固酮生成过程。

常。症状:臂、腿和皮肤增厚;面颊发红;伤口难愈合;满月脸;高血压抗体减少;高血糖;肌肉无力。治疗:垂体腺或肾上腺部分切除;化疗;激素替代疗法。

　　阿狄森氏病(Addison's disease)。糖皮质激素和盐皮质激素不足。症状:电解质和体液减少;血压低;低血糖;虚弱;食欲差;无法承受压力;色素沉着增加。治疗:糖皮质激素和盐皮质激素。

　　肾上腺原发综合征(adrenogenital syndrome)。肾上腺皮质分泌醛固酮过多。症状:儿童表现为青春期早熟,生殖器长大。成熟妇女表现为男性特征明显。治疗:若是肿瘤引起的分泌过多,手术切除。

　　嗜铬细胞瘤(pheochromocytoma)。肾上腺髓质嗜铬细胞肿瘤,肾上腺素和去甲肾上腺素分泌过度。症状:高血压,基础代谢率增加,高血糖症;神经质,出汗。治疗:手术切除肿瘤。

13.26　刺激肾上腺髓质分泌肾上腺素和去甲肾上腺素的因素是什么?

　　在机体处于应激和紧急状态,准备"战斗或逃跑"时,交感冲动促进肾上腺髓质分泌。

目的 J　胰腺激素和它们的生理作用。

　　胰腺的内分泌部分(图 13.10),由散在成串的**胰腺小岛细胞**(pancreatic islet)(胰岛)组成。**胰高血糖素**(glucagon)由占胰岛细胞 20% 的 α 细胞分泌。α 细胞主要在胰岛外围,受胆碱能纤维的支配。**胰岛素**(insulin)由占胰岛细胞 75% 的 β 细胞分泌。β 细胞主要在胰岛中部,受肾上腺素能神经支配。**胆囊收缩素**(somatostatin)由占胰岛细胞 5% 的 δ 细胞分泌,δ 细胞散在于整个胰岛。

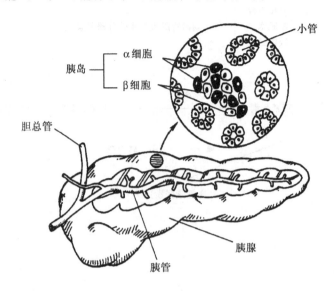

图 13.10　胰腺和放大的胰岛。

13.27　胰腺激素的生理学作用是什么?

胰岛素刺激血糖穿过细胞膜,刺激糖酵解,使血糖浓度降低。在绝食和饥饿时胰高血糖素刺激糖原分解,维持血糖浓度。胆囊收缩素类似胰岛素的特性,刺激合成硫磺变成软骨,并刺激胶原质形成。

13.28　糖尿病形成原因。

易患糖尿病者有家族史。此外,超过 20% 的糖尿病人的亲属糖耐量曲线不正常。其他影响糖尿病的因素包括环境的化学物质、感染因素(腮腺炎病毒)、自身免疫因素、营养和心理压力。

13.29　糖尿病的两种类型。

胰岛素依赖型,或青少年糖尿病需要注射胰岛素。经常出现生酮作用(丙酮呼吸)。胰岛素依赖型糖尿病好发于青年,但各年龄均可发病。非胰岛素依赖型,或成熟发作型糖尿病不需要注射胰岛素。比较温和,生酮作用很少。经常伴随肥胖,体重减轻而症状缓解。治疗是口服低血糖药物来刺激 β 细胞释放胰岛素。

13.30　列出糖尿病的症状。

(1)尿糖,尿中出现葡萄糖;(2)多尿,或尿量增加;(3)多饮,或液体摄入过多;(4)高血糖,血中葡萄糖浓度升高;(5)虚弱;(6)体重减轻;(7)生酮作用;(8)血管变性。

13.31　检测病人是否患有糖尿病的实验方法是什么?

应用口服葡萄糖耐量实验(图 13.11)确定糖尿病。给禁食
病人葡萄糖(2 克/公斤体重),若在给药前血糖水平已超过 115 mg/dl,或者在给药 1,1.5 和 2 小时后血糖分别超过 185,165,和 140 mg/dL,认为是糖尿病。

胰岛素性休克(insulin shock)。胰岛素性休克发生在过多注射胰岛素,影响病人的热量摄入和分解。胰岛素过剩引起脑部症状。大脑利用葡萄糖作为它的主要能量来源。若胰岛素过多,大量葡萄糖运送到机体细胞。结果是引起血糖浓度降低,大脑不能正常发挥功能,包括思

维混乱、晕倒、神志不清、甚至死亡。

糖尿病的临床并发症（chronic complications of diabetes mellitu）

眼科并发症：微血管病，点状出血，渗出，视网膜水肿，视网膜血管和纤维组织增生。

肾脏并发症：肾小球毛细血管基底膜增厚，蛋白尿，营养不良，高血压，水肿。

神经痛并发症：感觉减弱，胸部和腹部疼痛，神经病和自主性神经病（心动过速、血压过低、恶心、呕吐、言语障碍、便秘、腹泻、阳痿）。

心血管系统并发症：褐色点萎缩和进行性坏死。

感染：细菌，念珠菌性食道炎和念珠菌性阴道炎（霉菌感染）。

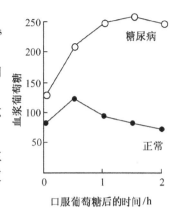

图 13.11　糖尿病和正常口服糖耐量曲线。

目的 K　**其他具有内分泌功能的器官和腺体，**如胸腺、松果体、胃和十二指肠黏膜、胎盘。

见表 13.5。

13.32　松果体的内分泌功能为何？

松果体（pineal gland）是人类血浆褪黑激素的主要来源。褪黑激素由血液中的复合胺（5-羟色胺）合成。目前褪黑激素的确切作用尚不明确；然而临床观察提示，若松果体被肿瘤侵害会引起男性青春期早熟。认为松果体有抗性腺作用（在鸟类和啮齿类动物，褪黑激素被认为可调节每天的生殖周期）。

13.33　绒毛膜促性腺激素的功能是什么？

胎盘滋养层组织在卵子获能后不久开始分泌绒毛膜促性腺激素（hCG）。分泌不断增加至怀孕第七周后，激素分泌处于相对低水平直至第 16 周。HCG 的主要功能是维持黄体，雌激素和孕激素分泌，防止月经发生。到第二和第三个月，胎盘的作用是产生雌激素和孕激素，黄体不再需要。若是男性胎儿，hCG 刺激决定男性特征和发育睾酮的产生。

表 13.5　其他内分泌器官

器官	描述/位置	内分泌功能
胸腺	二裂片器官，位于纵隔上部，大动脉前，胸骨后	分泌胸腺激素，刺激 T 淋巴细胞活性
松果体	小圆球状腺体，在第三心室上，靠近四联体	分泌褪黑激素，影响垂体前叶释放性腺激素和 ACTH
胃黏膜	上皮细胞位于腹部，G 细胞在腺体壁	G 细胞分泌胃泌素，刺激胃液分泌和胃运动
十二指肠黏膜	上皮细胞位于小肠上段	分泌促胰液素，刺激富含二氧化碳和胆囊收缩素的胰液分泌，刺激富含酶的胰液分泌
胎盘	在怀孕的子宫中红褐色卵形血管结构	分泌绒毛膜促性腺激素（hCG），生长调节激素（hCS），雌激素和孕激素

复 习 题

选择题

1. 激素是（　　）。　（a）通过小管运送的内分泌物质　（b）有多种作用的内分泌物质　（c）腺体分泌的一种化学物质　（d）机体一部分产生的化学物质,通过血液运送到其他部位,调节机体功能

2. 下列（　　）不是类固醇激素。　（a）雌激素　（b）可的松　（c）肾上腺素　（d）睾酮　（e）以上都不是

3. 起源于原始口腔的垂体腺的一部分是（　　）。　（a）腺垂体　（b）神经部　（c）神经垂体　（d）漏斗　（e）下丘脑

4. 起源于两种不同细胞层的内分泌腺是（　　）。　（a）卵巢　（b）甲状腺　（c）胰腺　（d）肾上腺

5. 胰腺α细胞分泌（　　）。　（a）胰岛素　（b）酶　（c）胰高血糖素　（d）以上都不是

6. 肾上腺皮质激素与电解质平衡有关的是（　　）。　（a）糖皮质激素　（b）盐皮质激素　（c）雄激素　（d）肾上腺激素和去甲肾上腺激素

7. 肾上腺髓质分泌（　　）。　（a）可的松　（b）氢化可的松　（c）肾上腺素　（d）乙酰胆碱

8. （　　）激素刺激睾酮分泌。　（a）黄体生成素 LH　（b）孕激素　（c）卵泡刺激素 FSH　（d）促肾上腺皮质激素 ACTH

9. 垂体释放的 ACTH 刺激（　　）的释放。　（a）肾上腺髓质的醛固酮　（b）肾上腺皮质的氢化可的松　（c）肾上腺髓质的肾上腺素　（d）肾脏分泌的肾素

10. 催产素和抗利尿激素贮存在（　　）。　（a）腺垂体　（b）垂体前叶　（c）垂体后叶　（d）肾脏

11. 骺骨端闭和后生长激素分泌过多会引起（　　）。　（a）肢端肥大症　（b）黏液水肿　（c）阿狄森病　（d）巨人症　（e）以上都不是

12. 儿童甲状腺分泌激素明显不足会导致（　　）。（a）肢端肥大症　（b）精神和身体生长受限　（c）眼球突出　（d）基础代谢率升高　（e）以上都是

13. 以下（　　）不是垂体激素。　（a）人体生长激素　（b）黄体生成素　（c）催乳素　（d）睾酮　（e）催产素

14. 增加血中钙离子水平的是（　　）。　（a）降钙素　（b）肝磷脂　（c）双香豆素　（d）甲状旁腺激素　（e）维生素 E

15. 帮助乳腺分泌乳汁的是（　　）。　（a）氧气　（b）催乳素　（c）催产素　（d）前列腺激素　（e）抗利尿激素

16. 释放激素合成部位在（　　）。　（a）下丘脑　（b）脑下垂体　（c）胰腺　（d）垂体后叶　（e）卵巢

17. 下列（　　）激素起源于下丘脑的视上核和室旁核。　（a）催乳素　（b）雌激素　（c）抗利尿激素　（d）黄体生成素　（e）生长激素

18. 促肾上腺皮质激素作用的靶器官是（　　）。（a）甲状腺　（b）胰腺　（c）前列腺　（d）肾上腺皮质　（e）肾上腺髓质

19. 以下（　　）不受甲状旁腺激素影响。　（a）肾脏　（b）骨骼　（c）小肠　（d）肌肉　（e）以上都不是

20. （　　）激素作用类似于自主神经中交感纤维的作用。　（a）肾上腺素　（b）氢化可的松　（c）雄激素　（d）醛固酮　（e）褪黑激素

21. 碘缺乏性甲状腺肿时,（　　）激素分泌增加。　（a）促甲状腺素　（b）甲状腺素　（c）T₃　（d）以上都是

22．垂体前叶分泌的刺激睾丸产生精子的激素是（　　）。　（a）催乳素　（b）促肾上腺皮质激素　（c）卵泡生成素　（d）黄体生成素

23．以下关于糖皮质激素的叙述（　　）是正确的。　（a）人体的糖皮质激素主要是氢化可的松　（b）在肾上腺皮质束状带分泌　（c）阿狄森病时激素激素分泌减少　（d）以上都对

24．基础代谢率可提示（　　）功能紊乱。　（a）垂体腺　（b）甲状旁腺　（c）肾上腺　（d）甲状腺　（e）胰腺

25．从外向内，肾上腺皮质带顺序是（　　）。　（a）球状带，束状带，网状带　（b）球状带，网状带，束状带　（c）网状带，束状带，球状带　（d）束状带，网状带，球状带

26．糖尿病的症状是（　　）。　（a）糖原合成　（b）多饮　（c）体重增加　（d）低血糖

27．以下（　　）是混合腺。　（a）肾上腺　（b）垂体腺　（c）甲状腺　（d）胰腺

28．通过负反馈作用，激素可通过（　　）途径使垂体前叶激素分泌减少。　（a）刺激下丘脑释放激素的释放　（b）抑制下丘脑抑制激素的释放　（c）抑制下丘脑释放激素的释放　（d）以上都是

29．母亲的乳头受婴儿刺激，感觉冲动传到中枢神经系统，到达下丘脑。这些冲动引起（　　）。　（a）垂体后叶催乳素的合成和释放　（b）垂体前叶刺激乳腺激素的释放　（c）垂体后叶催产素的释放　（d）催乳素抑制因子的释放

30．有关Ⅰ型糖尿病（胰岛素依赖型）的叙述（　　）是正确的。　（a）只有少量或者无胰岛素分泌　（b）饮食治疗可能无效　（c）高血糖　（d）生酮作用和脱水会发展　（e）以上都对

判断正误

＿＿＿**1**．激素的主要功能之一是抑制或刺激细胞膜的转运。

＿＿＿**2**．类固醇激素的主要作用是增加特定靶器官细胞的蛋白质合成。

＿＿＿**3**．血液中不会同时存在两种激素。

＿＿＿**4**．肾上腺髓质分泌肾上腺素和去甲肾上腺素。

＿＿＿**5**．甲状腺增大可能是甲状腺肿。

＿＿＿**6**．血中葡萄糖浓度直接影响甲状旁腺细胞。

＿＿＿**7**．垂体后叶分泌的醛固酮起调节钠离子和钾离子的作用。

＿＿＿**8**．垂体后叶不是由真正的腺体组成。

＿＿＿**9**．所有的激素都是类固醇、氨基酸衍生物、多肽、或蛋白质。

＿＿＿**10**．血糖水平、肌肉活性和应激都影响生长激素的释放。

填空题

1．抗利尿激素，又称为＿＿＿。

2．能通过细胞膜的激素是＿＿＿，不能通过的＿＿＿。

3．＿＿＿腺和＿＿＿的功能合起来是一个完整的单位。

4．垂体后叶的名称是＿＿＿，垂体前叶的名称是＿＿＿。

5．垂体前叶起源于咽上皮鞘内的＿＿＿。

6．＿＿＿是拒染细胞，分泌促肾上腺皮质激素。

7．＿＿＿在女性加强乳房发育和乳汁生成，同时＿＿＿控制乳汁分泌和子宫收缩。

8．婴儿和儿童甲状腺分泌不足导致＿＿＿。

9．除卵巢和睾丸产生性激素外，＿＿＿也产生少量性激素。

10．肾上腺髓质嗜铬细胞瘤叫做＿＿＿。

填图题　将下页右上图中的结构标出

1．＿＿＿＿＿＿

2. _____

3. _____

4. _____

5. _____

匹配题　按照描述配对

____1. 侏儒症　　　　　(a) 甲状腺分泌不足

____2. Graves 病　　　　(b) 甲状腺分泌过多

____3. 男性青春期早熟　(c) 生长素分泌不足

____4. 呆小症　　　　　(d) 生长素分泌过多

____5. 手足抽搐　　　　(e) 甲状旁腺激素分泌不足

____6. 糖尿病　　　　　(f) 抗利尿激素分泌不足

____7. 尿崩症　　　　　(g) 胰岛素分泌不足

____8. 肢端肥大症　　　(h) 睾丸酮分泌过多

临床案例

1. 一个 40 岁的男人对医生诉说他夜间多饮多尿,
   每天尿量达 7 到 10 升,血糖水平是 97mg%(或 97mg/dL 血清),PBI(蛋白质含碘量)
   是 6ug/dL 血清。
   (a)临床诊断是什么?
   (b)如何治疗?

2. 一个 50 岁的男人对他的医生说他皮肤和头发干燥,便秘,怕冷,活力差。此外,他的体
   重增加,胖肿。脉搏是 55 次/分,血压是 110/70mmHg。
   (a)临床诊断是什么?
   (b)如何治疗?

答　案

选择题

1. (d)通常,激素通过血液运输。然而,局部激素可以在细胞间液运输,通过突触,或外部排
   泄(外激素)。

2. (c)肾上腺素是氨基酸衍生物。

3. (a)前叶(腺垂体)形成于咽上皮的鞘(Rathke's 束)。

4. (d)肾上腺皮质形成于中胚叶,肾上腺髓质形成于神经胚叶。

5. (c)胰高血糖素由胰腺 α 细胞分泌,胰岛素由 β 细胞分泌。

6. (b)盐皮质激素(醛固酮)调节细胞外液电解质,如钠和钾。

7. (c)肾上腺素和去甲肾上腺素是由肾上腺髓质分泌。

8. (a)黄体生成素刺激男性睾丸酮分泌;刺激女性滤泡成熟,排卵和黄体发育。

9. (b)ACTH 刺激肾上腺皮质分泌糖皮质激素(氢化可的松对人类最重要)。

10. (c)催产素和抗利尿激素在垂体后叶贮存和释放,但是在下丘脑合成。

11. (a)肢端肥大症是由于成人 hGH 分泌过多;症状包括脚、眼、鼻、舌、头大;基础代谢率增
    加;活力差。

12. (b)又称为呆小症,甲状腺激素在儿童分泌不足会阻碍儿童身体和智力发育。

13. (d)睾丸酮由睾丸分泌。

14. (d)甲状旁腺激素增加血中钙离子浓度,降钙素减少钙离子浓度。

15．(c)催产素刺激乳汁分泌,刺激怀孕子宫强烈收缩。

16．(a)释放的激素是由下丘脑的神经分泌神经元产生的。

17．(c)抗利尿激素由下丘脑产生,由垂体后叶释放。

18．(d)促肾上腺皮质细胞释放促肾上腺皮质释放激素(ACTH),刺激肾上腺皮质分泌氢化可的松。

19．(e)所有的组织和器官都受 PTH 影响:肾脏重吸收钙离子;骨骼释放钙离子;小肠重吸收钙离子;肌肉中钙离子的合适浓度。

20．(a)肾上腺素引起逃跑或防御反应,与刺激自主神经系统中交感纤维的反应类似。

21．(a)垂体分泌的 TSH 会增加,因为碘缺乏性甲状腺肿会使 T_3 和 T_4 减少,由于 T_3、T_4 水平降低,不会有负反馈抑制的释放。

22．(c)FSH(卵泡刺激素)刺激睾丸中生精小管的生精作用。

23．(d)所有的都对。

24．(d)甲状腺激素的主要功能是调节基础代谢率和体温。

25．(a)见图 13.8。

26．(b)因为糖尿病患者尿多,烦渴,多饮。

27．(d)胰腺既是内分泌腺(胰岛素和胰高血糖素),又是外分泌腺(胰液)。

28．(c)抑制释放激素的释放会使特定垂体前叶的激素分泌减少。

29．(c)垂体后叶释放催产素,刺激泌乳。

30．(e)所有都对。

判断正误

1．正确

2．正确

3．错误;多种激素在血液中共存。

4．正确

5．正确

6．错误;甲状旁腺细胞对血液中钙离子水平敏感。

7．错误;醛固酮由肾上腺皮质分泌,不是垂体后叶。

8．错误;垂体后叶由神经轴组成。

9．错误;有些激素是脂肪酸衍生物。

10．正确

填空题

1．升压素

2．亲脂性,亲水性

3．垂体,下丘脑

4．神经垂体,腺垂体

5．Rathke's 束

6．嫌色细胞

7．催乳素,催产素

8．呆小症

9．肾上腺皮质

10．嗜铬细胞瘤

填图题

1．垂体前叶(腺垂体)

2．中胚叶

3．下丘脑

4．漏斗

5．垂体后叶(神经垂体)

匹配题

1．(c)

2．(b)

3.（h） **4.**（a）

5.（e） **6.**（g）

7.（f） **8.**（d）

临床案例

1.（a）糖尿病；（b）抗利尿激素（ADH）

2.（a）黏液性水肿；（b）甲状腺激素治疗

（谢　燕　张茂先　译）

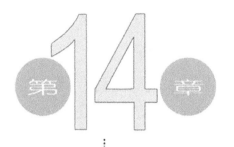

心血管系统——血液

目的 A 描述作为循环系统一部分的*血液*的特性,并解释其功能。

血液是一种流体结缔组织,在心脏和血管内(动脉、微动脉、毛细血管、微静脉和静脉)不断地循环流动。

14.1 血液的主要功能是什么?

运输功能(transport):血液运输氧和营养物质到机体组织,并把组织所产生的二氧化碳和代谢废物运送到排泄器官,它也能将激素从内分泌腺运送到靶器官。

缓冲功能(acid-base regulation):血液可通过碳酸氢盐缓冲系统控制呼吸性酸中毒(低 pH 值)和碱中毒(高 pH 值),高浓度的氢离子与二氧化碳结合后形成碳酸,并很快分解为二氧化碳和水,随着二氧化碳的呼出,血液酸性下降,从而使 pH 值水平保持稳定。

体温调节(thermoregulation):在体内热量过多的情况下,血液可将过多的热量带到体表散发出去。

免疫功能(immunity):血液可将白细胞运输到受到损伤或被致病因子侵害的组织。

止血功能(hemostasis):当血管受到损伤时,血小板和凝血蛋白可减少血液的损失。

14.2 正常人的血量是多少?

女性的血液总量大约为 4.5 升,男性大约为 5.5 升。

正常成年人的血液总量约相当于体重的 7%,如果正常成年人的平均体重为 150 磅,那么他们的血液重量为(0.07)(150 lb)=10.5 磅,1 磅血的体积大约为 1 品脱或 500ml,因此正常成年人的血液总量为(10.5 lb)(500ml/lb)=5250ml=5.25L

目的 B 描述血液的组成。

血液是由血浆和几种有形成分(红细胞、白细胞、血小板)组成的(如图 14.1 和 14.2)。血浆中含有许多蛋白质和小分子物质和离子。不含有形成分和凝血蛋白的血液称为血清(serum)。

目的 C 描述红细胞的起源、结构和功能。

红细胞(erythrocyte)是一种双凹圆碟形的、无核的可塑性细胞。红细胞可在体内的几个部位产生,在胚胎发育期,首先在卵黄囊中生成,以后由肝、脾和骨髓生成;在儿童期,红细胞在四肢长骨的骨髓中产生;成年以后,红细胞则在肋骨、胸骨、椎骨和骨盆的骨髓中产生。红细胞中含有的主要成分(大约占红细胞总重量的

1/3)是**血红蛋白**(hemoglobin),其主要功能是携氧,氧可逆的与血红蛋白结合后,被运送到机体的各个部分。

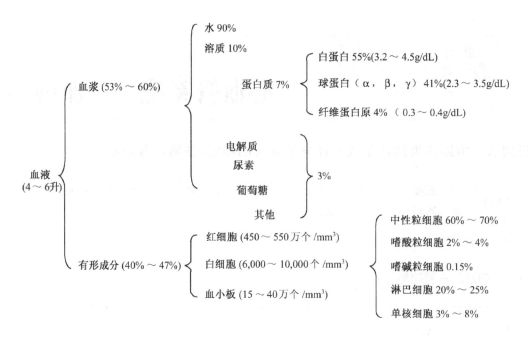

图 14.1　血液的组成成分。

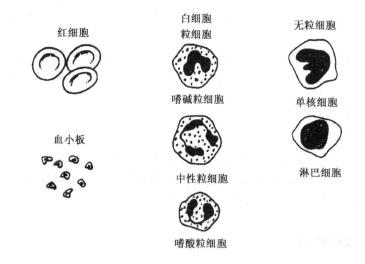

图 14.2　各种血细胞的形态。

14.3　什么是红细胞比容,如何测量红细胞比容?

红细胞比容(hematocrit)是红细胞在血液中所占的容积百分比,成年男性为 40％～54％,成年女性为 38％～47％。红细胞比容可用分血计来测定,通常是将一定量的血液与抗凝剂混匀后,置于用直径 2.5mm 的平底玻璃管制成的分血计中,以每分钟 3000 转的速度离心半小时,使红细胞下沉压紧,即可测出红细胞比容。例如如果试管长度为 100mm,而试管远端被压紧的红细胞为 45mm,那么红细胞比容就是 45％。

血液学是生物学和临床医学的一个分支,它是研究血液形态学、血液成分以及造血组织的一门学科。在医院和诊所血液科工作的临床医生的主要任务是分析血液成分以发现感染和疾病。

14.4　什么情况下红细胞比容会发生变化?

　　贫血(anemia)(低红细胞比容)可能是由于红细胞生成率下降或红细胞过分丢失造成的(见表 14.1)。

　　红细胞增多症(polycythemia)(高红细胞比容)可能是由于红细胞生成率增加造成的。

表 14.1　各种贫血的比较

类　型	病　因	症　状	治疗方法
出血性贫血	失血	休克	输血
再生障碍性贫血	骨髓受到药物、化学物质或放射线损伤	疲劳,易感染(白细胞也受到影响)	输血去除化学物质和辐射
营养性贫血	叶酸、维生素 B_{12} 或铁缺乏	疲劳,神经症状	补充叶酸,维生素 B_{12} 或铁
溶血性贫血	红细胞破坏增多	疲劳,黄疸	多种

　　恶性贫血是营养性贫血的一种,当胃中的壁细胞不能合成内因子时就会发生,因维生素 B_{12} 在小肠中被吸收时需要内因子的参与。在缺少内因子的情况下(由于壁细胞的自身免疫性破坏),B_{12} 不能被吸收,就会导致恶性贫血。

目的 D　概述红细胞生成过程及血红蛋白的结构和功能。

　　红细胞生成阶段中的细胞分化过程如下:
　　原血细胞→原红细胞→成红细胞→幼红细胞→网织红细胞[*] →红细胞。

14.5　红细胞生成需要什么原料?

表 14.2　红细胞生成所需要的原料

原　料	功　能
蛋白质	细胞膜结构
脂质	细胞膜结构
氨基酸	血红蛋白中的珠蛋白
铁	与血红蛋白结合
维生素 B_{12}	DNA 合成
叶酸	DNA 合成
铜	血红蛋白合成的催化剂
钴	辅助血红蛋白合成

---

　　[*]　网织红细胞阶段胞核丢失。

14.6　如果骨髓中每秒生成大约 250 万个红细胞,而在肝和脾脏中红细胞以相同的速率破坏,计算红细胞的平均寿命 T。

　　每立方毫米血液中大约有红细胞 500 万个,人体总血量大约为 $5L=500$ 万 mm^3,这样红细胞的总量大约为 $(5\times10^6/mm^3)(5\times10^6\ mm^3)=2.5\times10^{13}$

　　红细胞的平均寿命为 $(2.5\times10^6)T=2.5\times10^{13}$ 或 $I=10^7$ 秒=大约 120 天

14.7　什么因素能导致红细胞数量的波动?

　　任何减少机体组织含氧量的因素都可通过负反馈机制增加红细胞生成,例如高海拔(在 14 000 英尺的高原红细胞比容可比海平面高 30%)、体育锻炼、贫血、或慢性肺气肿等。温度:机体温度升高可增加红细胞的数量。性别:青春期后,男性较女性的红细胞比容高。年龄:婴儿的红细胞比容相对较高。一天中的不同时间:清晨红细胞比容最高。

14.8　描述 14.7 中提到的反馈机制。

　　在氧浓度较低的情况下,肾脏可分泌红细胞生成素,此激素由血液运输到骨髓,在骨髓内刺激红细胞的生成,这样增加的红细胞便可运输更多的氧到机体组织。

　　血液滴注是在某些时候被运动员用来增加血液携氧能力、提高耐受力一种方法,它是事先抽取运动员的一部分血液,然后在比赛前几天重新输回体内。当血液被抽出后,造血系统很快又会合成新的红细胞以补充丢失的细胞,当储存的红细胞被重新输入体内时,会导致一种短暂的红细胞增多症。这样做预期的效果可能很好——它可能使血液的携氧能力提高 10%。血液滴注是非法的,也并不是没有危险,它可损害血流,也会导致流感样的症状。另一种增加运动员耐受力的方法就是注射合成的红细胞生成素以刺激红细胞的生成。

14.9　血红蛋白的化学组成是什么?

　　血红蛋白是由珠蛋白(四个多肽链;如图 14.3)和血红素(四个铁卟啉分子;如图 14.4)组成的,每个红细胞大约含有 2.8 亿个血红蛋白分子,而血红素的每个铁离子能结合四分子的氧,这就意味着一个红细胞能运输十亿个氧分子。

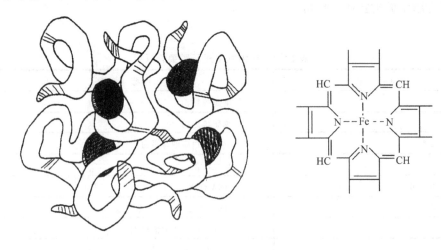

　　图 14.3　一个血红素分子。　　　　　　图 14.4　一个卟啉环。

14.10　除了氧之外血红蛋白还能结合别的气体分子吗?

　　是的。二氧化碳和一氧化碳也能与血红蛋白分子结合。氧所饱和的血红蛋白称为氧合血红蛋白,呈鲜红色。当氧合血红蛋白失去氧后就变成蓝紫色。与二氧化碳结合的血红蛋白称为氨(基)甲酰血红蛋白。氧和二氧化碳在血红蛋白分子上有不同的结合部位。与一氧化碳结合的血红蛋白称为碳氧血红蛋白。一氧化碳与血红素结合并且与其亲和力较氧高 200 倍,它能阻止血红蛋白与氧结合,因此是一种很危险的气体。

14.11　分解的红细胞何时在肝和脾被吞噬,血红蛋白分子如何分解?

　　1．血红蛋白＞血红素＋珠蛋白
　　2．血红素＞Fe^{2+} ＋ 卟啉
　　3．珠蛋白＞蛋白质＞氨基酸

从卟啉环状结构(图 14.3)变为直链结构,这一直链结构被称为胆绿素,然后胆绿素又被还原成直链的胆红素。由肝脏胆汁所携带的胆红素,可以以粪胆素的形式由粪便排出或以尿胆素的形式由尿中排出,这样就使粪便和尿呈褐色或黄色。当黄色的胆红素在血液中的浓度超过正常水平之后,就可使皮肤黄染(黄疸)。产生黄疸的原因包括肝脏疾病、红细胞破坏过多或胆汁排泄受阻(粪便呈灰色)等。

目的 E　描述血小板的起源并解释其功能。

　　　　　　血小板(platelet)是一种小的细胞碎片,它起源于骨髓中的**巨核细胞**(megakaryocyte),是由巨核细胞的胞质块脱落形成的。血小板中含有钙离子、ADP、5-羟色胺和酶等多种凝血因子,它们在**止血**(hemostasis)过程中发挥着重要作用。

14.12　血小板的功能。

当血管受到损伤时,血小板聚集在一起形成栓子并释放 ADP,ADP 使血小板的表面变得黏稠,从而使血小板能继续粘着到不断增大的血小板团块上。此外,聚集的血小板的表面膜又可释放 TXA_2,这种前列腺素的衍生物又进一步促进了血小板的聚集。血小板栓子可通过三种机制减少受到损伤部位的血液损失:(1) 物理性封闭血管受伤的部位,(2) 释放能使血管收缩的化学物质,(3) 释放促使血液凝固的化学物质(5-羟色胺,肾上腺素,TXA_2)。

目的 F　解释止血机制

　　　　　　止血过程为(1)血管收缩(2)血小板聚集成团阻塞受伤部位(3)局部出现血凝块,这样可使封闭伤口的栓子增大,并为受伤血管的修复提供支架。

14.13　列出血液凝固过程中所包含的化学物质或因子。

几乎所有凝血因子都产生于肝脏,根据发现顺序用罗马数字对其进行编号,因此数字的顺序并不反映凝血因子起作用的顺序。
　　Ⅰ＝纤维蛋白原
　　Ⅱ＝凝血酶原
　　Ⅲ＝组织凝血致活素
　　Ⅳ＝钙离子
　　Ⅴ＝易变因子
　　Ⅶ＝血清凝血酶原转变加速素
　　Ⅷ＝抗血友病因子

Ⅸ＝血浆凝血致活素成分,也称为 Christmas 因子

Ⅹ＝Stuart－Power 因子

Ⅺ＝血浆凝血致活素前质

Ⅻ＝Hageman 因子

ⅩⅢ＝纤维蛋白稳定因子。

注意:因子Ⅵ不再被认为是一种独立的凝血因子。

14.14 描述启动凝血过程的两条途径。

如图 14.5,当血液与带负电荷的异物表面接触时(如受伤部位的胶原蛋白暴露,或将血液放在玻璃管内),内源性凝血途径启动。参与内源性凝血途径的凝血因子都存在于血液中。外源性凝血途径通过组织促凝血酶原激酶启动,当血管壁或其他组织受到损伤时释放此种因子。两条凝血途径的最后通路是相同的。

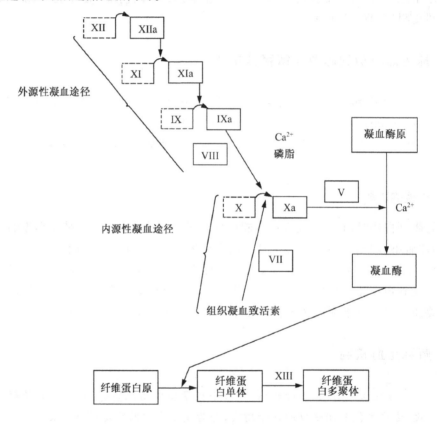

图 14.5　内源性和外源性凝血途径。

14.15 举例说明抗凝活动。

枸橼酸盐和草酸盐(有机生化分子)与钙离子结合,在凝血过程的几个步骤中是必需的。肝素是肝脏释放的一种蛋白质,它能抑制因子Ⅸ的激动并干扰凝血酶的活动。双香豆素和香豆定可以通过干扰维生素 K 的合成而抑制凝血酶原和因子Ⅶ、Ⅸ、Ⅹ的合成,因为维生素 K 在肝脏合成这些化学物质的过程中起着催化作用。

14.16 举例说明某些过度出血性疾病。

血友病是一种患者体内缺少某种遗传因子的遗传性疾病,其中缺少因子Ⅷ者为 A 型血友病(经典型血友病),缺少因子Ⅸ者为 B 型血友病(Christmas 病)。当维生素 C 缺乏时肝脏中不能合成凝血因子。在血小板减少症患者,血小板的浓度很低,患者的身体会出现无数个出血点

（皮肤上紫色的斑点）。

目的 G　区分五种不同类型的白细胞

（见表 14.3）。

表 14.3　五种白细胞比较

种　　类	个/mm³	起　源	描　　述	功　　能
中性粒细胞	5400	骨髓	分叶核,细小颗粒	吞噬作用
嗜酸粒细胞	275	骨髓	分叶核,红或黄的颗粒	可能吞噬抗原-抗体复合物
嗜碱粒细胞	35	骨髓	不规则核,大的紫色颗粒	释放肝素,组织胺和 5-羟色胺
淋巴细胞(B 细胞、T 细胞)	2750	淋巴组织	圆核,胞质少	产生抗体,破坏特异的靶细胞
单核细胞	540	淋巴组织	肾形核	吞噬作用

14.17　列出可使各种白细胞增加的疾病。

　　中性粒细胞:阑尾炎,肺炎,扁桃体炎

　　嗜酸粒细胞:哮喘,寄生虫感染

　　嗜碱粒细胞:天花,肾炎,黏液性水肿

　　淋巴细胞:百日咳,流行性腮腺炎,单核细胞增多症

　　单核细胞:结核,斑疹伤寒

　　　　单核细胞增多症是由 EB 病毒感染所引起的疾病。其特点是淋巴细胞增加,咽喉肿痛,疲劳,发热和淋巴腺肿大。病人年纪越大,症状就可能越严重。病人恢复正常,一般需要几个月的时间。

14.18　白细胞可以离开循环系统吗?

　　是的,白细胞可以挤过毛细血管壁(这一过程被称为白细胞渗出),进入组织抗感染。

14.19　白细胞如何知道何处需要它们去抗感染?

　　感染组织可释放某种化学物质(如白细胞介素)增加局部毛细血管的通透性。循环血流中的白细胞可被这些化学物质所吸引从而聚集到感染部位,此过程被称为趋化性。

目的 H　列出血浆的主要成分,并描述白蛋白、球蛋白和电解质的功能。

　　　　血浆中含有以下几种成分:

　　　　1. 水

　　　　2. 蛋白质(白蛋白、球蛋白、纤维蛋白原)

　　　　3. 电解质(Na^+、K^+、Ca^{2+}、Mg^{2+}、Cl^-、HCO_3^-、HPO_4^{2-}、SO_4^{2-})

　　4. 营养物质(葡萄糖、氨基酸、脂质、胆固醇、维生素)

　　5. 激素

　　6. 溶解在其中的气体(二氧化碳、氧气、氮气)

　　7. 代谢废物(尿素、尿酸、肌酐、胆红素)

14.20　白蛋白的特点和功能。

　　白蛋白(albumin)(分子量为 69,000)是血浆中最小的和含量最多的蛋白质。它们在肝脏

中产生,在维持血浆渗透压方面起着重要作用。它们也是血浆中重要的缓冲物质,并在维持血液黏滞性方面起着重要作用。

14.21 阐述血浆球蛋白的主要功能、并指出其四种类型。

球蛋白(globulin)中含有许多物质,这些物质发挥着各种各样的功能,例如运输功能(甲状腺激素、胆固醇和铁)、发挥酶的作用、凝血功能和免疫功能等。电泳法可将球蛋白分为四种类型:α_1(如胎蛋白、抗胰蛋白酶、脂蛋白)、α_2(如抗凝血酶、胆碱酯酶),β(转铁蛋白、血浆酶原、凝血酶原)和 γ(如 IgG、IgA、IgM、IgD、IgE)

14.22 血浆中所含电解质的功能。

血液中的许多离子在跨膜转运、血浆渗透压和正常神经功能的维持等方面都是必不可少的。

复 习 题

选择题

1. 下列( )白细胞中见不到颗粒。 (a) 中性粒细胞 (b) 淋巴细胞 (c) 嗜酸粒细胞 (d) 嗜碱粒细胞

2. 在血液凝固过程中,下列( )成分是必需的。 (a) Ca^{2+}、维生素 K、白蛋白、球蛋白 (b) Ca^{2+}、肝素、凝血酶原、纤维蛋白原 (c) Ca^{2+}、凝血酶原、纤维蛋白原、血小板 (d) Ca^{2+}、凝血酶原、血小板、维生素 A

3. 成年人体内存在的主要白细胞是( )。 (a) 嗜碱粒细胞 (b) 嗜酸粒细胞 (c) 淋巴细胞 (d) 中性粒细胞

4. 血浆白蛋白的主要功能是( )。 (a) 产生抗体 (b) 形成纤维蛋白原 (c) 维持血浆胶体渗透压 (d) 清除代谢废物

5. 下列( )物质形成过程中需要 Ca^{2+} 的参与( )。 (a) 纤维蛋白原 (b) 组织凝血致活素 (c) 凝血酶 (d) 凝血酶原

6. 血细胞分类计数是指( )。 (a) 计数每立方毫米血液中红细胞的数量 (b) 计数每立方毫米血液中白细胞所占的百分比 (c) 计数每 200 个血细胞中白细胞的种类和数量 (d) 血小板计数

7. 红细胞成熟所需要的内因子来源于( )。 (a) 骨髓 (b) 维生素 B_6 (c) 肝脏 (d) 胃黏膜

8. 关于 100mL 血中含 15 克血红蛋白,下列( )叙述是正确的。 (a) 在正常范围内 (b) 低于正常值 (c) 高于正常值 (d) 低,但可接受

9. 下列( )与阑尾炎的诊断最相符。 (a) 单核细胞增多 (b) 红细胞增多 (c) 白细胞减少 (d) 中性粒细胞增加

10. 下列( )叙述表明患者有贫血倾向。 (a) 血小板 300,000/mm^3 (b) 红细胞比容 43% (c) 血红蛋白 17g/dL (d) 红细胞 380 万个/mm^3

11. 不具备吞噬作用但能分泌肝素的白细胞是( )。 (a) 嗜碱粒细胞 (b) 单核细胞 (c) 嗜酸粒细胞 (d) 淋巴细胞

12. 以下关于缺铁性贫血的叙述( )是正确的。 (a) 女性多于男性 (b) 其特征是白细胞增多 (c) 可通过肌注铁离子治疗 (d) 是典型的由于机体慢性失血而形成的一类贫血

13. 关于红细胞形成的说法( )是正确的。 (a) 由血液中高雌激素水平刺激产生 (b) 如果胃不能产生内因子,红细胞数量就会下降 (c) 在海平面水平时红细胞产生于成年

人的脾脏　(d)当动脉血中氨基酸浓度升高时刺激产生

14．当血凝正常发生时(　　)。　(a)肝素处于失活状态　(b)摄入的饮食中需要足够的维生素 C　(c)一定发生了血管外的组织损伤　(d)肝脏必需有足够的维生素 K 供应

15．下列(　　)蛋白质不属于血浆蛋白。　(a)白蛋白　(b)球蛋白　(c)纤维蛋白原　(d)血小板

16．下列(　　)不能刺激红细胞生成素的合成。　(a)出血　(b)慢性肺气肿　(c)压力导致的肾上腺素释放　(d)组织氧供减少

17．人体维生素 B_{12} 摄入不足将导致(　　)。　(a)溶血性贫血　(b)恶性贫血　(c)再生障碍性贫血　(d)栓子

18．红细胞占全血的容积百分比称为(　　)。　(a)红细胞比容　(b)有形成分　(c)红细胞分数　(d)沉降指数

19．红细胞不可在成年人的下列(　　)组织中产生。　(a)胸骨　(b)肋骨　(c)颅骨　(d)脊柱　(e)髋骨

20．血浆蛋白占血浆的容积百分比为(　　)。　(a)17%～19%　(b)7%～9%　(c)25%～27%　(d)52%～55%

21．在血管受伤后描述防止或减少血液从血管中丢失的反应术语是(　　)。　(a)稳定的能量　(b)自身稳定功能　(c)凝缩　(d)止血

22．止血过程不包括(　　)。　(a)血管平滑肌收缩　(b)血小板粘附到受损组织　(c)血凝块收缩　(d)肾素-血管紧张素系统活动增加

23．下列(　　)排列是正确的。(1)纤维蛋白原转变成纤维蛋白(2)血凝块收缩血清析出(3)组织凝血致活素产生(4)凝血酶原转变为凝血酶　(a)3,2,1,4　(b)3,4,1,2　(c)3,4,2,1　(d)4,1,3,2

24．A 型血友病患者体内不能合成下列(　　)凝血因子。　(a)Ⅷ　(b)Ⅶ　(c)Ⅸ　(d)Ⅻ

25．不含有形成分和凝血蛋白的血液被称为(　　)。　(a)血浆　(b)血清　(c)白蛋白　(d)球蛋白

判断正误

＿＿＿1．血液具有运输、维持 pH 值稳定、体温调节和免疫等功能。

＿＿＿2．血小板中含有的凝血因子有钙、铁、维生素 B_1 和草酸等。

＿＿＿3．红细胞增多症患者红细胞比容较高。

＿＿＿4．红细胞生成需要叶酸、铜、蛋白质、多糖和胆绿素等原料。

＿＿＿5．一个血红素分子含有一个被称为卟啉的含氮的有机环和一个铁原子。

＿＿＿6．止血的主要机制是栓塞、血液凝固和收缩。

＿＿＿7．当血管壁或其他组织受到损伤时组织凝血致活素被释放到血液中。

＿＿＿8．在凝血酶原转变成凝血酶的过程中需要钙和磷脂的参与。

＿＿＿9．与二氧化碳结合的血红蛋白被称为碳氧血红蛋白。

填空题

1．血液中含有过多数量红细胞的疾病被称为＿＿＿。

2．＿＿＿可促进红细胞的生成。

3．血红蛋白与氧结合时呈鲜红色被称为＿＿＿。

4．血小板是从＿＿＿细胞上脱落下来形成的。

5．当血液暴露在负电荷表面时＿＿＿凝血途径被启动。

6．在患＿＿＿疾病时，血小板的浓度很低。

7．白细胞通过毛细血管壁的过程被称为＿＿＿。

8. 单核细胞增多症是由____病毒感染引起的。

填图题　指出右图所示的结构

1. _____
2. _____
3. _____
4. _____
5. _____

匹配题　将细胞与其对应的功能连接起来

____**1.** 血栓细胞　　（a）不规则核,颗粒被染成紫色

____**2.** 吞噬细胞　　（b）血凝块的形成

____**3.** 血肿　　　　（c）含噬伊红颗粒

____**4.** 嗜酸粒细胞　（d）催化纤维的分解

____**5.** 纤维蛋白溶酶（e）分叶核,颗粒细小,能被中性染料染色

____**6.** 中性粒细胞　（f）血液聚集

____**7.** 白细胞　　　（g）白细胞

____**8.** 淋巴细胞　　（h）选择性的抵御入侵者

____**9.** 嗜碱粒细胞　（i）摄入和消化颗粒状的物质

答　案

选择题

1. (b)由于中性粒细胞、嗜酸粒细胞和嗜碱粒细胞的胞浆内含有颗粒,因此被称为有粒白细胞,而淋巴细胞和单核细胞的胞浆内不含可见颗粒所以被称为无粒白细胞。

2. (c)凝血过程包含其中的每一步。

3. (d)中性粒细胞占白细胞总数的 $65\%\sim70\%$。

4. (c)白蛋白是血浆中最小的和含量最多的蛋白质,由于它们只存在于血浆中,而不存在于组织间液内,所以在血浆与组织液之间形成了渗透压梯度。

5. (c)在内源性和外源性凝血途径中都需要钙离子的参与,在凝血酶原转变成凝血酶的过程中也需要钙离子的参与。

6. (c)分类白细胞计数给出不同类型白细胞所占的百分比。

7. (d)内因子是由胃内的壁细胞产生的,它参与维生素 B_{12} 的吸收。在形成红细胞的有丝分裂过程中需要维生素 B_{12} 的参与。

8. (a) 100ml 血中含 15g 血红蛋白为正常水平。

9. (d)阑尾炎病人血液中的中性粒细胞增多。

10. (d)每立方毫米血液中含 380 万个红细胞低于正常值,可能是贫血的征象。

11. (d)淋巴细胞不能产生肝素,但它们与抗体的产生和特殊靶细胞的分布有关。

12. (a)由于女性的红细胞含量较低和月经期失血,所以缺铁性贫血在女性较常见。

13. (b)胃壁细胞产生的内因子减少将导致红细胞生成减少。

14. (d)肝脏需要足够的维生素 K 以合成凝血因子。

15. (d)血小板是细胞碎片,而不是血浆蛋白

16. (c) 肾上腺素不会影响红细胞生成素的合成。

17. (b)在缺少内因子的情况下,维生素 B_{12} 不能被吸收,将导致恶性贫血。

18. (a)红细胞比容表明了血液的携氧能力。

19. (c)红细胞不可能在颅骨内产生。

20. (b)血浆蛋白(白蛋白、球蛋白、纤维蛋白原)占血浆总量的 $7\%\sim9\%$。

21. (d)止血过程包括了血管损伤后防止血液损失的全部机制。

22. (d)肾素-血管紧张素系统的活动与止血无关。

23. (b)当血管受到严重损伤时,通常在 20 秒内在损伤区域有血凝块的形成。

24. (a) A 型血友病(经典血友病)是由于患者体内缺少凝血因子Ⅷ。

25. (b)血浆是不含有形成分的血液,血清是不含有形成分和凝血蛋白的血液。

判断正误

1. 正确

2. 错误;所列出的物质都不是由血小板在凝血过程中产生的。

3. 正确

4. 错误;不需多糖和胆绿素。

5. 正确

6. 正确

7. 正确

8. 错误;在凝血酶原转变成凝血酶的过程中不需磷脂。

9. 错误;由二氧化碳所饱和的血红蛋白称为氨(基)甲酰血红蛋白。

填空题

1. 红细胞增多症　　　　　　**2.** 红细胞生成素

3. 氧合血红蛋白　　　　　　**4.** 巨核细胞

5. 内源性　　　　　　　　　**6.** 血小板减少症

7. 白细胞渗出　　　　　　　**8.** EB(Epstein-Barr)

填图题

1. 红细胞　　　　　　　　　**2.** 血小板

3. 嗜碱粒细胞　　　　　　　**4.** 单核细胞

5. 嗜酸粒细胞

匹配题

1.(b)　　　　　　　　　　**2.**(i)

3.(f)　　　　　　　　　　**4.**(c)

5.(d)　　　　　　　　　　**6.**(e)

7.(g)　　　　　　　　　　**8.**(h)

9.(a)

（刘丽敏　张茂先　译）

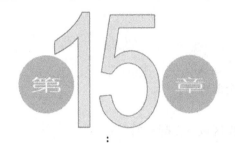

心血管系统——心脏

目的 A 描述心脏及其在胸腔中的位置。

心脏（heart）是一个专门用于泵送血液使血液通过全身血管的中空的、四腔肌性器官（图 15.1）。女性重约 255 克，男性重约 310 克，大约占全身重量的 5％。心脏位于纵隔内（参看问题 1.21），被一层坚韧的纤维膜所包绕，此膜称为**心包膜**（pericardium）。**心包囊**（pericardial sac）是由包绕心脏的心包膜构成的腔隙。

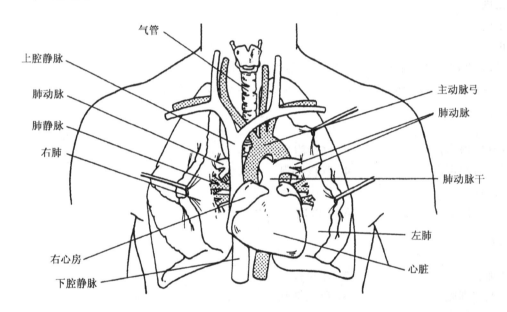

气管
上腔静脉
肺动脉
肺静脉
右肺
右心房
下腔静脉

主动脉弓
肺动脉
肺动脉干
左肺
心脏

图 15.1 心脏、肺及与其相连的血管。

15.1 心脏的哪一部分是心底，哪一部分是心尖？

心脏大约 2/3 位于正中矢状面的左侧，心尖部呈圆锥形指向下方，与膈肌接触；心底部较宽阔，位于上端，与大血管相连。

15.2 心与肺之间的关系是什么？

通过肺通气进入肺泡的氧气与来自心脏的血液相接触，然后通过心脏的泵血作用使氧合的血液循环全身，并将脱氧后的静脉血运回肺脏排出二氧化碳。连接心肺的血管称肺血管。

15.3 心包的功能是什么？

内面的心包浆膜层可分泌心包液润滑心脏表面，外面的纤维层则起保护和隔离作用。

心包炎是壁层心包的感染，患此疾病时，心包腔内的心包液分泌增加。由于心包纤维层缺乏弹性，心包液压力的增加将不利于心室收缩和血液流过心脏。

目的 B 概述胚胎期 18 到 25 天时心脏的发育状况。

由未分化的中胚层形成心脏仅需 7 到 8 天。在怀孕后第 19 天，特异的生心索（heart cord）开始由脏壁中胚层的两条纵向带向中线彼此相互靠近，到第 21 天时，生心索内出现腔隙，称为心管（heart tube，图 15.2），到第 23 天时，左右心管融合为一条心管，到第 25 天时，两条心管完全融合，并出现膨大，心脏开始泵血。

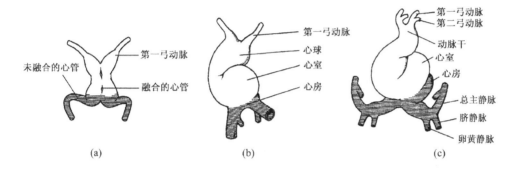

(a)   (b)   (c)

图 15.2 胎儿心脏的形成过程。 前面观（a）第 21 天；（b）第 23 天和（c）第 25 天。

心腔的分隔开始于第四周中期，于第五周末完成。一些先天性疾病，如心脏杂音、间隔缺损、卵圆孔未闭和动脉狭窄正是形成于这一时期。

目的 C 在结构和功能上对心肌的三层结构进行比较。

见表 15.1。

表 15.1 心脏的三层结构

层	结 构	功 能
心外膜层（心包脏层）	结缔组织浆膜层，由上皮覆盖，含有毛细血管、毛细淋巴管和神经纤维	润滑外层组织
心肌层	心肌组织，被结缔组织所分隔，含有毛细血管、毛细淋巴管和神经纤维	该层可收缩并将血液由心腔内射出
心内膜层	上皮膜和结缔组织，含有弹力纤维和胶原纤维、血管和特异的心肌纤维	加强对心腔和瓣膜的保护

15.4 心肌的三层之中哪一层最厚？

心肌层，尤其是心室壁的心肌层，因为将血液泵过全身需要心肌的强有力收缩。左心室的心肌层是最厚的。心肌纤维以一种特有的方式排列，以便使其内源性收缩对心腔产生有效的挤压。

15.5　什么是肌小梁?

网格状排列的心内膜（图 15.3）主要是由致密结缔组织构成的，它为低位的心腔提供了牢固的、弹性的支架结构。

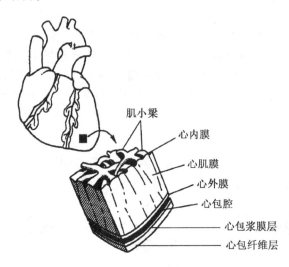

图 15.3　心肌壁、心包腔和心包。

目的 D　描述心腔和瓣膜。

心脏是一个四腔双泵系统（图 15.4）。它是由上面同时搏动的左右**心房**（atria)和下面同时收缩的左右**心室**（Ventricle）组成的。心房由较薄的肌性**房间隔**（interatrial septum）隔开，而心室则由较厚的肌性**室间隔**（interventricular septum）隔开。**二尖瓣**（bicuspid）和**三尖瓣**（tricuspid）这两个房室瓣位于心腔之间，**半月瓣**（semilunar valve）则位于两个大血管（肺动脉干和主动脉）离开心脏的地方。

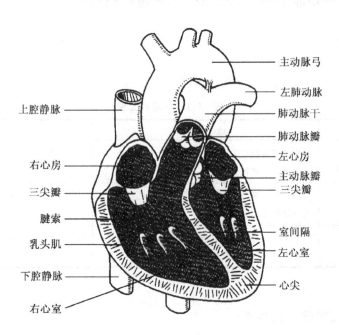

图 15.4　心脏的内部解剖图。

15.6　描述各个心脏瓣膜的作用。

见表15.2。

表 15.2　心脏瓣膜

瓣　　膜	位　　置	结构和功能
三尖瓣	位于右心房和右心室之间	由三个尖组成，可防止血液在心室收缩时，由右心室向右心房反流
肺动脉半月瓣	位于右心室和肺动脉干之间	由三个半月形的瓣膜组成，可防止血液在心室舒张时，由肺动脉返流入右心室
二尖瓣	位于左心房和左心室之间	由两个尖组成，防止血液在心室收缩时，由左心室返流入左心房
主动脉半月瓣	位于左心室和升主动脉之间	由三个半月形的瓣膜组成，防止血液在心室舒张时，由主动脉反流入左心室

15.7　描述乳头肌和腱索的结构和功能?

房室瓣的每一个尖都由腱索固定，腱索则由乳头肌固定于心室壁。当心房射血时腱索松弛，瓣膜开放。当心室收缩时（乳头肌也收缩），腱索拉紧，防止瓣膜外翻和血液由心室逆流入心房。

目的 E　肺循环和体循环血流的区别。

肺循环（pulmonary circuit）（通过肺）包括右心室（将非氧合血泵入肺脏）、肺动脉干和肺动脉、肺毛细血管网、肺静脉和接受肺内氧合血液的左心房。

体循环（systemic circuit）包括左心室和体内其余的动脉、毛细血管和静脉。右心室接受来自体循环的非氧合血。

健康的心脏能将循环血液泵入肺循环和体循环。当心脏受损（例如心肌梗塞和长期高血压）时，便不能有效的泵血和维持这两种循环血量间精细的平衡。当左心室衰竭的时候，液体在肺中积聚，导致气短、咳嗽和呼吸窘迫。当右心室衰竭时，液体在外周组织中积聚，引起水肿和肝肿大。

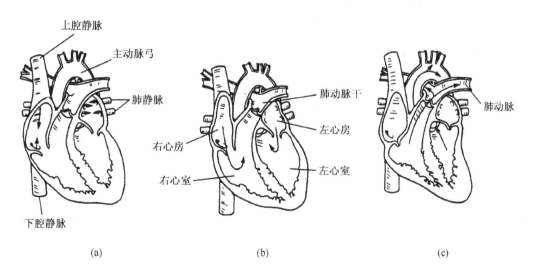

图15.5　血液流经心脏（a）心房充盈；（b）心房收缩和（c）心室收缩将血液排出心脏。

15.8　描述血液流经心脏的过程。

血液充盈两心房开始流入两心室（图 15.5a）；接着心房收缩，将剩余血液排入心室（图 15.5b）；然后心室收缩，将血液排入升主动脉和肺动脉干（图 15.5c）。

15.9　概述心腔收缩和心脏瓣膜启闭的关系并解释是什么原因形成了特征性的"咚-哒"声响。

心房收缩期间，房室瓣开放，半月瓣关闭；心室收缩时正好相反。较响的"咚"声，即第一心音，是由房室瓣关闭引起。较柔和的"哒"声或第二心音，由半月瓣关闭引起。

目的 F　解释胎儿的血液循环与新生儿的有何不同。

胎儿的肺没有功能，氧气和营养物质通过胎盘获得，胎儿的循环系统（图 15.6）是与此相适应的。胎儿的血液循环涉及到一条连接胎盘和胎儿脐部的脐索。脐索由一条将氧合血运送至心脏的**脐静脉**（umbilical vein）和两条将非氧合血运回胎盘的**脐动脉**（umbilical artery）组成。**静脉导管**（ductus venosus）可允许血液绕过胎肝，**卵圆孔**（foramen ovale）可使血液由右心房直接进入左心房；**动脉导管**（ductus arteriosis）使血液由肺动脉干分流入主动脉弓。

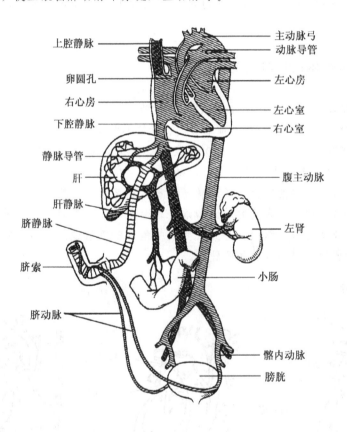

图 15.6　胎儿血液循环。

出生后胎儿的心血管结构逐渐转变为终生存在的另一种结构。脐静脉形成**肝圆韧带**；脐动脉萎缩变成脐旁韧带；静脉导管形成肝内的一条纤维条索即静脉韧带；卵圆孔在出生时闭锁变成卵圆窝（房间隔的一个凹陷）；出生后不久动脉导管关闭、萎缩，变成动脉韧带。

许多有先天性心脏缺陷的新生儿体循环中的血液不能被完全氧合。一种常见的先天性心脏病是卵圆孔未闭，在这种疾病中房间隔通道没有关闭。患这种疾病和其他先天性心脏病时都会出现紫绀（一种蓝色变），这种婴儿通常被称为"蓝婴"。

目的 G　描述心肌的冠脉循环。

心肌的血液供应是由**左、右冠状动脉**（coronary artery）提供的，该两动脉在主动脉瓣的上方由升主动脉发出（图 15.7）。左冠状动脉发出的主要分支为**前室间支**（anterior interventricular）和**回旋支**（circumflex artery），右冠状动脉发出**后室间支**（posterior interventricular）和**缘支**（marginal artery）。**心大静脉**（great cardiac vein）和**心中静脉**（middle cardiac vein）将血液由心肌毛细血管引流到冠状窦，然后注入右心房（图 15.8）。

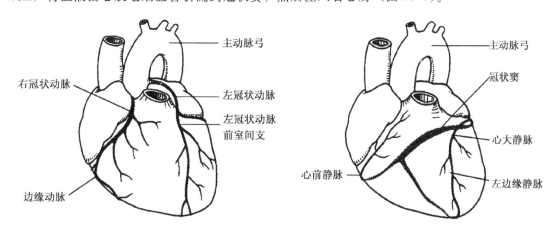

图 15.7　冠状动脉。　　　　　　　图 15.8　冠状静脉和冠状窦。

15.10　区分心肌缺血、心绞痛和心肌梗塞。

 如果冠状动脉的一个分支狭窄或被血栓（栓子）阻塞，它所供应的心肌细胞将出现供血不足称缺血。心绞痛是伴随心肌缺血出现的胸痛。由缺血造成的一部分心肌坏死称心肌梗塞（心脏病发作）。

目的 H　描述心脏的传导系统。

传导系统（conduction system）由结组织（特殊分化的心肌纤维）组成，它可使去极化波在心肌间传导。去极化波使心肌协同收缩以促使心腔排空。

15.11　心脏的起搏点是什么？它位于哪里？基本频率如何？

心脏的起搏点是**窦房结**（sinoatrial nole）（SA 结），它位于右心房的后壁（图 15.9），其自发去极化的频率一般为每分钟 70 到 80 次，可引起心房收缩。冲动由窦房结传到**房室结**（atrioventricular node）（AV 结），**房室束**（atrioventricular bundle）（AV 束或 His 束），最后到达心室壁内的**传导纤维**（conduction myofiber）（Purkinje 纤维）。刺激传导纤维可引起两侧心室同时收缩。

目的 I　描述心脏的神经支配。

　　　　　　窦房结和房室结由交感神经纤维和副交感神经纤维支配（图 15.10）。交感冲动通过心脏加速神经使心脏活动加快；副交感冲动通过迷走神经（第十对脑神经）使心脏活动减慢。这些自发冲动受到下丘脑和延髓的心脏中枢的调节。

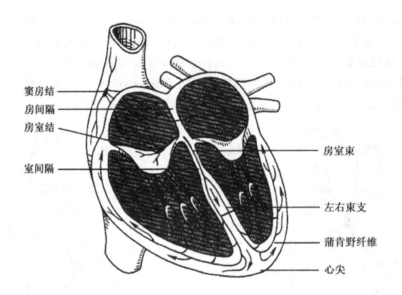

图 15.9　心脏的传导系统。

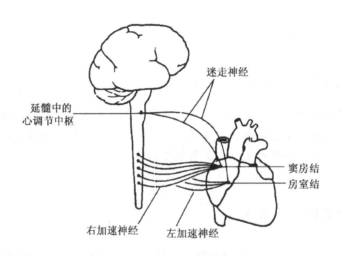

图 15.10　心脏的自主神经支配。

15.12　**判断正误。**去甲肾上腺素和乙酰胆碱可协同改变心率。

　　　错。这两种神经递质（前者由交感神经节后神经元分泌，后者由副交感神经节后神经元分泌）的作用是对抗性的。

目的 J　描述心动周期。

　　　心房和心室随每一次心跳重复地进行顺序性活动。**心动周期**（cardiac cycle）由一个被称为舒张相的舒张期和其后被称为收缩相的收缩期组成。心动周期的主要活动由舒张中期开始，如下所述。

　　舒张后期（late diastole）。心房和心室舒张，房室瓣开放，半月瓣关闭。血液被动的由心房流入心室，在此期结束时，心室充盈量达到 65％～75％。

　　心房收缩期（atrial systole）。心房收缩将另外 25％～35％的血液泵入心室，此时上下腔静脉和肺静脉口变狭窄，然而仍然有一部分血液反流回静脉。

　　心室收缩期（ventricular systole）。当心室开始收缩时，房室瓣关闭，产生第一心音。当右心室内的压力超过肺动脉的舒张压（10mmHg），左心室内的压力超过主动脉的舒张压（80mmHg）时，半月瓣开放，心室射血开始。在正常静息状态下，右侧压力可达 25mmHg，左侧压力可达 120mmHg。每博输出量，即从每侧心室射出的血液量为 70～90mL。收缩期结束时，每侧心室大约剩余 50mL 血液。

　　舒张早期（early diastole）。当心室开始舒张时，室内压迅速下降，半月瓣关闭，阻止血液从动脉反流入心室，产生第二心音。房室瓣开放，血液由心房流入心室。

　　　当血液顺利通过心脏瓣膜和血管时，不发出声音，不规则的血流则会产生杂音，当由于疾病的破坏瓣膜完全不能开启和关闭时，血流就会变得不规则。

15.13　如何计算心输出量？

　　心输出量即每分钟左心室射出的血液量，可由下列公式计算：

$$心输出量＝每博输出量×心率$$

　　例如，如果心率＝72 次/min，每博输出量＝80mL/次，那么心输出量＝72 次/min×80mL/次＝5760mL/min＝5.8L/min

15.14　问题 15.13 中计算心输出量的公式中涉及到每博输出量，而其值经常是不可知的，下面给出另一种计算心输出量的方法。

　　根据 Fick 原理，单位时间内某物质被器官（或机体）摄取的量 α 相当于其动脉内的含量（A.L.）减去静脉内的含量（V.L.）乘于血流量。既然血流量等于心输出量（C.O.），那么可得到以下公式：C.O.＝α/（A.L.－V.L.）。

　　例如如果机体的耗氧量 α＝250mL/min，动脉血中氧含量为 190ml/L，则心输出量

$$C.O.＝\frac{250ml/min}{50ml/L\ blood}＝5L\ blood/min$$

15.15　下列哪种因素会影响心输出量？

　　1）交感神经系统活动加强；2）舒张末期容积增加；3）静脉回心血量减少；4）各种贫血；

　　以上各因素都可影响心输出量。

　　1）交感活动加强可增加心率和心肌收缩力，同时可使肾上腺髓质释放肾上腺素和去甲肾上腺素，这两种物质也可以增加心输出量。

　　2）随着舒张末期容积的增加，心肌被拉长，因此心肌的收缩力增加，导致每博输出量

和心输出量增加，这一机制被称为心脏的 Starling 机制（或 Frank-Starling 机制）。

3）在回心血量减少的情况下（如失血），心脏不能正常充盈，就会导致每博输出量和心输出量下降。

4）在大多数贫血的情况下，血黏度下降，并且由于运输到组织的氧减少而导致局部血管舒张，以上两种情况都可使整个外周阻力下降，从而导致心输出量增加。

　　正常心率（55～90 次/min）的维持依赖于交感和副交感神经系统之间的平衡，β受体阻断剂如心得安能阻断交感神经对心脏的作用，从而使心率下降。相反，体育锻炼、压力和低血容量可导致儿茶酚胺的释放，从而使心率增加。抗胆碱药阿托品与心得安的作用相反，临床上当病人的心率变得很慢时可用此药物进行治疗。

15.16　在胸壁听诊心音时听诊器应置于何处?

见表 15.3 和图 15.11。

表 15.3　听诊器听诊心音的部位

心瓣膜	听诊部位
三尖瓣	胸骨第五肋间
二尖瓣	左乳头下第五肋间
肺动脉瓣	胸骨左缘第二肋间
主动脉瓣	胸骨右缘第二肋间

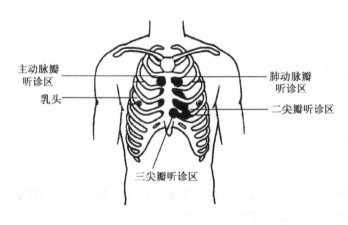

图 15.11　心脏听诊部位。

目的 K　心电图的基本特征

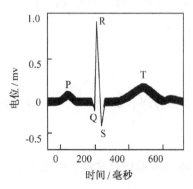

图 15.12　正常心电图。

　　由于人体是电的良导体，因此可在身体表面记录出由心肌的去极化和复极化所产生的电位差，这就是**心电图**（electrocardiogram）（ECG 或 EKG）（图 15.12）。P 波反映左右两心房的去极化过程，QRS 波群反映心室去极化过程；T 波是心室复极化波。ST 段表示心室各部分已全部进入去极化状态，PQ 间期代表房室结的非传导相，在此期间心房完全收缩。

15.17　描述三种传统的心电图导联。

标准肢体导联（standard limb lead）。每一个导联由两个极性相反的电极组成（图 15.13）。

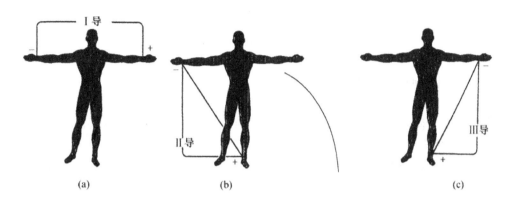

图 15.13　标准肢体导联。

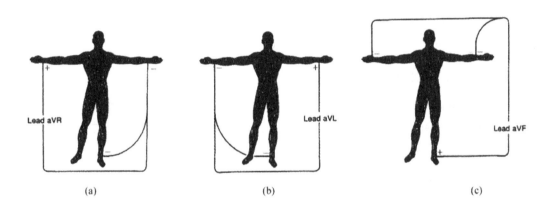

图 15.14　单极增强肢体导联。

单极增强肢体导联（augmented unipolar limb lead）。每一导联由一个正极和两个负极组成（图 15.14）。在 aVR 导联中信号相对于其他两个导联来说是倒置的。

胸前导联（chest lead）。每一导联连接一个正极和三个负极（上肢和下肢），每个正极连于图 15.15 所示的六个位置中的一个。这 12 个肢体和胸前导联测量的是心脏相同的电活动，但每一导联又是从不同的角度来反映心脏的电活动——类似于一个物体周围有 12 架照相机从不同的角度来拍摄同一目标。一个有经验的观察者可以用这 12 个导联构建出复合的心脏电活动。典型的心电信号如图 15.16 所示。

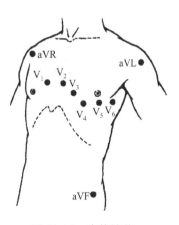

图 15.15　胸前导联。

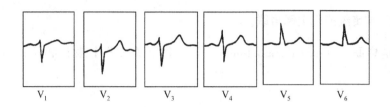

图 15.16 典型的心电图信号。

目的 L 熟悉由心电图发现的心律失常。

偏离正常心率或正常传导系统的电活动称为**心律失常**（cardiac arrythmias）。

心率型心律失常（rate arrythmias）。（1）心动过缓，心跳少于每分钟 55 次，可由过度的迷走神经（副交感神经）刺激、体温降低或某些药物引起。（2）心动过速，心跳每分钟超过 90 次，可由过度的交感神经刺激、体温升高或如咖啡因这样的药物引起。

传导型心律失常（conduction arrythmias）。（1）窦房结节律异常。（2）起搏点为窦房结以外的心脏的其他部位（异位起搏点）。（3）传导系统通路异常或冲动传导阻滞。

15.18 引起异位起搏点活动的原因是什么？

心肌缺血或其他局限性心脏损伤；高血压引起的心房扩张；毒性物质（如尼古丁、咖啡因、酒精）；睡眠不足；焦虑；体温过高或过低；偏离机体正常 pH 值。

15.19 引起心脏传导阻滞的原因是什么？

冲动通过心脏时，有时可在传导系统的重要部位受到阻滞。心脏传导阻滞可由以下原因引起（1）由于心梗引起的传导系统局部破坏（见问题 15.10），（2）迷走神经受到过度刺激，（3）传导系统感染。

15.20 早搏病人的心电图有什么特点？

早搏是由心动周期中异位起搏点激动产生的传导波早于正常的传导波引起的。

心房过早去极化（图 15.17）是由心房内的异位起搏点过早去极引起的。它可在房扑或房颤（见问题 15.21）之前出现。这种早搏通常被认为是无害的。

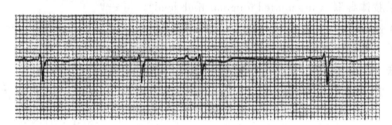

图 15.17 心房过早去极化。

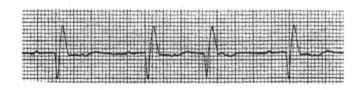

图 15.18 房室结过早去极化。

房室结过早去极化（AV-nodal premature depolariaztion）源于房室结（图 15.18）内异位起搏点的激动。心电图显示为在正常的 QRS 波群之前没有 P 波。

心室过早去极化（premature ventricular depolarization）（PVD）源于心室内异位起搏点的激动

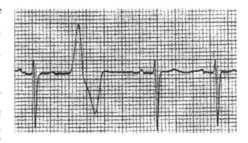

（图 15.19）。心电图中 P 波缺如，QRS 波群宽（由于冲动传导主要是通过心室肌细胞而不是通过传导纤维引起的）且高（一侧心室去极化较另一

图 15.19 心室过早去极化（PVD）。

侧略提前）。T 波经常是倒置的（复极化改变）。一个 PVD 可与一次或几次正常心跳相伴出现。

15.21 房扑或房颤病人的心电图有什么特点？

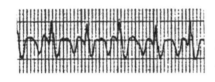

图 15.20 房扑的心电图。

由心房组织中环路形成的快速（300 次/分）、规则的心房去极化称为房扑（图 15.20）。房扑时，心室不能对每一次由心房传来的冲动产生反应，因此通常存在部分传导阻滞。它的特点是 2:1 或 4:1 节律（心室每收缩一次心房去极 2 到 4 次），P 波规则，呈"锯齿样"。

心房纤颤（atrial fibrillation）是由心房电活动紊乱造成的（图 15.21）。P 波缺如，心房电活动基线不规则，QRS 波群和 T 波看上去正常，但它们的节律是不规则的。这是由于只要传导纤维去极化，心室就会对传导的冲动产生反应。

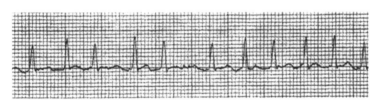

图 15.21 房颤的心电图。

室性心动过速（ventricular tachycardia）。通常是由于心室内单一的异位起搏点造成的（图 15.22）。心电图通常像一个光滑的正弦波。这种疾病很危险，因为心脏不能适当充盈并且心输出量下降。而且，它还容易发展成为心室纤颤。

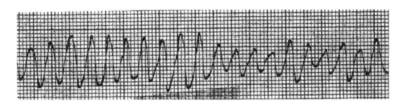

图 15.22 室性心动过速心电图。

心室纤颤（ventricular fibrillation）。是由心室内紊乱的电活动环路造成的。心电图杂乱无章——就像"随机的噪声"。在这种最严重的心肌抽搐性疾病中，血压可急速下降。

15.22　描述心肌梗塞病人的心电图特点（心脏病发作）。

心肌梗塞（myocardial infarction）是由于冠状动脉狭窄（痉挛或动脉粥样硬化造成）或堵塞（栓子）导致心脏某一区域的血流供应中断引起的，QRS 波群和 T 波随着心肌组织梗塞由早期到后期的进展而改变，心肌缺血首先反映在 ST 段压低（如图 15.23）。ST 段抬高预示着早期心梗，后期心梗反应在 T 波倒置，较深的 Q 波是陈旧性心梗的证据。

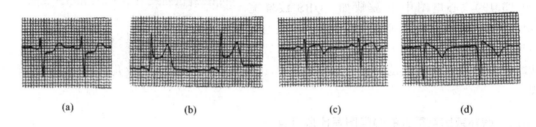

(a)　　　　　　　(b)　　　　　　　(c)　　　　　　　(d)

图 15.23　（a）心肌缺血；（b）早期心梗；（c）后期心梗；（d）完全或陈旧性心梗。

复　习　题

选择题

1. 胎儿心脏开始泵血发生在（　　）。　（a）第四周　（b）第五周　（c）第六周　（d）第七周

2. 关于胎儿血液循环的叙述下列（　　）是正确的。　（a）卵圆孔—右心室到左心室　（b）静脉导管—脐静脉到下腔静脉　（c）卵圆孔—右心房到肺动脉干　（d）动脉导管—肺动脉到肺静脉

3. 与肺动脉半月瓣位于心脏同一边的瓣膜是（　　）。　（a）三尖瓣　（b）二尖瓣（僧帽瓣）　（c）二尖瓣　（d）主动脉半月瓣

4. 二尖瓣狭窄可导致血液反流到（　　）。　（a）冠脉循环　（b）腔静脉　（c）肺循环　（d）左心室

5. 在胎儿体内完全氧合的血由下列（　　）血管运输。　（a）动脉导管　（b）脐动脉　（c）胎盘静脉　（d）脐静脉

6. 出生后动脉导管演变为（　　）。　（a）卵圆窝　（b）动脉韧带　（c）脐旁韧带　（d）静脉韧带　（e）肝圆韧带

7. 心脏三层结构中位于最外层的结构是（　　）。　（a）心外膜　（b）心上膜　（c）心包膜　（d）心内膜

8. 血液通过腔静脉进入心脏和通过主动脉离开心脏的正确顺序是（　　）。　（a）右心房、左心房、左心室、右心室　（b）左心室、左心房、右心室、右心房　（c）右心房、右心室、左心房、左心室　（d）左心房、左心室、右心房、右心室

9. 窦房结位于下列（　　）结构的壁内。　（a）右心房　（b）室间隔　（c）肺动脉干　（d）上腔静脉　（e）左心室

10. 冲动按照下列（　　）顺序通过心脏的传导系统。　（a）房室结、窦房结、传导纤维、希氏束　（b）窦房结、传导纤维、希氏束、房室结　（c）窦房结、房室结、希氏束、传导纤维　（d）房室结、希氏束、窦房结、传导纤维

11. 下列（　　）配对是错误的。　（a）腱索—半月瓣　（b）右心室—乳头肌　（c）左心室—肌小梁　（d）右心房—冠状窦　（e）左心房—肺静脉

12. 心脏由下列（　　）结构覆盖。　（a）心包膜　（b）心外膜　（c）心上膜　（d）心

内膜

13. 除下列（　　）因素外，都可导致心输出量增加。　　（a）体育锻炼　　（b）发热　　（c）消化　　（d）迷走神经中的副交感神经活动加强

14. 心脏所产生的"咚"声是由下列（　　）原因造成的。　　（a）房室瓣关闭　　（b）半月瓣关闭　　（c）心室射血　　（d）心室充盈　　（e）窦房结去极化

15. 下列（　　）发生在收缩期。　　（a）心室充盈　　（b）心房充盈　　（c）心室收缩　　（d）心房舒张

16. 为了清晰地听到二尖瓣关闭的声音，听诊器应放在下述（　　）部位。　　（a）胸骨右缘第二肋间　　（b）胸骨左缘第二肋间　　（c）乳头下胸骨左缘第五肋间　　（d）胸骨右缘第五肋间

17. 当希氏束传导完全被阻断时（　　）。　　（a）心房不规则跳动　　（b）心室跳动的频率为 30～40 次/min　　（c）心电图上 PR 间期较正常情况下长，但每两次心跳之间的间隔是恒定的　　（d）每次心跳时 QRS 波群形状不同

18. 舒张后期不会发生下列（　　）情况。　　（a）心房和心室舒张　　（b）房室瓣开放　　（c）主动脉瓣开放　　（d）心房血液流入心室　　（e）a 和 c 都是正确的

19. 心室收缩期（　　）。　　（a）所有的血液都被泵出心室　　（b）心室内仍有一部分剩余血液　　（c）没有血液流出心室　　（d）一部分血液反流入心房

20. 下列（　　）不属于肺循环的一部分。　　（a）左心房　　（b）肺动脉干　　（c）主动脉瓣　　（d）肺静脉　　（e）肺动脉瓣

判断正误

_____1. 怀孕后第 8 周出现心跳，是胚胎转变为胎儿的标志。

_____2. 心包腔可分泌液体润滑心脏表面。

_____3. 切断支配心脏的迷走神经（第十对脑神经）将会使心率增加。

_____4. 成人动脉导管未闭时，血液可由肺动脉干流向主动脉弓。

_____5. 胎儿心脏的右心房接受氧合相对较好的血液。

_____6. 肾上腺素可增加心率，但不增强心脏收缩力。

_____7. 纵隔、心包腔和两个胸膜腔都位于胸腔内。

_____8. 心脏完全由胚胎中胚层分化而来。

_____9. 腱索、乳头肌和肌小梁是心室独有的结构特点。

_____10. 心绞痛是心脏病发作的综合性术语。

填空题

1. _____是在胸腔内两肺之间、心脏所处的位置。

2. 第一心音或"咚"声是由_____瓣关闭引起的。

3. 卵圆孔未闭位于心脏的_____隔内。

4. _____的去极化引起心室收缩。

5. 心脏的_____是由血液流过或倒流过瓣膜时血液发生湍流引起的。

6. _____是心室内面结缔组织的牢固的边缘。

7. _____时心率小于 60 次/min。

8. 窦房结以外的起博点被称为_____起博点。

9. 心室收缩期在心电图上表现为_____波。

10. 每博输出量×心率＝_____。

填图题　标出图中所指结构的名称

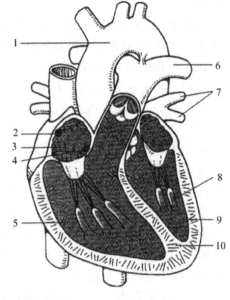

1. _____

2. _____

3. _____

4. _____

5. _____

6. _____

7. _____

8. _____

9. _____

10. _____

匹配题　将心脏活动与对其所作描述配对

_____1. P 波　　　　　　　　　（a）心房去极化

_____2. 第一心音　　　　　　　（b）心输出量

_____3. 第二心音　　　　　　　（c）心室去极化

_____4. QRS 波群　　　　　　　（d）心室复极化

_____5. 每博输出量×心率　　　（e）在收缩期开始时房室瓣关闭

_____6. T 波　　　　　　　　　（f）在舒张期开始时半月瓣关闭。

答　案

选择题

1. （a）到第 25 天胎儿的心脏就可泵血。

2. （b）静脉导管可确保氧合血迅速由脐静脉流入心脏。

3. （a）肺动脉瓣和右侧房室瓣即三尖瓣位于心脏右侧。

4. （c）二尖瓣狭窄时，血液反流入左心房和肺静脉，这种情况可导致肺部毛细血管充血。

5. （d）脐静脉可将氧合血由胎盘运输到胎儿心脏。

6. （b）动脉韧带是连接于肺动脉干和主动脉弓之间的小的结缔组织索。

7. （a）心外膜即脏层心包是附着于心肌层的一层薄的保护性浆膜。

8. （c）右心房和右心室通过体静脉将不含氧的血液运输到心脏，左心房和左心室通过肺静脉将氧合血运输到心脏。

9. （a）窦房结（起搏点）位于接近上腔静脉入口的右心房的后壁。

10. （c）窦房结的去极化导致心房收缩和冲动经过房室结和希氏束的传导，传导纤维的去极化则导致心室收缩和心脏射血。

11. （a）腱索连接房室瓣的瓣尖和乳头肌，腱索仅存在于心室内。

12. （a）心脏被包绕于一个疏松的滑液囊内，此囊称为心包囊。

13. （d）迷走神经中的副交感神经可自主地减慢心率，从而减少心输出量。

14. （a）"咚"是第一心音，它发生于心室收缩开始时，是由于房室瓣关闭形成的。"哒"是第二心音，紧接第一心音后，是由于半月瓣的关闭形成的。

15. （c）收缩指的是心室收缩，舒张指的是心室舒张。

16. （c）为了清楚地听诊二尖瓣的声音，听诊器应该放在左侧乳头下第五肋间。

17. （b）当心房和心室之间的传导被阻断时，心室跳动的频率将为 30～40 次/min。

18. （e）舒张期，两侧半月瓣关闭，防止血液由升主动脉和肺动脉干反流；心房也舒张以接受来自腔静脉和肺静脉的血液。

19. （b）心室收缩后，仍有一部分血液（50mL）留在每侧心室内，这部分血液被称为收缩末期容积。

20. （c）主动脉瓣位于升主动脉根部，属于体循环的一部分。

判别正误

1. 错误；胚胎期的心脏大约在第 25 天开始泵血。

2. 正确

3. 正确

4. 正确

5. 正确

6. 错误；肾上腺素既增加心率又增强心肌收缩力。

7. 正确

8. 正确

9. 正确

10. 错误；心绞痛是与心肌缺血（心肌的血供不足）有关的胸痛，而心脏损伤是与心脏病发作（心肌梗塞）有关的疾病。

填空题

1. 纵隔   **2.** 房室

3. 房间   **4.** 传导纤维

5. 杂音   **6.** 肌小梁

7. 心动过缓   **8.** 异位

9. QRS   **10.** 心输出量

填图题

1. 主动脉弓   **2.** 窦房结

3. 右心房   **4.** 房室结

5. 右心室   **6.** 肺动脉

7. 肺静脉   **8.** 乳头肌

9. 左心室   **10.** 室间隔

匹配题

1. （a）   **2.** （e）

3. （f）   **4.** （c）

5. （b）   **6.** （d）

（刘丽敏 张茂先 译）

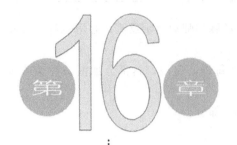

心血管系统——血管与血液循环

目的 A 概述心血管系统的功能。

　　运输功能：将营养物质和氧运送到机体细胞，并将机体细胞产生的代谢废物和二氧化碳运送到排泄器官，还可将激素由内分泌腺运送到靶组织。体温调节功能：机体丧失热量的多少是通过流经皮肤的血量的多少来调节的。酸碱平衡功能：心血管系统（通过血液中的缓冲物质）同呼吸系统和泌尿系统共同调节机体的 pH 值。防御功能：白细胞可以抵御外来的微生物和毒素的侵袭。

目的 B 从结构和功能上对**动脉、毛细血管和静脉**进行比较。

　　血液由被称为**动脉**（artery）的大血管运离心脏，这些动脉分支成**小动脉**，小动脉再分支成**微动脉**（arteriole），微动脉分支成纤维**毛细血管**（capillary）（此系统的交换场所），毛细血管汇集成**微静脉**（venule），微静脉再汇集成更大的**静脉**（vein），静脉将血液运回心脏。

　　血管壁是由三层结构组成的：**内膜**（tunica interna），位于血管最里层，它是附着在结缔组织上，被称为内皮的一层鳞状上皮；**中膜**（tunica media）是中间一层混有弹力纤维的平滑肌纤维；**外膜**（tunica externa）是位于血管最外层含有弹力纤维和胶原纤维的结缔组织（图 16.1 和表 16.1）。大血管外膜有被称为营养血管（血管的血管）的小血管穿入，以营养血管壁的较外层组织。

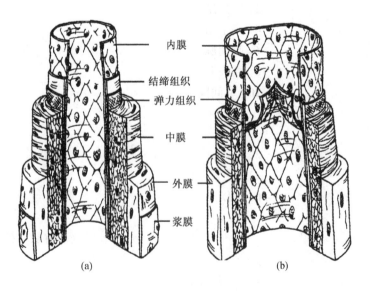

图 16.1　动脉（a）和静脉（b）的结构。

表 16.1　心血管系统中各种血管的比较

血　　管	结　　构	功　　能
动脉	坚固，有弹性，血管壁由三层膜结构组成，管径与壁厚之比较大。	将血液输送到机体组织的管道；血液在较高压力下运送（肌性的管壁和较大的管腔使压力降低较少）。
微动脉	中膜的肌层较厚，管腔相对狭窄	通过改变管径来控制血流，并能使搏动性流动变成稳定流动
毛细血管	管壁由单层内皮细胞组成（内膜）；在其起始部位有袖口状平滑肌（毛细血管前括约肌）可以调节血流	允许液体、营养物质和气体在血液和组织间液之间进行交换
静脉	壁薄、可扩张，由三层膜组成；管径较大，存在瓣膜	将血液由组织运回到心脏；可作为血液的存储器（静脉容纳 60% 到 75% 的循环血容量）；可对交感刺激起收缩反应；瓣膜可使血液单向流动

16.1　全身各处毛细血管在血液和组织间液之间进行物质交换的方式都一样吗？

不一样。（参看问题 16.3）其中毛细血管上小孔（开口或孔道）的大小和数目随器官或组织的功能不同而变化。胃肠道、肾小球和一些腺体的毛细血管上皮细胞拥有较大的孔，这样可以增加物质交换。而脑部毛细血管的孔则较小或根本没有孔，物质交换较慢（血-脑屏障，参看第 10 章，目的 J）。

16.2　比较动脉血压和静脉血压。

影响血压的最重要的因素是心率、血容量和总的外周阻力。由于心室收缩将血液射入动脉和动脉壁的弹性回缩使动脉血压远高于静脉血压。血压在毛细血管内迅速下降，在静脉血流入心脏的地方接近零。

16.3　列举影响血液和组织液间物质交换的因素。

（1）人体内毛细血管的数量较大，因而交换面积较大（大约 $700\,m^2$）。（2）毛细血管壁上存在小孔。（3）弥散——交换的主要机制。（4）毛细血管的流体静压——将液体滤入组织间隙的力量；在大多数组织中它波动于 $10\sim15\,mmHg$ 之间。（5）组织液静水压，它可随生理状况的变化而变化。（6）毛细血管渗透压，主要是由血浆蛋白（白蛋白）形成的；正常渗透压（$23\sim28\,mmHg$）可使液体重吸收回毛细血管。（7）组织液渗透压——它是由某些蛋白质透过毛细血管形成的，可使毛细血管内液体滤出进入组织间隙。

目的 C　辨认主要的体循环动脉。

参看图 16.2。

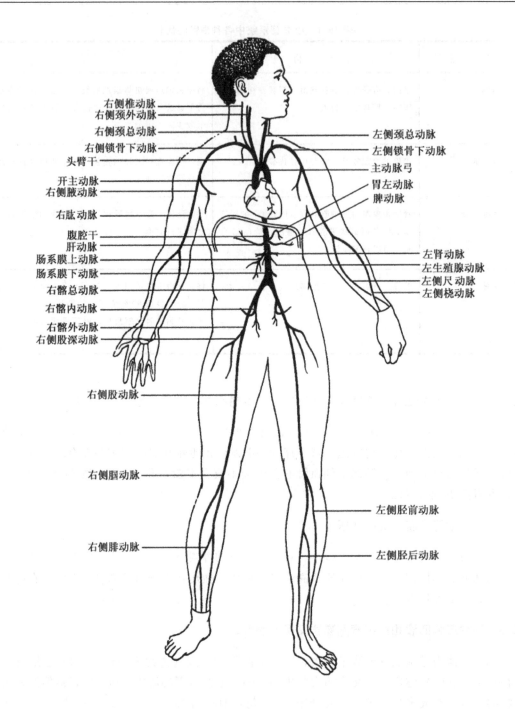

图 16.2　人体的主要动脉。

16.4　指出由主动脉弓发出的动脉。

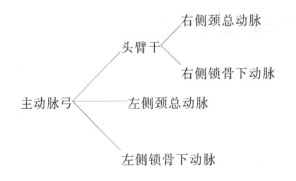

16.5　在图 16.3 中补上所缺的名称。

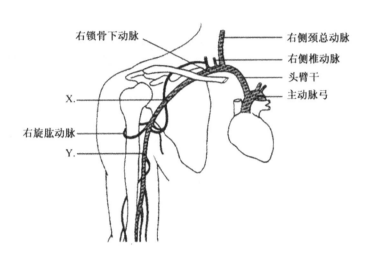

右锁骨下动脉

右侧颈总动脉

右侧椎动脉

头臂干

主动脉弓

X.

右旋肱动脉

Y.

图 16.3　右侧颈、肩区的动脉。

X＝右侧腋动脉；Y＝右侧肱动脉。

16.6　向大脑供血的是哪四条动脉？

一对颈内动脉和一对椎动脉（图 16.4）。

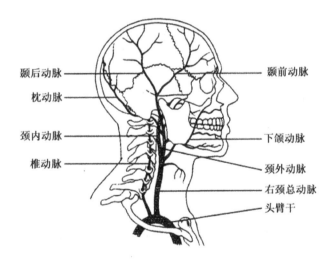

颞后动脉

枕动脉

颈内动脉

椎动脉

颞前动脉

下颌动脉

颈外动脉

右颈总动脉

头臂干

图 16.4　头颈部的动脉。

16.7　列出胸主动脉的分支并指出每一分支所供应的主要器官或区域。

见表 16.2。

表 16.2　由胸主动脉发出的动脉

动　　　脉	所供应的器官或区域
心包动脉	环绕心脏的心包
肋间动脉	胸壁（肋间肌）
支气管动脉	左右支气管
食管动脉	食管
膈上动脉	膈肌

16.8 列出腹主动脉的分支并指出每一分支所供应的主要器官或区域。

见表 16.3。

表 16.3 起源于腹主动脉的动脉

动 脉	所供应的器官或区域
膈下动脉	膈肌
腹腔干	
肝动脉	肝脏、胰腺、十二指肠
脾动脉	脾、胰腺和胃
胃左动脉	胃、食管
肠系膜上动脉	小肠、胰腺、盲肠、阑尾、升结肠、横结肠
肾上腺动脉	肾上腺
肾动脉	肾脏
性腺动脉（睾丸、卵巢）	性腺（睾丸、卵巢）
肠系膜下动脉	横结肠、降结肠、乙状结肠、直肠
髂总动脉	
髂外动脉	下肢
髂内动脉	生殖器官、臀部肌肉

动脉瘤是由局部动脉扩张造成的，它好发于由于先天性疾病、感染或创伤造成的动脉壁薄弱的区域。动脉瘤发生较多的部位为脑部血管（即动脉环上的粟粒样动脉瘤）和主动脉区。动脉瘤可通过血管造影发现，并可对其进行外科治疗。脑动脉瘤破裂即为中风。

目的 D 辨认主要的体循环静脉。

见图 16.5。

16.9 指出将头、颈、上肢的血液输送回心脏的主要静脉及输送腹部和下肢血液回心的静脉。

分别是上腔静脉和下腔静脉。

16.10 指出输送脑、脑膜和颅内静脉窦的血液并与颈总动脉和迷走神经毗邻下行的成对的静脉。

颈内静脉。

16.11 上肢的静脉可分为深静脉和浅静脉。

深静脉：桡静脉；腋静脉和锁骨下静脉（图 16.5）。浅静脉：前臂正中静脉、肘正中静脉、贵要静脉和头静脉（图 16.6）。

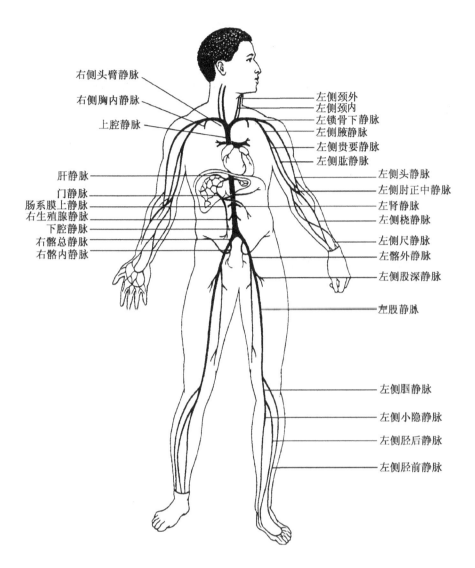

右侧头臂静脉

右侧胸内静脉

上腔静脉

肝静脉

门静脉

肠系膜上静脉

右生殖腺静脉

下腔静脉

右髂总静脉

右髂内静脉

左侧颈外
左侧颈内

左锁骨下静脉

左侧腋静脉

左侧贵要静脉

左侧肱静脉

左侧头静脉

左侧肘正中静脉

左肾静脉

左侧桡静脉

左侧尺静脉

左髂外静脉

左侧股深静脉

左股静脉

左侧腘静脉

左侧小隐静脉

左侧胫后静脉

左侧胫前静脉

图 16.5　人体的主要静脉。

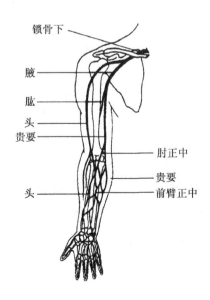

锁骨下

腋

肱

头

贵要

头

肘正中

贵要

前臂正中

图 16.6　上肢静脉。

16.12　临床上，一般在前臂的哪一条静脉进行穿刺采血？

肘正中静脉。

16.13　指出由（a）肾静脉（b）椎体静脉（c）膈下静脉（d）髂内静脉和（e）肾上静脉引流的区域。

（a）肾脏；（b）后腹壁和脊髓；（c）膈肌；（d）膀胱、直肠和前列腺；（e）肾上腺。

　静脉曲张是用于描述浅表静脉过度膨胀、不规则和扭曲的术语。痔是直肠内曲张的静脉。静脉曲张的根本原因是静脉瓣薄弱（由于血管内压力增高）和血管梗阻（由于血栓性静脉炎）。

目的 E　为血压下定义，并解释如何测量和控制血压。

血压是血液施加于血管壁内面每单位面积上的压力，心脏作功是其产生的主要原因。机体可通过改变心率（心率增加，血压上升）、血容量（血容量增加，血压上升）和外周阻力（血管直径减小，外周阻力增加，血压升高）来调节血压。正常血压大约为 120/80mmHg；

收缩压	120 mmHg
舒张压	— 80 mmHg
脉压	40 mmHg

16.14　比较不同类型血管的血压。

体循环动脉的收缩压和舒张压比肺循环动脉高得多（图 16.7）。动脉血压与动脉到心脏的距离是成比例的。毛细血管内的血压非常低，而静脉内仅略有压力。

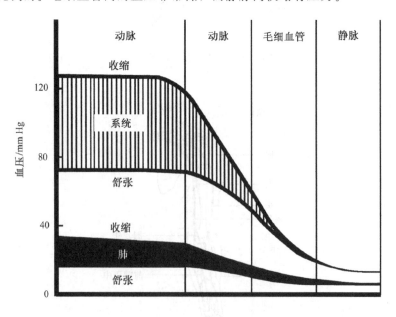

图 16.7　体循环和肺循环血管的血压。

16.15　概述如何使用血压计？

将袖带绑于上臂，听诊器置于肘部肱动脉附近。向袖带内充气（气泵是一个手囊），使其压力高于收缩压，从而阻断（压闭）动脉血流，防止血液流入袖带以下的部位；然后使袖带内压力缓慢降低，当其刚好低于*收缩压*时，血液通过狭窄区域形成的湍流会引起一个在听诊器里能听到的声响；随后，每一次心脏搏动血液流过动脉时都会听到一次扣击声响，听到第一次声音时的袖带压力是收缩压。随着袖带内压力进一步降低，声音变大，然后变柔和、低沉，最后消失。这些声音被称做科罗特可夫声响。最后一次声响时的袖带内压力代表舒张压。

16.16 绘制一幅人体草图并指出最易摸到动脉搏动的部位。

见图 16.8。

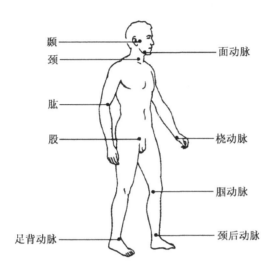

图 16.8 能摸到动脉搏动的部位。

16.17 解释神经和肾脏调节血流的机制并阐述血压的变化是如何改变心率和外周阻力的？

神经机制（neural mechanism）：当血压降低时，位于大血管壁和心腔壁内的压力感受器感受到刺激产生冲动，此冲动沿传入神经到达下丘脑，引起腺垂体 ADH 分泌增加，在 ADH 的作用下（见表 13.1），肾脏排出水分减少，血容量增加。

肾脏机制（renal mechanism）：肾内血压降低激活肾素-血管紧张素系统（见图 13.9），此系统产生的醛固酮可改变肾和血流之间的电解质平衡，从而改变水的平衡。其净效应与神经机制相同。

血压的变化由压力感受器传到心血管运动中枢（见问题 10.23）。心血管运动中枢发出交感冲动到心脏，改变心率。此中枢还能发出冲动到血管平滑肌，改变血管直径和外周阻力。此外，血管运动中枢还能影响肾上腺髓质释放肾上腺素和去甲肾上腺素，这两种激素同样可以改变心率和外周阻力。

目的 F 为高血压下定义并指出引发此疾病可能的和已知的原因。

高血压（Hypertension）是指体循环动脉压力持续的升高。它一般是以收缩压超过 160mmHg，舒张压超过 95mmHg 为特征。高血压可分为两种类型。**原发性高血压**的发生没有明确原因，发病率可占所有病例的 85％～90％，女性比男性多见，黑人比白人多见，有家族倾向。盐分摄入过多、肥胖、体液容量过多、精神紧张、压力感受性反射不当、血管对儿茶酚胺敏感性增高都与原发性高血压有关，但已知都不是高血压的起因。**继发性高血压**（secondary hypertension）占病例总数的 10％～

15%，其发生有明确的病因：

肾脏疾病。包括肾缺血性疾病（肾动脉狭窄）、肾小球肾炎和肾盂肾炎。

肾上腺疾病。包括科兴氏综合征（见问题 13.25）、原发性醛固酮增多症（醛固酮增多）和嗜铬细胞瘤（见问题 13.25）。

主动脉狭窄。

高血钙病。血中钙过多。

口服避孕药。大约 1% ～ 5% 服用避孕药者出现血压升高，但通常不严重。

红细胞增多症。红细胞过多。

16.18　列出治疗高血压的一般措施。

常规锻炼，减肥，减少精制碳水化合物的摄入量，限制盐分摄入，停止吸烟，缓解精神紧张等。

16.19　哪一种引发继发性高血压的病因还可能引发头疼、眩晕和视力模糊？为什么？

嗜铬细胞瘤，因为患此疾病时肾上腺素分泌和排出增多。

目的 G　给动脉硬化下定义，并解释为什么这一疾病被认为是一种严重的疾病。

概括地说，**动脉硬化**是一种血管退行性病变，它可导致血管壁增厚变硬（因而其名称为"动脉硬化"）。此病发生时，首先是脂质在动脉内膜积聚（粥样硬化），以后出现钙化和硬化。病变后的血管内膜表面粗糙，可吸引血小板和大分子物质，还可导致中层的平滑肌细胞增殖。内膜和中膜的这些变化引起管腔变窄和血流变慢。

16.20　动脉硬化仅累及大动脉吗？

不是。尽管动脉硬化经常发生于大动脉如主动脉，但也发生于中动脉和小动脉，如冠状动脉、肾动脉、肠系膜动脉和髂动脉等。

16.21　尽管动脉硬化的原因仍不清楚，但这一疾病的确与以下六种情况呈正相关，而与其中的一种呈负相关：（a）摄入过多的饱和脂肪（b）摄入过多的精制碳水化合物（c）高血压（d）常规持续的锻炼（e）吸烟（f）肥胖（g）心脏病家族史，以上几种情况中，哪一种与高血压的产生无关？

（d）。每周三次、每次至少 30 分钟的高强度体育锻炼被认为可以维持心血管系统的健康。

脑血管疾病是成人中最常见的神经疾患之一。它通常是由动脉粥样硬化和/或血压过高引起的。脑血管疾病的最终结局是中风。中风的共同症状为视力模糊、麻木、一侧躯体的麻刺感、力量减弱和步履蹒跚。

复 习 题

选择题

1. 与动脉相比，静脉（　　）。　　（a）管壁肌肉较多　　（b）较圆　　（c）更为扩张　　（d）可承受更大的压力

2. 下列（　　）与血液回流入心脏无关。　　（a）静脉瓣　　（b）骨骼肌泵　　（c）骨骼肌群

(d) 静脉压力

3. 循环系统的阻力血管是（　　）。　　(a) 大动脉　　(b) 大静脉　　(c) 小动脉和微动脉　　(d) 小静脉和微静脉

4. 不连续或有孔的毛细血管可见于（　　）。　　(a) 肌肉　　(b) 脂肪组织　　(c) 中枢神经系统　　(d) 小肠

5. 与静脉相比，动脉具有较厚的（　　）。　　(a) 内皮　　(b) 内膜　　(c) 中膜　　(d) 外膜

6. 承受压力最大的血管是（　　）。　　(a) 大动脉　　(b) 小动脉　　(c) 静脉　　(d) 毛细血管

7. 体内毛细血管的总表面积可达（　　）。　　(a) $50ft^2$　　(b) $700m^2$　　(c) $7500ft^2$　　(d) 1 平方英里

8. 组织液在毛细血管静脉端通过（　　）作用进入毛细血管。　　(a) 负压　　(b) 胶体渗透压　　(c) 主动转运　　(d) 毛细血管孔

9. 下列（　　）激素参与血量调节的作用较明显。　　(a) ACTH　　(b) 渗透调节激素　　(c) ADH　　(d) LH

10. 下列各因素中，不引发水肿的是（　　）。　　(a) 高血压　　(b) 血浆蛋白浓度增高　　(c) 血浆蛋白漏出到组织间液　　(d) 淋巴回流受阻

11. 某人的血压为 135/75，其脉压是（　　）。　　(a) 60　　(b) 80　　(c) 105　　(d) 210

12. 动脉是（　　）。　　(a) 坚固、刚性的血管，适合于在高压下运送血液　　(b) 薄的、有弹性的血管，适合于运输血液通过低压区　　(c) 连接微动脉和微静脉的有弹性的血管　　(d) 坚固、有弹性的血管，适合于在高压下运输血液。

13. 动脉最内层是由下列（　　）组织组成的。　　(a) 复层鳞状上皮　　(b) 单层立方上皮　　(c) 单层柱状上皮　　(d) 内皮

14. 血管外膜相对较薄，主要是由下列（　　）组织构成的。　　(a) 胶原纤维　　(b) 弹力纤维　　(c) 疏松结缔组织　　(d) 上皮

15. 滋养血管是位于（　　）的微小血管。　　(a) 外膜　　(b) 内膜　　(c) 中膜　　(d) 微动脉旁

16. 交感冲动传到动脉和微动脉的平滑肌将会出现下列（　　）情况。　　(a) 血管扩张　　(b) 血管扩张和收缩　　(c) 血管运动抑制　　(d) 动脉硬化

17. 在毛细血管水平进行的物质交换主要是通过下列（　　）作用发生的。　　(a) 扩散　　(b) 滤过　　(c) 渗透　　(d) 主动转运

18. 脑部毛细血管壁的内皮细胞比身体其他部位连接得更为紧密，这一特点可保证下列（　　）组织有效地发挥作用。　　(a) 毛细血管前括约肌　　(b) 星形胶质细胞　　(c) 血-脑屏障　　(d) 非渗透膜区域

19. 维持血浆胶体渗透压的物质是（　　）。　　(a) 脂质　　(b) 血浆蛋白　　(c) 脂溶性维生素　　(d) 组胺

20. 静脉壁的（　　）层发育不良。　　(a) 外膜　　(b) 内膜　　(c) 中膜

21. 较软的脂质，尤其是胆固醇在动脉内面积聚被称为（　　）。　　(a) 缺血　　(b) 粥样硬化　　(c) 动脉硬化　　(d) 静脉炎

22. 测血压时，血压计的袖带通常缚于（　　）。　　(a) 桡动脉　　(b) 足背动脉　　(c) 头臂干　　(d) 锁骨下动脉　　(e) 肱动脉

23. 如果某人的血压为 125/81，则其平均动脉压约为（　　）。　　(a) 206　　(b) 44　　(c) 103　　(d) 96

24. 动脉血压不受下列（　　）因素的影响。　　(a) 血容量　　(b) 心率　　(c) 外周阻力　　(d) 血流速度　　(e) 钙离子流量

25.下列叙述（　　）是正确的。 （a）心输出量增加可以由舒张压升高反映出来。 （b）心输出量增加可以由舒张压降低反映出来。 （c）心室收缩力增加可使收缩压升高。 （d）心室收缩力增加可使收缩压降低。

判断正误

_____1.所有毛细血管的液体交换率都相同，因为它们内皮上都有相似的小孔。

_____2.动脉和静脉都由三层膜组成。

_____3.为提高代谢率，脑内毛细血管的特点是有孔内皮。

_____4.影响毛细血管交换的因素包括表面积、小孔、毛细血管压和血浆渗透压。

_____5.膈上动脉和膈下动脉营养膈肌。

_____6.颈内静脉引流脑和脑膜的血液。

_____7.在运动时，舒张压高于收缩压。

_____8.脉压是收缩压和舒张压之差。

_____9.压力感受器可监测血中氧和二氧化碳浓度的变化。

_____10.高血压可分为 α 型和 β 型。

填空题

1.肝动脉、脾动脉和胃左动脉起源于_____干。

2.分支于髂总动脉的_____动脉营养外生殖器和臀肌。

3.起源于主动脉弓的三条主要血管为_____干，_____动脉和_____动脉。

4.上肢的静脉血回流经肱静脉到_____静脉，然后再到锁骨下静脉。

5._____是直肠的静脉曲张。

6._____静脉是最好的静脉穿刺点。

7.收缩压减去舒张压是_____压。

8._____是体循环动脉压的持续升高。

9.肾性_____是由肾动脉狭窄引起的。

10._____膜是血管最外面的结缔组织层。

填图题　标出右图中所指的动脉名称

1._____

2._____

3._____

4._____

5._____

6._____

答　　案

选择题

1.（c）较薄的静脉管壁使其更易扩张。

2.（d）静脉内的血压接近零。

3.（c）通过小动脉和微动脉的平滑肌对身体不同部位的血流的调节，可使人体适应不断变化的情况。

4.（d）胃肠道内不连续或有孔的毛细血管有利于营养物质的吸收。

5.（c）动脉的中膜远比静脉的厚。正是这一层膜内平滑肌的自律性收缩产生了舒张压。

6．（a）当血液离开心脏进入大动脉时血压最高，在其继续通过剩余的血管时血压降低，而当血液返回心脏时血压接近零。

7．（b）据估计，如果将毛细血管首尾相接其总长度大约为 60 000 英里。

8．（b）在毛细血管静脉端，血浆胶体渗透压较组织液静水压高，因此，组织液进入毛细血管。

9．（c）ADH 可通过调节尿量来调节总体液量，从而调节血容量。

10．（b）血浆蛋白浓度（血浆渗透压）下降将导致水肿。

11．（a）脉压是收缩压和舒张压之差。

12．（d）动脉中膜的特点是含有平滑肌组织和丰富的弹力纤维与胶原纤维。

13．（d）血管最内层是由被称为内皮的单层鳞状上皮组成的。

14．（c）外膜主要由疏松结缔组织构成，它可保护血管并将其固定于周围组织上。

15．（a）滋养血管专指为大血管膜供血的小血管。

16．（b）交感刺激既能使血管扩张又能使其收缩。例如，在"斗争－脱险"反应时，流向骨骼肌的血液增加（血管扩张），而流向胃肠道的血液减少（血管收缩）。

17．（a）尽管某些物质可通过其他转运机制透过毛细血管壁，但绝大多数物质在毛细血管水平的交换是通过弥散作用发生的。

18．（c）血－脑屏障（作为一种保护机制）可防止某些物质进入脑组织。

19．（b）血浆蛋白（主要是白蛋白）在维持血浆胶体渗透压中起主要作用。

20．（c）静脉的中膜很薄（因此静脉管腔比动脉大）；其他两层膜动脉和静脉相似。

21．（b）粥样硬化是指较软的脂质团块在动脉内表面的聚集，而动脉硬化则是一种导致血管壁增厚变硬的退行性病变。

22．（e）肱动脉为血压计的袖带提供了一个可测量的血压，在此处测得的血压可与标准正常血压做有效比较。

23．（c）125＋81＝206/2＝103。

24．（e）钙离子的生理变化不影响血压。

25．（a 和 c）当心脏收缩力增加的时候（心输出量增加），收缩压和舒张压都有升高。

判断正误

1．错误；毛细血管小孔的数量与其所营养的组织或器官的功能有关。

2．正确

3．错误；脑内毛细血管作为血－脑屏障的一部分没有小孔。

4．正确

5．正确

6．正确

7．错误；血压的表示方式为收缩压/舒张压。

8．正确

9．错误；压力感受器的适宜刺激为血压的变化。

10．错误；高血压可分为原发性高血压和继发性高血压。

填空题

1．腹腔	2．髂内
3．头臂，左颈总，左锁骨下	4．腋
5．痔	6．肘正中
7．脉	8．高血压
9．缺血	10．外

填图题

1. 颞后动脉　　　　　　　2. 颈内动脉
3. 椎动脉　　　　　　　　4. 颞前动脉
5. 右侧颈总动脉　　　　　6. 头臂干

（刘丽敏　张茂先　译）

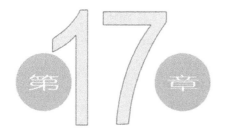

淋巴系统与人体免疫

目的 A 描述淋巴系统与心血管系统之间的功能关系。

与心血管系统共同作用，淋巴系统行使如下功能：（1）将组织液（在淋巴管中称为淋巴液）从组织中转运到血液中，从而形成血浆；（2）协助脂肪在小肠中的吸收；（3）在机体抵御细菌感染的过程中起重要作用。

17.1 什么是水肿？

在机体组织中，相当一部分水分（将近 11%）是以间质液的形式存在于细胞周围的。间质液的过多积聚被称为水肿。

17.2 下列哪一项不是水肿的原因？

（a）淋巴管道的堵塞

（b）血容量的增加

（c）血浆内蛋白质漏出到间质液中（或是其他原因导致的血浆内蛋白质的减少）

（d）变态反应

上述所有条件均可成为水肿的原因。（a）象皮肿就是因为一种线形寄生虫堵塞淋巴管道所引起的。（b）过量地进水或进盐能够提高静脉系统的静水压，从而导致水肿。（c）血浆蛋白的浓度降低——可能是由于肝脏或肾脏疾病所造成——可以导致水分由血浆向间质液中渗透。（d）变态反应中的化学介质可以导致毛细血管通透性增加，水分和蛋白质漏出到间质中。

老年人中，充血性心衰是水肿的重要原因。一个健康人的心脏能够通过循环系统将所有血管内血液泵出，从而使静脉和淋巴管中没有血液淤积。而一个功能不全的心脏（如心衰、慢性高血压或瓣膜疾病）不能提供足够的心输出量，就无法通过外周的动脉、毛细血管和静脉将整个循环血量泵出。当局部静水压增高时，静脉和淋巴循环中的液体发生淤积，从而使血浆渗出到血管外间隙。由于重力的原因，这种现象多发生在下肢，结果导致足和踝的肿胀或水肿。治疗的目的就是减少有效血容量，常用方法一个是限制进盐；另一个是利用利尿剂等药物增加排尿量，从而将多余的水分排出体外。

目的 B 详细说明淋巴系统转运体液的途径。

毛细淋巴管由单层鳞状上皮构成，间质液正是通过**毛细淋巴管**壁进入淋巴系统的。进入毛细淋巴管的淋巴继而被转运至淋巴管。经过各级淋巴管后，淋巴液最后到达两个终极淋巴管：**胸导管**（Thoracic duct）和**右淋巴导管**（right lymphatic duct）。并通过它们分别注入左、右锁骨下静脉（图 17.1）。

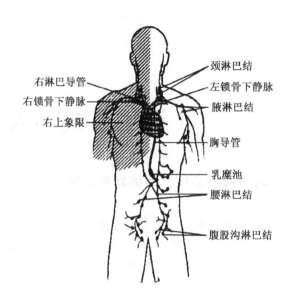

图 17.1　右上肢（图中阴影部分的淋巴通过右淋巴
导管注入右锁骨下静脉，左上肢的淋巴通过胸导
管注入左锁骨下静脉）。

17.3　两个终极淋巴管各收集身体哪部分的淋巴？

右淋巴导管收集身体右 1/4 的淋巴（图 17.1 的阴影部分）；其余部分的淋巴由胸导管收集。

17.4　从结构上比较淋巴管和静脉。

淋巴管较细。二者的管壁类似，都由三层结构组成；二者都有防止液体回流的管瓣。

17.5　何为乳糜池？它与乳糜管有何联系？

乳糜池（cisterna chyli）胸导管在腹部的囊状膨大。**乳糜管**（lacteal）是小肠绒毛内分化的毛细淋巴管（见图 19.11），它将脂肪吸收中的某些产物从胃肠道转运至乳糜池。

17.6　哪些因素使淋巴液能够在淋巴系统中流动？

骨骼肌的不随意收缩、肠蠕动以及运动时骨骼肌的收缩对淋巴管的挤压。重力在淋巴的流动中也起一定的作用。

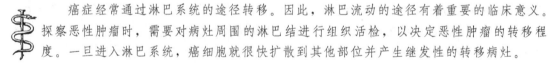

癌症经常通过淋巴系统的途径转移。因此，淋巴流动的途径有着重要的临床意义。探察恶性肿瘤时，需要对病灶周围的淋巴结进行组织活检，以决定恶性肿瘤的转移程度。一旦进入淋巴系统，癌细胞就很快扩散到其他部位并产生继发性的转移病灶。

目的 C　描述淋巴结的结构和功能。

淋巴结是纤维囊包裹的椭圆形小体（图 17.2）。它包括能够过滤淋巴的嗜细胞性皮质组织（网状组织）。特异性分化的结缔组织，即小梁，将淋巴结分为若干部分。淋巴结内的传入性淋巴小管传送淋巴至淋巴结内。并在淋巴结皮质窦内循环。过滤后的淋巴通过传出性淋巴性小管离开淋巴结。传出性淋巴小管开口于凹陷的淋巴结门。

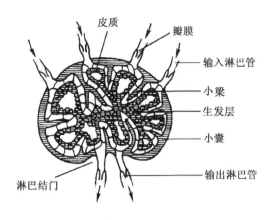

图 17.2　淋巴结嗜细胞性皮质组织。

17.7　淋巴结生发层的功能是什么？

淋巴细胞（lymphocyte）位于淋巴结的生发层。淋巴细胞是参与机体免疫的白细胞，淋巴细胞的细胞核较大，寿命长，占所有白细胞的四分之一。

17.8　何为巨噬细胞？

巨噬细胞（macrophage）是位于淋巴结皮质的一种形态较大的吞噬细胞。它能够在异物、坏死细胞和细胞碎片进入血液之前将其吞噬并破坏。因此，淋巴结的两个主要功能一个是贮藏淋巴细胞，另一个是通过巨噬细胞对淋巴进行清理。

　　淋巴细胞性白血病是一种由于幼稚白细胞的过度生成而导致的癌。过度生成的结果就是，这种幼稚白细胞数量之多已使正常功能的白细胞无法生存。化疗对淋巴细胞性白血病具有很好的疗效。

目的 D　图示淋巴结的分布。

　　淋巴结经常成组或成串地存在（图 17.3）。人体主要的淋巴结组是：下肢的腘窝淋巴结和腹股沟淋巴结；骨盆区的腰淋巴结；上肢的肘窝淋巴结和腋窝淋巴结；颈部的颈淋巴结，以及收集小肠淋巴的肠系膜淋巴结。

查体时，医生需触诊颈部和腋窝的淋巴结。当女性进行乳腺自我检查时，需检查有无肿块或压痛，而腋下的肿块往往就是肿大的淋巴结。

17.9　扁桃体是淋巴结吗？

三对**扁桃体**——咽扁桃体（扁桃腺）、腭扁桃体和舌扁桃体——并不是特殊的淋巴结，而是咽部的淋巴器官。其功能是抵御耳、鼻、喉部位的感染。肿大的扁桃体可能会影响呼吸并引起吞咽困难。有些儿童习惯用嘴呼吸，常常是因为咽扁桃体的肿大。

持续的感染可以使扁桃体肿大、发炎。而病原体的长期反复感染可以使其成为感染的原发灶，这时就必须将扁桃体切除以防止感染。切除腭扁桃体的手术称为扁桃体切除术，切除咽扁桃体的手术称为扁桃腺切除术。

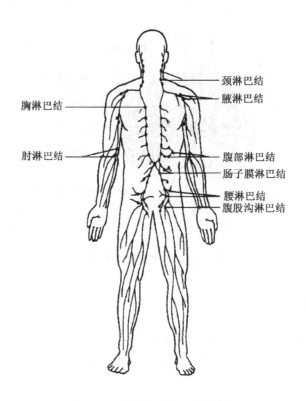

图 17.3　人体主要淋巴结的分布。

17.10　描述脾和胸腺作为淋巴器官的特点。

　　脾（图 17.4）位于腹腔的左上部，在膈以下，胃以上。在成人，脾并不是必不可少的器官，但它能协助其他器官生成淋巴细胞，并能够过滤血液，清除衰老、变形的红细胞。同时，脾还是储存红细胞的仓库。

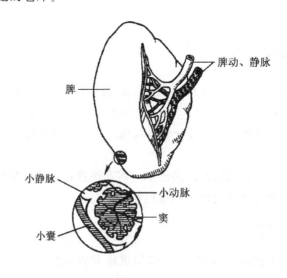

图 17.4　脾。

　　脾惟一的支持结构叫小网膜，它是一个由脾延展至胃大弯的膜性结构。脾处于悬空位置时，往往由于跌倒或车祸等原因而受到创伤。由于脾脏内有大量血管，所以脾脏的创伤是非常严重的，一旦发生，往往不得不将脾脏切除以避免广泛的内出血，该手术称为脾切除术。

在新生儿和青春期前儿童，脾脏是一个重要的器官。在骨髓内的造血组织形成之前，脾脏参与红细胞的生成。有趣的是，如果一个儿童接受了脾切除术，其腹腔内的淋巴结便增大并行使脾脏的功能。

胸腺（thymus）（图 17.5）位于胸腔前部，胸骨剑突后方较深的位置。在胎儿和儿童，胸腺较大（胎儿的胸腺大约有其心脏大小）。到了青春期，胸腺开始萎缩。对于儿童来说，胸腺是一个重要的免疫器官，它是储存淋巴细胞的仓库并将未分化淋巴细胞转化为 T 淋巴细胞。

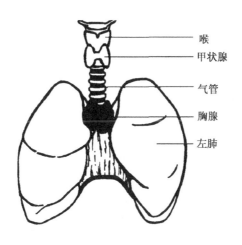

喉

甲状腺

气管

胸腺

左肺

图 17.5　胸腺的位置。

目的 E　区别特异性与非特异性防御并描述一些抗感染屏障。

非特异性防御机制（nonspecific mechanism）是机体针对多种病原体的一种普遍的保护机制。该机制包括机械性屏障、酶、干扰素、吞噬细胞以及物种间排斥。

特异性防御机制（specific mechanism）是一种针对某一病原体的免疫机制（例如由某种特殊病毒引起的疾病）。

17.11　何为抗感染的机械性屏障和化学屏障？

机械性屏障（mechanical barrier）包括皮肤和黏膜。呼吸道的黏膜是由纤毛上皮排列而成。纤毛不断摆动，将被黏液包裹的颗粒排出肺外。吸烟可以破坏这些纤毛，因此吸烟者更容易罹患呼吸道疾病。

化学屏障：

溶酶体——存在于泪液、唾液及血浆中的一种化学物质，它能够破坏细菌的细胞壁。

胃蛋白酶——存在于胃内的一种酶，它能够分解多种微生物。

盐酸——是胃的壁细胞分泌的，在胃内形成一个可以杀死多种病原体的低 pH 值环境。

补体——是一系列酶类蛋白质，可以为特异性或非特异性抗感染机制所激活。

干扰素——病毒感染的细胞和某些免疫细胞能够产生一些蛋白质，这些蛋白质被称为干扰素，它能够抑制病毒的生长。

17.12　当机械性屏障和化学屏障被突破后，哪些细胞能够作为非特异性防御系统的第二道防线？

　　吞噬细胞（phagocyte），包括中性粒细胞、单核细胞和巨噬细胞，所有这些细胞均能作为非特异性防御系统的第二道防线。**自然杀伤细胞**（natural killer cell），能够产生一种酶，这种酶能够破坏病原体的细胞膜。

目的 F　阐明特异性免疫的概念并解释它是如何获得的。

　　特异性免疫（specific immunity）是指机体对特殊的异体（抗原）的排斥作用。除了异体组织和异物外，抗原还包括微生物、病毒和它们产生的毒素。

17.13　人体获得免疫力的两条途径是什么？

　　抗体介导免疫（antibody-mediated immunity）——抗原刺激机体使之产生一种称为抗体的特殊蛋白。抗体通过抗原-抗体反应破坏相应的抗原。抗体是机体抵御外部侵袭的主要武器。

　　细胞介导免疫（cell-mediated immunity）——淋巴细胞被抗原致敏后与其相结合并破坏抗原。在细胞介导免疫中，细胞是机体防御的主要机制。

17.14　为什么说免疫系统能够区别抗原的异体性是非常重要的？

　　免疫系统既要有效地杀死机体的入侵者，又不能破坏机体本身的正常细胞。为此，免疫系统就必须能够区分自体细胞和异体物质，否则，就会导致自体免疫性疾病（见问题17.29）。

17.15　抗原的化学特点是什么？

　　抗原大都是大分子（相对分子量$>10^4$）的复合分子，如蛋白质、多糖和黏多糖。这些抗原经常见于细菌的细胞壁、细胞膜。在某些病毒中，抗原可以呈自由漂浮状态。抗原物质进入机体后，常常引发免疫反应。

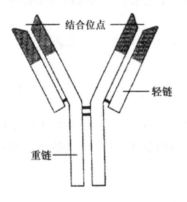

图 17.6　抗体的模式图，表明结合部位和轻、重链。阴影部分表示可变区域。

17.16　抗体的化学特点是什么？

　　抗体是由四个多肽链构成的 γ 球蛋白。四个多肽链包括两个短链（轻链），两个长链（重链）（图17.6）。所有抗体都有某些结构相似的区域叫恒定区域。其余的结构则多种多样，称为可变区域。抗体的抗原结合部位正位于可变区域。可变区域的细微差别决定了抗体的高度特异性。抗原与特异性抗体结合能够诱导机体产生更多的抗体。

17.17　免疫系统产生的抗体（免疫球蛋白）主要分哪五种？

　　IgG：含量最多。对补体有高度特异性。能通过胎盘。

　　IgM：分子质量最大。当机体第一次接触抗原时大量产生。但比 IgG 特异性低。

　　IgA：能抑制抗原进入机体。多存在于唾液、泪液以及鼻、支气管、肠和阴道的分泌物中。

IgE：参与机体对各种寄生虫的免疫。同时也通过释放肝素、组织胺和血管活性物质来介导变态反应，并使肥大细胞脱颗粒。

IgD：其功能目前尚不确定。

17.18　疫苗是属于主动免疫还是被动免疫？

主动免疫（active immunity）：机体与抗原直接接触后产生相应的抗体，这个过程称为主动免疫。当机体再次与抗原接触时，机体能够"回忆起"该抗原并迅速地产生相应的抗体。主动免疫能够通过机体与完整的抗原（如水痘病毒）接触后产生，也可以通过与疫苗（即死的或灭活后的病原体）或处理过的毒素相接触而产生。

被动免疫（passive immunity）：是指将一个人的抗体转运到另一个人的体内所诱导的免疫机制。受体本身并不产生抗体。例如，注射 γ 球蛋白能够诱导抵抗甲型肝炎的被动免疫。同样地，胎儿通过胎盘接受母体的 IgG 也属于被动免疫的范畴，它能够帮助新生儿在自体免疫系统尚未发育完全之前对抗病毒。

目的 G　明确免疫系统的组成部分并描述细胞介导免疫。

免疫系统包括淋巴细胞（T 淋巴细胞和 B 淋巴细胞）、淋巴细胞释放物质（抗体和细胞因子）、补体、巨噬细胞及其他各种细胞类型和物质。图 17.7 显示两种淋巴细胞的发育过程。图 17.8 显示整个免疫系统的大致框架。

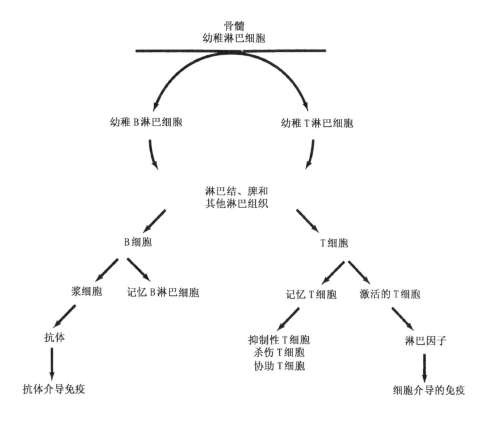

图 17.7　两种淋巴细胞的发育过程。

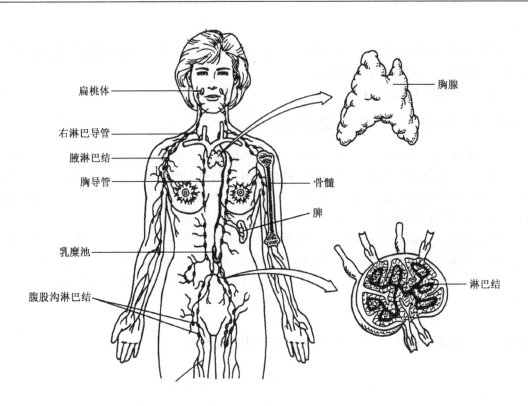

图 17.8　整个免疫系统的大致框架。

17.19　描述 B 淋巴细胞和 T 淋巴细胞的功能

　　T 淋巴细胞（T lymphocyte）（起源于胸腺的淋巴细胞）产生细胞介导的免疫。它占循环淋巴细胞的 70%～80%，并与淋巴结、脾及其他淋巴样组织结合，与某些特殊抗原相作用后被致敏并分化成为几种类型的子细胞。这些子细胞包括：

　　记忆性 T 细胞：平时呈失活状态，直到再次为同种抗原所激活。

　　杀伤性 T 细胞：能够与异体细胞表面相结合，并分解异体细胞并释放细胞因子。

　　辅助性 T 细胞的不同亚型：能够协助激活其他 T 淋巴细胞，并能激活 B 淋巴细胞成为能够产生抗体的浆细胞。

　　迟发型超敏反应性 T 细胞：能够通过释放几种细胞因子来激发一种称为"迟发型超敏反应"的细胞介导性免疫。

　　B 淋巴细胞（B lymphocyte）产生抗体介导免疫。它们占循环淋巴细胞的 20%～30% 并与淋巴结、脾和其他淋巴样组织结合（像 T 淋巴细胞一样）。B 淋巴细胞被某种抗原致敏而增殖、分化成为子细胞克隆，这些子细胞克隆或是产生特异性抗体（浆细胞），或是转变成记忆性 B 细胞（当再次接触到原来的抗原时，可以转变成浆细胞）。正如先前所提到的，辅助 T 细胞可以增强 B 细胞对抗原的反应性并分泌出大量的抗体。

17.20　举例说明何为细胞因子。

　　细胞因子（cytokine）是能被免疫系统通过各种途径利用的化学信使。干扰素（见问题 17.11）能够协助感染细胞周围的细胞抵御病毒感染；趋化因子能吸引吞噬细胞；巨噬细胞激活因子激活巨噬细胞；转移抑制因子抑制巨噬细胞的转移，从而使巨噬细胞聚积在免疫反应的部位；转移因子促进淋巴细胞被入侵微生物致敏。

17.21　在免疫应答中，补体有什么作用？

　　一个激活的补体系统包括几种酶的前体（见问题 17.11）。补体系统通过以下方式保护机体免受入侵的微生物的损害：（1）分解细菌或其他入侵细胞，（2）增强炎症反应，（3）吸引吞噬细胞到感染区域（趋化作用），（4）通过促进吞噬细胞包裹微生物（即调理作用）加强其吞噬作用，（5）使病毒失效（促使其失去毒性）。

17.22　在抗癌过程中，细胞介导免疫起什么作用？

如果一个细胞失去了正常的状态，它就有可能成为癌细胞。这些潜在的癌细胞表面都有一些特殊的抗原。T 细胞能够被其致敏并与该抗原作用，从而破坏这些异常的细胞。当细胞介导免疫不健全时，临床上就可能导致癌症（见问题 17.32 关于 AIDS）。免疫系统这种"监视癌"的功能被称为免疫监督机制。

17.23　为什么组织移植排斥反应会在受体上发生？

通常同种移植的受体和供体的细胞膜上有着非常相似的抗原。然而，一种称为组织相容性复合体的抗原，在人类个体之间是不同的，因此，个体会对异体组织发生排斥反应。组织相容性复合体越相似，发生排斥反应的机会越小（在严格的双胞胎之间是没有排斥反应的）。排斥反应主要是通过细胞介导免疫发生的。

目的 H　作为一种特殊的组织排斥反应，了解输血排斥反应的机制。

红细胞膜上存在大量的抗原（凝集原），可以通过凝集原产生抗体（凝集素），从而产生抗原-抗体反应。在红细胞众多抗原中，**ABO 系统**（ABO system）是最容易产生输血反应的（见表 17.1）。

表 17.1　血液的 ABO 抗原系统

基因型	血型	抗原（凝集原）	抗体（凝集素）
OA 或 AA	A	A	抗-B
OB 或 BB	B	B	抗-A
AB	AB	A 和 B	无
OO	O	无	抗-A 和抗-B

17.24　ABO 抗原系统是遗传的，从出生起就存在于红细胞膜上。那么其相应的抗体也是如此吗？

不是的。这些抗体约在出生后 3～8 个月出现并在 10 岁左右达到高峰。为什么出现这种现象目前还不完全清楚。

17.25　当输血者和受血者的血型不是完全匹配时，输血后会发生什么情况？

受血者将会发生抗原-抗体反应（输血反应），使受血者的红细胞凝集成团块（凝血）。血块会堵塞小血管，阻碍血流。红细胞还会破裂（溶血）并向血浆中释放血红蛋白。严重的输血反应会增加血胆红素水平，导致黄疸。在非常严重的病例，还会出现肾小管损伤，无尿甚至死亡。

17.26　如何匹配血型从而减少发生输血反应的可能性？

见表 17.2。

表 17.2　血型的最佳匹配和允许匹配

（AB＝万能受血者；O＝万能供血者）*

受者血型	最佳供者血型	允许供者血型
A	A	O
B	B	O
AB	AB	A，B，O
O	O	（只有 O）

* 必须注意，AB 型血和 O 型血混合需要非常小心并只限小剂量。因为二者非 ABO 系统的血型系统未必匹配。

目的 I　试述新生儿溶血症的病因。

新生儿溶血症（erythroblastosis fetalis）是一种发生在新生儿身上的溶血性疾病，它是由一种与 Rh 血型系统有关的抗原⁻抗体反应所引起的。85％的人类红细胞膜上存在 Rh 抗原（最早在恒河猴身上发现，故以 "Rh" 命名），这些人即为 "Rh 阳性"（Rh⁺），另外 15％的人为 Rh 阴性（Rh⁻）。Rh 阴性的人在未接触到 Rh⁺ 的血液之前其血液里没有抗 Rh 抗原的抗体，接触后才会产生。

17.27　列举新生儿溶血症的发病过程。

1. 一个 Rh⁻ 的母亲和一个 Rh⁺ 的父亲生育出一个 Rh⁺ 的孩子。
2. 出生时，常常由于胎盘的撕裂，一些婴儿的 Rh⁺ 红细胞进入母体血液。
3. 对于母体来说，Rh 抗原是异体，因此，母体产生抗 Rh 抗体（初级反应）。
4. 母亲再次妊娠，胎儿为 Rh⁺。
5. 母体的抗 Rh 抗体通过胎盘进入胎儿血液。
6. 抗 Rh 抗体与胎儿红细胞反应，造成凝血和溶血。

17.28　如何防止新生儿溶血症？

Rh⁻ 的母亲在分娩或流产之后 72 小时之内注射抗 Rh 抗体（罗加姆注射）。这些抗 Rh 抗体可以结合并破坏已被吸收的 Rh⁺ 细胞，从而避免母体被致敏而生成其自身的抗 Rh 抗体。母体通过被动免疫接受的抗体仅能维持数月。这样，下一次妊娠的胎儿就受到了保护。

目的 J　举例说明自体免疫性疾病的成因。

各种自体免疫性疾病损害全身多种组织。这些疾病可能是由于免疫细胞的缺陷无法正确识别自体和异体细胞，也可能是由于免疫系统非特异性的过度反应。

17.29　举出常见自体免疫性疾病的例子。

风湿性关节炎（rheumatoid arthritis）：常常引起关节的炎症的免疫反应。

系统性红斑狼疮（SLE）（systemic lupus erythematosis）：影响全身器官的系统免疫反应。

胰岛素依赖型糖尿病（IDDM）（insulin-dependent diabetes mellitus）：一种损害胰腺 β 细胞的自体免疫反应引起的疾病。

Grave's 病（Grave's disease）：自身抗体引起的甲状腺疾病。

多发性硬化（MS）（multiple sclerosis）：损害中枢神经系统髓鞘的免疫反应。

17.30　为什么会发生自体免疫性疾病？

我们知道，健康的人体内有些循环淋巴细胞能与机体自身的抗原发生反应，（例如 B 细胞能与甲状腺球蛋白或 DNA 相结合，T 细胞能与髓鞘蛋白或胶原反应）。于是，出现一个问题：为什么自体免疫性疾病不是经常发生？目前有几种理论解释这个问题。

隔离（sequestration）。对于免疫系统来说，人体中许多抗原是隐藏的。例如，眼的晶状体蛋白和精子抗原都被认为是隔离的抗原，只有在创伤或其他外因作用下，它们才会进入血流引起免疫反应。

免疫调节（immunoregulation）。T 细胞能够抑制自体免疫过程。有动物实验表明，用放射线杀伤 T 细胞可以提高自体免疫性疾病的发病率。

交叉反应性抗原（cross-reactive antigens）。一些病毒和细菌在细胞表面表达其抗原，而这些抗原在结构上与正常体内的抗原很相似。当该微生物侵入体内引起免疫反应，正常体内抗原也被当成异体抗原，从而使正常组织受到破坏。

遗传素质（genetic predisposition）。很明显，在自体免疫性疾病和某些 HLA 单倍体之间存在着联系，正是这些 HLA 单倍体造成一些诸如风湿性关节炎和系统性红斑狼疮（SLE）等自体免疫性疾病的家族遗传倾向。对于这种机制目前了解很少。

17.31　什么是 AIDS？HIV 是如何引起它的？

AIDS（获得性免疫缺陷综合征）是一种严重破坏机体免疫应答的疾病。它是由 HIV（人免疫缺陷病毒）引起的。该病毒对辅助性 T 细胞（免疫系统中心细胞的一种类型）有着特殊的亲和力，当辅助性 T 细胞逐渐被破坏和灭活后。细胞介导及体液免疫应答均减弱。

17.32　HIV 感染后的症状是什么？

根据辅助 T 细胞减少的程度不同，HIV 感染分为不同的阶段。开始只是表现为轻微的感冒样症状，经常被忽略。随后出现许多临床表现，如持续的体重减轻、发热、疲乏、盗汗以及淋巴结肿大。最后，AIDS 的所有表现相继出现，症状多种多样。由于免疫监督机制的破坏，还可能导致罕见的癌症（如 Kaposi's 肉瘤），有些患者可发展成严重的痴呆。大多数患者最后死于癌症或严重的感染。

复　习　题

选择题

1. 免疫系统包括（　　）。　（a）破坏体内产生的异常或突变细胞　（b）变态反应　（c）器官移植的排斥反应　（d）上述所有选项都正确

2. 主动免疫的概念是（　　）。　（a）从主动性疾病借用而来　（b）对致病原的直接免疫应答　（c）借用抗体的生成　（d）被激活的被动免疫

3. 在细胞介导的免疫应答中，T 细胞分裂并分泌（　　）。　（a）抗原　（b）原生质　（c）胶原　（d）细胞因子

4. 总的来说，B 淋巴细胞参与（　　）。　（a）体液免疫　（b）自体免疫紊乱　（c）组织排斥　（d）细胞介导免疫

5. 浆细胞是（　　）。　（a）与特定免疫有关　（b）发源于 B 细胞　（c）与抗体的生成有关　（d）上述所有选项都正确

6. 将一个已被主动免疫的人或动物的血浆输入另一个人体内，造成了（　　）。　（a）主动免疫　（b）被动免疫　（c）自体免疫　（d）抗免疫

7. 血型为 AB 型的人有（　　）。　　（a）既有抗 A 抗体又有抗 B 抗体　　（b）只有抗 O 抗体　　（c）既无抗 A 抗体又无抗 B 抗体　　（d）无抗原

8. 当一个 Rh^- 母亲与一个 Rh^+ 父亲生出一个 Rh^- 婴儿（　　）。　　（a）母亲将产生 Rh 抗体，除非她在分娩之后 72 小时之内注射罗加姆　　（b）出生后的婴儿将皮肤发黄　　（c）母亲将不产生任何 Rh 抗体　　（d）婴儿极有可能出现先天缺陷

9. 机体启动免疫反应来对抗它的那种物质称为（　　）。　　（a）抗体　　（b）抗原　　（c）抗倾素　　（d）凝集素

10. 由 B 细胞合成并分泌的可溶性抗体蛋白叫（　　）。　　（a）免疫球蛋白　　（b）免疫抑制剂　　（c）淋巴因子　　（d）组织蛋白酶

11. 下列（　　）项不是淋巴系统的主要器官。　　（a）淋巴结　　（b）胸腺　　（c）肾　　（d）脾

12. 下列（　　）正确描述了细胞介导免疫的过程。　　（a）抗原进入组织，巨噬细胞吞噬抗原，抗原接触淋巴细胞，致敏 T 淋巴细胞攻击含有抗原的组织　　（b）抗原进入组织，抗原接触淋巴细胞，致敏 T 淋巴细胞，巨噬细胞吞噬抗原，T 淋巴细胞攻击含有抗原的组织　　（c）抗原进入组织，巨噬细胞吞噬抗原，抗原接触淋巴细胞并使淋巴细胞致敏，B 淋巴细胞分泌抗体与含有抗原的组织反应　　（d）抗原进入组织，淋巴细胞致敏，抗原与淋巴细胞接触，巨噬细胞吞噬抗原，T 淋巴细胞攻击含有抗原的组织

13. 在胸部胸导管起始部，淋巴管的扩张称为（　　）。　　（a）乳糜池　　（b）右淋巴管　　（c）裂孔　　（d）肠系膜淋巴结

14. 脾脏不（　　）。　　（a）储存淋巴细胞　　（b）过滤异体颗粒，破坏红细胞及血液中的细胞碎片　　（c）包含吞噬细胞　　（d）将未分化淋巴细胞转化为 T 淋巴细胞

15. 一个 Rh^- 母亲与一个 Rh^+ 父亲准备生育他们第一个孩子时（　　）。　　（a）他们应安排母亲接受罗加姆注射　　（b）他们应清楚该次妊娠是没有问题的　　（c）他们应清楚下一次妊娠是没有问题的　　（d）以上都应该做

判断正误

_____**1.** 淋巴管有瓣膜。

_____**2.** B 型血的人有 B 抗体。

_____**3.** 抗体的多肽链有恒定部分和可变部分，由恒定部分与抗原结合。

_____**4.** 被抗原刺激后，B 淋巴细胞增殖并分化为浆细胞。

_____**5.** 癌经常由淋巴系统转移。

_____**6.** 人接触到病原体并产生第一次免疫应答，该过程称为被动免疫。

_____**7.** 免疫球蛋白主要分五种：IgG、IgA、IgD、IgL、IgE。

_____**8.** 抗原和抗体之间的作用是高度特异性的。

_____**9.** 抗原是能够刺激免疫应答的小脂质分子。

_____**10.** 一个儿童接受了脾切除后，腹腔淋巴结增大并行使脾的功能。

_____**11.** 被动免疫就是将一个人的抗体转移到另一个人身上。

_____**12.** 对某一特定的抗原，T 淋巴细胞和 B 淋巴细胞可以共同作用。

填空题

1. 特殊的结缔组织条索，称为_____，将淋巴结分为几部分。

2. _____的集落（Peyer's丛）收集小肠的淋巴。

3. _____位于胸腔，与胸骨剑突相邻。

4. _____是一种存在于泪液、唾液以及血浆中的酶，它可以破坏细菌的细胞壁。

5. 免疫系统中主要用来抵御蠕虫和其他寄生虫的免疫球蛋白是_____。

6. 当机体操纵抗体对抗原的直接接触
作出应答时涉及到_____。

7. _____是由于 Rh 血型系统的抗
原－抗体反应而发生在新生儿身上的
一种溶血性疾病。

8. _____是一种通过 HIV 传染的疾
病，患者表现为严重的免疫缺陷。

填图题　标出下图所示结构

1. _____

2. _____

3. _____

4. _____

5. _____

匹配题　将下列各词与其相应描述或功能相匹配

_____1. 辅助性 T 细胞　　　（a）以淋巴细胞无法控制地增生为特点的癌

_____2. AB 型血　　　　　　（b）病毒感染细胞产生的蛋白质

_____3. 罗加姆　　　　　　　（c）激活其他 T 淋巴细胞或 B 淋巴细胞成为浆细胞

_____4. A 型血　　　　　　　（d）在异体细胞表面与抗原结合，分解异体细胞并释放细
　　　　　　　　　　　　　　　　　　胞因子

_____5. 浆细胞　　　　　　　（e）被称为"万能受血者"的血型

_____6. O 型血　　　　　　　（f）被称为"万能献血者"的血型

_____7. 淋巴细胞性白血病　　（g）注射给生出 Rh^+ 孩子的 Rh^- 母亲

_____8. 系统性红斑狼疮　　　（h）侵犯全身多个系统的自体免疫性疾病

_____9. 杀伤性 T 细胞　　　　（i）血浆中含有抗－B 抗体的血型

_____10. 干扰素　　　　　　　（j）在抗体生成中起重要作用的细胞

答　　案

选择题

1.（d）免疫系统涉及到列出的所有功能。

2.（b）机体主动生成自身抗体。

3.（d）T 淋巴细胞行使包括释放细胞因子在内的多种功能。

4.（a）B 淋巴细胞通过生成抗体参与体液免疫。

5.（d）全是浆细胞的特点。

6.（b）被动免疫是指将一个人的抗体转运到另一个人的体内所诱导的免疫机制。

7.（c）AB 血型的人体内没有抗－A 和抗－B 抗体，因为机体将 A、B 抗原看成"自己的"。

8.（c）因为母亲和孩子均为 Rh^-，他们之间不存在 Rh 血型系统的问题。

9.（b）抗原是能够刺激免疫应答的物质。

10.（a）这五种抗体被称为免疫球蛋白。

11.（c）无论是 T 淋巴细胞还是 B 淋巴细胞都与淋巴结、脾及其他淋巴器官结合，但肾不
是淋巴器官。

12.（a）细胞介导免疫的过程是非常特殊的。

13.（a）乳糜池是胸导管在腹部的囊状膨大。乳糜管从小肠转运脂质到乳糜池的特殊的毛细淋巴管。

14.（a）脾储存红细胞，不是淋巴细胞。

15.（d）一对夫妇生第一个孩子一般不受 Rh 血型系统的影响。而如果父亲的染色体上有 Rh 抗原的不同的等位基因（即是杂合体的），他们将来生出的孩子也不会受此影响。但是，如果婴儿是 Rh^+ 的话，母亲就应该接受罗加姆注射。

判断正误

1. 正确

2. 错误；B 型血人有 A 抗体。

3. 错误；抗体上抗原结合部位位于抗体的可变部分。

4. 正确

5. 正确

6. 错误；该过程为主动免疫。

7. 错误；是 IgM，不是 IgL。

8. 正确

9. 错误；抗原多是大分子物质，如黏多糖。

10. 正确

11. 正确

12. 正确

填空题

1. 小梁	**2.** 肠系膜淋巴结
3. 胸腺	**4.** 溶菌酶
5. IgE	**6.** 主动免疫
7. 新生儿溶血症	**8.** AIDS

填图题

1. 右淋巴管	**2.** 胸腺
3. 胸导管	**4.** 脾
5. 淋巴结	

匹配题

1.（c）	**2.**（e）
3.（g）	**4.**（i）
5.（j）	**6.**（f）
7.（a）	**8.**（h）
9.（d）	**10.**（b）

（孙丽娜　张茂先　译）

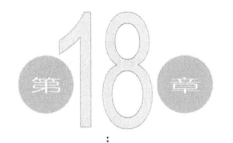

呼吸系统

目的 A 呼吸的定义。

所有的细胞均需要持续的 O_2 供应，并不断将代谢废物、CO_2 排出体外。宏观上，呼吸仅指肺的通气；但在细胞水平，则指细胞利用 O_2，产生 CO_2，并将能量转化为有用物质的过程。

18.1 区分内呼吸、外呼吸、细胞内呼吸。

外呼吸（external respiration）是指血液与外界空气间的气体交换；

内呼吸（internal respiration）指血液与细胞间的气体交换；

细胞内呼吸（cellular respiration）则是指细胞利用 O_2 进行新陈代谢，并释放 CO_2 废物的过程。

目的 B 呼吸系统的基本构成。

呼吸系统的主要通道是：**鼻腔**（nasal cavity）、**咽**（pharynx）、**喉**（larynx）和**气管**（trachea） （图 18.1）。在**肺**（lung）内，气管进一步分为**支气管**（bronchi）、**细支气管**（bronchiole），最终形成**肺泡**（pulmonary alveoli） （见图 18.6）

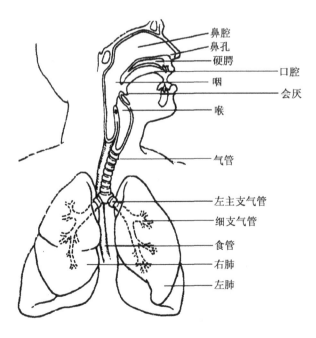

图 18.1 呼吸系统。

18.2　呼吸系统导气部与呼吸部的划分。

导气部（conducting division）包括运送气体出入肺泡的所有腔隙和结构。**呼吸部**（respiratory division）则指肺泡。

18.3　为充分发挥呼吸系统的功能，需具备哪些生理基础？

1．与循环系统进行气体交换的呼吸膜必须薄，并且具有不同的通透性，以利于气体扩散。

2．呼吸膜必须保持足够的湿度，以利于 O_2 及 CO_2 的溶解。

3．丰富的血供。

4．气体交换界面必须位于体腔深部，以保证吸入的空气可以充分的温暖、湿润和滤过。

5．必须有有效的泵机制以不断补充空气。

目的 C　呼吸系统的功能。

1．细胞内呼吸时的气体交换

2．发声

3．在排尿、排便、分娩时协助增加腹压

4．咳嗽、打喷嚏（即自洁反射）

18.4　呼吸分为哪两个时相？

呼吸，或称肺通气，包括**吸气相**（inspiration phase）和**呼气相**（expiration phase）。

目的 D　鼻、鼻腔、鼻旁窦的结构。

鼻（nose）包括突出于面部的外鼻部，和作为气体通道的固有**鼻腔**（nasal cavity）。**鼻旁窦**（paranasal sinuse）（见问题 6.16）在一定程度上有利于温暖和湿润吸入的空气。

18.5　鼻腔的解剖结构。

鼻腔（nasal cavity）由**鼻中隔**（nasal septum）分为左右两部分。鼻腔前部的扩大部为**鼻前庭**（vestibule）。每侧鼻腔外侧壁均有三个壳状结构：上、中、下鼻甲（superior, middle,

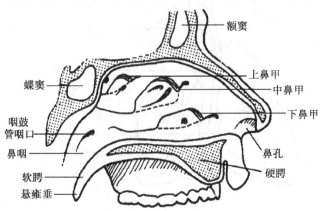

图 18.2　鼻腔及周围结构。

inferior conchae)（图 18.2），其下方为气体的通道—**鼻道**（meatuses）。鼻腔向前通过外鼻孔与外界相通，向后通过**鼻后孔**（choanae）与**鼻咽部**（nasopharynx）相交通。

18.6　鼻腔壁为何种类型的组织？

鼻前庭被覆非角化的复层扁平上皮（见表 4.2）；此上皮分化迅速，并对鼻毛有支持作用。鼻甲表面被覆假复层纤毛柱状上皮，该上皮能分泌黏液，可黏附灰尘、花粉、烟尘及其他可吸入的颗粒。特殊的柱状上皮，又称嗅上皮，被覆在鼻腔顶端内侧部，可感受气味的刺激。

18.7　鼻出血为什么很常见？

鼻腔上皮内血运丰富，毛细血管位置表浅，这使得我们非常容易发生鼻衄（即鼻出血）。

目的 E　咽部。

咽部根据其位置及功能可以分为**鼻咽部**（nasopharynx）、**口咽部**（orpharynx）和**喉咽部**（laryngopharynx）。咽鼓管咽口、悬雍垂和咽扁桃体均位于鼻咽部；腭及舌扁桃体位于口咽部（图 18.3）。口咽部和喉咽部具有呼吸和消化两种功能，而鼻咽部仅有呼吸作用。

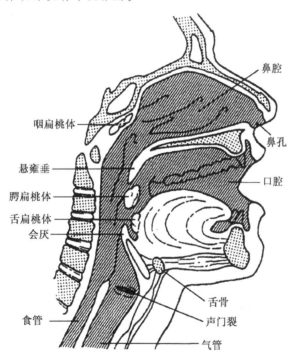

图 18.3　鼻腔与口腔。

18.8　悬雍垂如何完成呼吸和消化功能？

悬雍垂（uvula）为软腭下缘中央的下垂部。当吞咽时，软腭及悬雍垂上提，封闭鼻后孔，以防止食物或液体进入鼻腔。

目的 F　与发声及呼吸有关的喉部解剖结构。

　　　　喉（larynx）为气管的入口。其最主要的功能是在吞咽时，防止食物或液体进入气管和肺，而在其他情况下允许空气进入气管。喉的另一功能则是发声。

18.9　喉软骨中哪些成对，哪些不成对？哪块最大最明显？

　　喉是由九块透明软骨构成的类三棱柱形的结构。其中三块软骨大而不成对；六块软骨较小并成对存在（图 18.4）。前方的**甲状软骨**（anterior thyroid cartilage）（喉结）最大。匙状的**会厌**（epiglottis）具有软骨框架。喉的下部由环形的**环状软骨**（cricoid cartilage）构成。三对成对的软骨分别为：**杓状软骨**（arytenoid cartilage）支持声带；**楔状软骨**（cuneiform），**小角软骨**（corniculate cartilage）对甲状软骨具有辅助作用。**声门裂**（glottis）为喉的入口（见图 18.5）。

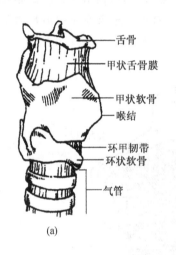
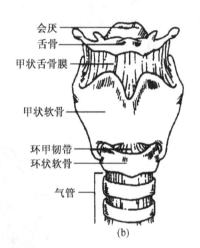

图 18.4　舌骨及喉。　（a）外侧面观；（b）前面观。

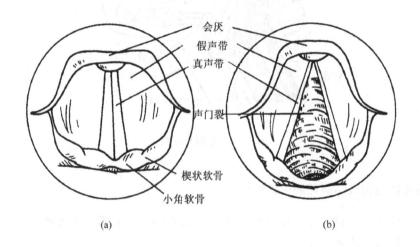

图 18.5　声门裂上面观。　（a）关闭；（b）开放。

18.10 喉结。

在青春期时，雄性激素睾丸酮分泌增多引起喉，特别是甲状软骨加速生长，因此，成年男性喉结比较明显。粗大的喉是男性声音较低沉的原因。

18.11 吞咽时，声门裂和会厌间的功能联系。

在吞咽的最后阶段，喉被向上推，与会厌紧靠，封闭声门裂。你可以将手指弯成杯状，轻放在喉上，然后做吞咽动作，体会此运动。

由于声门裂的关闭，液体或食物进入食管而不是喉和气管。否则，则进入声门裂。液体进入气管，反射性的引起剧烈的咳嗽，以咳出吸入物。食物进入声门裂，则可能嵌顿在两声带之间。这种情况，采用腹部推进法可防止窒息。

18.12 喉肌如何协助吞咽及发声。

当吞咽时，喉外肌上提喉至会厌上方，封闭声门裂，并开放食管使液体或食物进入。喉内肌收缩可改变声带的紧张度。声带的紧张度越大，气流经过时振动频率越快，声调越高（见问题 12.17）；振幅越大，则声音越粗。小声说话时，声带不发生振动。

喉肌是快速动眼（REM）睡眠时极少数不完全放松的肌群之一（但膈肌保持其正常功能）。喉肌的作用是在吸气时保持上气道开放，因为吸气时胸腔内的负压状态易导致上气道的关闭。在睡眠呼吸暂停时，喉肌不能维持气道的通畅，导致 30 秒到 1 分钟的呼吸停止。睡眠呼吸暂停可能与打鼾、白天的瞌睡（因夜间快速动眼睡眠不足）、夜间头痛（因供氧不足）、昏睡有关。由于缺氧引起的肺血管高压最终可导致右心室衰竭甚至死亡。目前肥胖已被认可是造成睡眠呼吸暂停的为数不多的几大危险因素之一。

目的 G 支气管树。

气管向下分为**左、右主支气管**（left and right primary bronchi），（图 18.6）主支气管继续分为**二级（叶）支气管**（second bronchi），进而再分为大量的**三级（段）支气管**（tertiary bronchi），最后终于**细支气管**（bronchi）。整个分支系统称为支气管树。气管及支气管树壁由透明软骨环支撑。

18.13 气管及支气管树的三个保护性特点。

首先，透明软骨架维持气道通畅。其次，被覆在管腔内壁的假复层纤毛柱状上皮（问题 18.6）分泌黏液，黏附吸入气体中的颗粒物，并向咽部推动，在咽部被吞咽入消化道。最后，气管或支气管树内壁的上皮受刺激，引起剧烈的咳嗽，从而清洁了呼吸道。

目的 H 呼吸部的结构。

细支气管终于**终末细支气管**（terminal bronchiole），后者再分支形成**肺泡管**（alveolar）与**肺泡囊**（alveolar sacs）直接相通。肺泡囊由**肺泡**（pulmontary alveolai）围成。肺泡管内被覆单层立方上皮，而肺泡内被覆单层扁平上皮。通过薄壁、湿润的肺泡上皮可实现与循环系统的气体交换。（见问题 18.2）

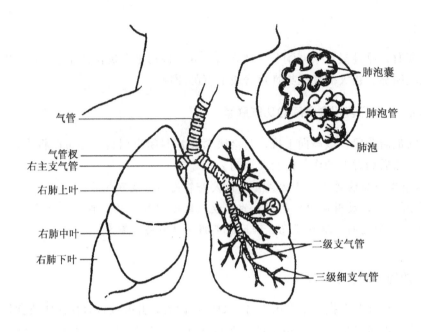

图 18.6 气管、肺和支气管树。

18.14 肺泡细胞及肺泡巨噬细胞的功能。

肺泡细胞（septal cell）散在分布于肺泡壁的单层扁平上皮之间，分泌一种磷脂-表面活性物质，具有降低肺泡表面张力的作用。**肺泡巨噬细胞**（alveolar macrophage）（尘细胞 dust cell）位于肺泡壁内，可以吞噬尘埃颗粒或组织碎片，并通过游走将其移出肺泡。

18.15 肺泡水平的外呼吸（见问题 18.1）过程图。

见图 18.7。

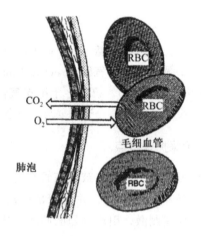

图 18.7 肺泡与毛细血管内血液间的外呼吸。

目的 I 肺。

左右两**肺**（lung）分别位于左右侧胸腔内，体积较大，形似锥体（图 18.8）。两肺由中央的纵隔左右分开。每侧肺均由**肺叶**（lobule）构成，肺叶由肺泡构成，左肺内侧面有心切迹。左肺由一水平**裂**（fissure）分为两叶，八个**支气管肺段**（bronchial segment）。右肺无切迹，由两裂分为三叶，十个支气管肺段。

18.16　有关肺的名词：肺尖、肺底、肺门、肋面、纵隔面、膈面。

每侧肺均有四个面，与胸腔轮廓相对应。**纵隔面**（mediastinal surface）略凹，并有一个垂直切迹，称为**肺门**（hilum），是肺的血管、主支气管、迷走神经的分支出入肺的部位。下方的**肺底部**（base of the lung）为**膈面**（diaphragmatic surface）与膈相接触。肺顶部称**肺尖**（apex）；**肋面**（costal surface）较宽而圆，与胸膜相贴，表面覆有肋骨。

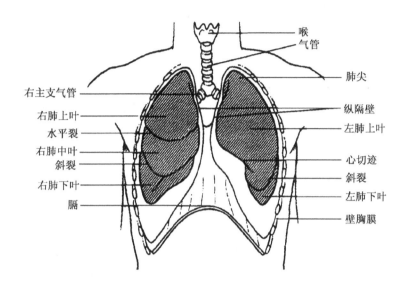

左栏标注（自上而下）：右主支气管、右肺上叶、水平裂、右肺中叶、斜裂、右肺下叶、膈

右栏标注（自上而下）：喉、气管、肺尖、纵隔壁、左肺上叶、心切迹、斜裂、左肺下叶、壁胸膜

图 18.8　胸腔内的双侧肺部。

目的 J　胸膜及其在呼吸中的意义。

胸膜为肺表面的双层浆膜。主要由单层扁平上皮及纤维结缔组织构成。内层，又称**脏胸膜**（visceral pleura），与肺表面紧贴；外层，又称**壁胸膜**（paritetal pleura）（图 18.8），衬于胸腔内面。胸膜可使肺保持润滑，参与胸内负压的形成。（一个重要的非呼吸功能，见问题 1.22。）

18.17　胸膜如何完成其呼吸功能？

壁胸膜和脏胸膜之间为湿润的**胸膜腔**（pleural cavity）。这种湿润的环境可减少肺运动时的摩擦。静息状态下，每侧胸膜腔内的压力（胸内压）略低于大气压（约 −2.5mmHg）；吸气时，胸内压更低，以利于气体进入，使肺膨胀。

胸膜炎，可能继发于某些呼吸系统疾病或是由于病毒感染引起的自身免疫性反应或自身免疫性疾病。深呼吸或卧位时，胸痛最剧烈。抗炎药物，如阿斯匹林、布洛芬、皮质类固醇可用以胸膜炎的治疗。

胸膜腔只是一个潜在的腔隙。正常情况下，由于腔内负压，脏、壁两层胸膜紧贴在一起。这种负压状态对于牵拉肺使其膨胀具有关键作用。空气由胸壁或脏胸膜上的孔进入胸膜腔，导致这种平衡状态的破坏，即使胸壁极力扩张，肺仍然不能充气膨胀。此称为气胸。

目的 K　呼吸的机制。

　　　　　　吸气（inspiration）（见问题 18.4）是由于呼吸肌（膈肌、肋间内肌；见表 8.4）收缩，引起胸腔内容量增加，肺扩张及胸内压和肺内压下降，当胸内压低于大气压（760mmHg）时，外界气体进入肺。**呼气**（expiration）则是由于胸廓的复位及肺的弹性回缩，引起胸腔内容量下降及肺内压增加，当高于大气压时，气体被动排出。

18.18　**吸气及呼气时，胸腔形状的变化。**

　　穹隆形的膈肌收缩时，膈顶下降，胸腔垂直径增大；同时，肋间外肌收缩可使胸腔前后径及左右径增大（见图 8.4）。深吸气或用力吸气时，斜方肌、胸锁乳突肌（见图 8.3）、小圆肌（见表 8.8）也参与收缩。深呼气时，肋间内肌收缩，胸廓下降。腹肌（见表 8.6）收缩，也可使膈上升，促进肺内气体呼出。

目的 L　各种呼吸容量。

　　　　　　肺总容量是指以下四种肺容量之和：**潮气量**（tidal volume），指正常呼吸状态下，出入肺的气体量；**吸气储备量（补吸气量）**（inspiratory reserve），正常吸气末，再用力吸气所能吸入的最大气体量；**呼气储备量（补呼气量）**（expiratory reserve），正常呼气末，再用力呼气所能呼出的最大气体量；**残气量**（residual volume），用力呼气后，仍残留在肺内不能呼出的气体量。呼吸容量可以用肺量计测量。

18.19　**呼吸容量的变异。**

　　从临床上来讲，知道一个人在给定时间内的呼吸量，有助于判定其是否有呼吸困难。肺通气时的气体交换量的大小因不同人、不同年龄、性别、活动量及总体健康状况而不同。

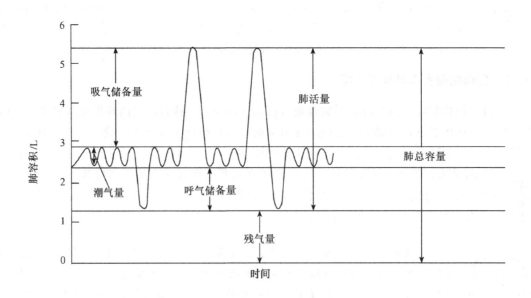

图 18.9　呼吸容量。

18.20 计算每分通气量，其中潮气量 500 毫升，呼吸频率 12 次/分钟。

每分通气量（minute respiratory volume）指正常通气状态下，1 分钟内吸入或呼出的气体量，因此，

$$每分通气量 = 潮气量 \times 呼吸频率$$
$$= (0.500 L) \times (12 min^{-1}) = 6 L/min$$

以上是一个典型的例子。

18.21 肺泡通气量。

肺泡通气量指一分钟内肺泡内（运输到细胞）交换的气体量。
因此，

$$肺泡通气量 = [（潮气量）-（死腔气量）] \times （呼吸频率）$$

死腔气量是指从口/鼻到肺泡间的气体，或所有未参与气体交换的那部分气体。一般成人的死腔气量约 150 毫升。

目的 M 肺与细胞间的气体运输。

转运至血液中的氧，只有一小部分溶解在血浆中。而 99% 以上，则与红细胞中的血红蛋白分子相结合。（见问题 14.9）。血液中的二氧化碳大部分转化为碳酸氢根离子，释放入血，未转化的二氧化碳则溶解在血浆、血红蛋白分子、和血浆蛋白分子中被带走。

18.22 用一个方程式来定义血红蛋白的氧合作用。

根据以下反应式暗红色的去氧血红蛋白（Hb）转化为鲜红色的氧合血红蛋白（HbO$_2$）
$$Hb + O_2 \longrightarrow HbO_2$$

18.23 氧分压意味着什么？

在混合气体中，每一种气体成分均产生一部分压力，此压力与该气体在混合气体中的浓度成正比。例如，空气中 O$_2$ 浓度为 21%，则 O$_2$ 占空气压力的 21%。既然 760 mmHg 的 21% 等于 160 mmHg，则空气中的 O$_2$ 分压，用 PO$_2$ 表示，为 160 mmHg。同样，
$$PCO_2 = 0.3 mmHg$$
由于来自静脉血中的高浓度 CO$_2$，使得空气中的氧分压和二氧化碳分压与肺泡中的不同。肺泡内的 PO$_2$ 为 101 mmHg，PCO$_2$ 为 40 mmHg。

18.24 基于气体分压差而引起的呼吸时气体的扩散。

肺泡及肺毛细血管的氧分压（PO$_2$ = 40）差约 60 mmHg，因此有利于 O$_2$ 从肺泡入血。同样的肺毛细血管内 PCO$_2$ = 45 和肺泡内的 PCO$_2$ 分压差约 5 mmHg，有利于血液中的 CO$_2$ 进入肺泡。

18.25 什么因素可以加速氧与血红蛋白分离，并释放入组织？

1. 血浆中 O$_2$ 浓度下降

2. 血液中 pH 值下降（即 H$^+$ 浓度增加）

3. 体温升高

目的 N　呼吸系统在体内酸碱平衡中的作用。

红细胞中的**碳酸酐酶**（carbonic anhydrase）可以使血液中约 67% 的 CO_2 迅速与水结合形成碳酸，而大部分碳酸又进一步离解为碳酸氢根离子和氢离子：

$$CO_2 + H_2O \longrightarrow H_2CO_3 \longrightarrow HCO_3^- + H^+$$

18.26　碱储备与氯转移。

碳酸氢根离子（HCO_3^-），占血液缓冲系统的大部分，构成**碱储备**（alkali reserve）。当这些离子离开红细胞时，引起负电荷过剩，此时氯离子（Cl^-）由血液扩散入细胞，使此矛盾得以缓解。这种移动称为**氯转移**（chloride shift）。

18.27　呼吸性酸中毒和呼吸性碱中毒。

呼吸性酸中毒（respiratory acidosis），指血中 pH 值低于 7.35，通常发生在血中 CO_2 未能及时排出，引起的 PCO_2 增加。肺疾患或精神压抑导致的通气不足可引起呼吸性酸中毒。

呼吸性碱中毒（respiratory alkalosis），是指血中的 pH 值高于 7.45 时，该过程发生在 CO_2 排出过快，引起的 PCO_2 下降。无论是过度通气或是某些药物（如阿司匹林过量）对呼吸中枢的作用均可产生呼吸性碱中毒。当患者向一个纸袋内呼气，再吸入呼出的气体，使得 PCO_2 分压增加，从而使过度通气造成的不良效应迅速扭转。

目的 O　呼吸的神经和化学调节。

中枢神经系统内的呼吸中枢位置如图 18.10 所示（又见图 10.7）。延髓的节律性呼吸中枢由**呼气和吸气中枢**（expiratory and inspirtory center）组成，延髓内还有与呼吸有关的化学感受器，与颈部的**颈动脉体**（carotid body）和胸部的**主动脉体**（arotic body）功能类似（图 18.11）。

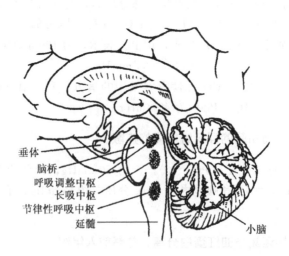

垂体
脑桥
呼吸调整中枢
长吸中枢
节律性呼吸中枢
延髓
小脑

图 18.10　呼吸调控中枢。

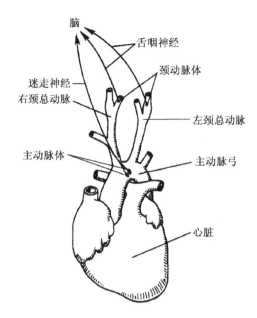

图 18.11 颈动脉体和主动脉体。

18.28 呼吸中枢如何发挥作用？

延髓的节律性呼吸中枢由两个神经元细胞群混合组成。当吸气神经元群兴奋时（通过长吸中枢），呼吸肌完成吸气动作；同时，呼气神经元群抑制。大约 2 秒种后，相反的过程发生：呼吸调控中枢兴奋呼气组神经元发出呼气信号，引起呼气，同时吸气组神经元被抑制。

18.29 呼吸的化学感受器如何发挥作用？

当 PCO_2 增加或脑脊液中 pH 值下降时，可以刺激位于延髓表面的中枢化学感受器，引起吸气增加；当 PO_2 下降时，可刺激位于颈动脉体和主动脉体的外周感受器，引起吸气增加。

 机体调节酸碱平衡的机制是已知的最重要的稳态机制之一。失酸（如呕吐）引起 pH 值升高时，呼吸将变深变慢，而 pH 值下降（如糖尿病引起的酸中毒）呼吸将变的浅快。通过这种机制，机体可以迅速恢复正常 pH 值。

临床关键词

缺氧（anoxia） 组织和器官的严重氧缺乏。脑缺氧 30 秒钟可引起细胞破坏，缺氧 5～10 分钟，则引起细胞死亡。

呼吸暂停（apnea） 过度通气后的暂时性的呼吸停止。

窒息（asphyxia） 呼吸暂时性的终止。

哮喘（asthma） 以反复发作的呼吸困难和喘鸣为特点的疾病。吸入过敏原、病毒或细菌引起的上呼吸道感染、冷空气或锻炼，均可使该病加重。气道狭窄及支气管黏膜感染，可刺激该病发作。

急性支气管炎（acute bronchitis） 支气管壁黏膜的炎症。病毒或细菌感染、空气污染、过敏原均可成为发病因素。

慢性支气管炎（chronic bronchitis） 支气管黏膜过度增生引起的咳嗽、气短和肺损伤。此病几乎完全是由吸烟引起。

唇裂（cleft lip） 基因发育异常引起的上唇两侧未融合，又称兔唇。

腭裂（cleft palate） 硬腭发育畸形引起的口、鼻腔相通。此情况可为遗传性，也可能为母亲在怀孕期间感染某些疾病（如德国麻疹）的并发症。

呼吸困难（dyspnea）

肺气肿（emphysema） 肺泡壁破裂引起的肺泡表面积减少及终末支气管远端腔隙增大。为重度吸烟患者的常见死因，也可由于严重的空气污染导致。

鼻衄（epistaxis） 鼻出血

呃逆（hiccup，Hiccough） 膈肌的痉挛性收缩引起的快速、不自主性吸气，主要表现为声门裂突然关闭并伴有明显声响。

过度通气（hyperventilation） 吸气和呼气过度。

喉炎（laryngitis） 喉的炎症。

胸膜炎（pleurisy） 胸膜的炎症。

肺炎（pneumonia） 肺的急性感染和炎症，伴液体的渗出及肺实变。

鼻炎（rhinitis） 鼻黏膜的炎症。

鼻窦炎（sinusitis） 鼻旁窦黏膜的炎症，常继发于鼻的感染。

肺结核（tuberculosis） 结核杆菌引起的肺炎症性疾病，以肺组织干酪化及溃疡形成为特点。该病通常是由于吸入了活动期结核病人咳嗽或打喷嚏时呼出的气体而感染。

复 习 题

选择题

1. 下面（ ）不是呼吸系统的结构。 （a）咽 （b）支气管 （c）喉 （d）舌骨 （e）气管

2. 鼻腔顶主要由（ ）构成。 （a）硬腭 （b）筛骨筛板 （c）上鼻甲 （d）犁骨 （e）蝶骨

3. 声带附于（ ）软骨上。 （a）甲状软骨和勺状软骨 （b）甲状软骨和环状软骨 （c）楔状软骨和环状软骨 （d）甲状软骨和小角软骨

4. 肺的血管、神经、支气管出入肺的部位在（ ）。 （a）心切迹 （b）肺尖 （c）肺泡囊 （d）肺门 （e）肺底

5. 气管和支气管均不包括的结构是（ ）。 （a）透明软骨 （b）纤毛柱状上皮 （c）杯状细胞 （d）单层扁平上皮

6. 咽扁桃体位于（ ）。 （a）鼻咽部 （b）口腔 （c）鼻腔 （d）口咽部 （e）舌咽部

7. 下面（ ）叙述不正确。 （a）声带松弛时发出高音 （b）吞咽时，会厌下降盖住声门裂 （c）小声说话时，声带不振动 （d）青春期时睾丸酮的分泌影响喉的发育

8. 与肺相接触的浆膜称（ ）。 （a）壁胸膜 （b）肺系膜 （c）肺腹膜 （d）脏胸膜

9. 大部分 CO_2 在血中以（ ）形式运输的。 （a）碳氧血红蛋白 （b）HCO_3^- （c）氨基甲酰血红蛋白 （d）溶解的 CO_2

10. 外周化学感受器位于（ ）。 （a）肺组织 （b）脑桥和延髓 （c）主动脉体和颈动脉体 （d）心肌

11. 当组织产生的 CO_2 与血液中的 H_2O 结合时，（ ）。 （a）碳酸形成 （b）Cl^- 入血 （c）来自碳酸的大部分 HCO_3^- 离开红细胞入血浆 （d）以上情况均可发生

12. 当血中 CO_2 增加时，（ ）。 （a）只有呼吸频率下降 （b）发生呼吸性酸中毒 （c）外周压力感受器兴奋 （d）呼吸频率及深度均下降

13. 正常静息状态下呼吸时，出入肺的空气量，称为（ ）。 （a）肺活量 （b）潮气量 （c）残气量 （d）最大通气量 （e）吸气量

14. 下面（　　）不是左肺的结构特点。　　(a) 上叶　　(b) 心切迹　　(c) 下叶　　(d) 中叶

15. （　　）组肌肉同时收缩可引起吸气。　　(a) 肋间内肌和膈肌　　(b) 膈肌和腹肌　　(c) 肋间外肌和膈肌　　(d) 肋间内、外肌

16. 用力吸气后再用力呼气所能呼出的最大气体量称为（　　）。　　(a) 用力呼气量　　(b) 最大呼气量　　(c) 潮气量　　(d) 肺活量

17. 肺表面活性物质（　　）。　　(a) 减小肺泡表面张力　　(b) 增加血 PCO_2　　(c) 是由杯状细胞分泌的一种黏液　　(d) 减少胸膜腔的摩擦

18. 基本的吸气和呼气中枢位于（　　）。　　(a) 肺　　(b) 延髓　　(c) 颈动脉体和主动脉体　　(d) 脑桥

19. 决定 O_2 与血红蛋白结合程度的因素是（　　）。　　(a) 血中的 PCO_2　　(b) 体温　　(c) 血中 H^+ 浓度　　(d) 以上均可

20. 构成肺泡壁并能清除异物颗粒的细胞称为（　　）。　　(a) 枯否氏细胞　　(b) 肺网状细胞　　(c) 表面活性物质细胞　　(d) 肺泡巨噬细胞

判断正误

_____1. 鼻中隔将鼻分为左右两个腔。

_____2. 胸膜腔为胸腔内两个独立的密闭的腔。

_____3. 正常情况下，胸内压总是大于肺内压。

_____4. 呼气通常为被动的，并发生在吸气停止后。

_____5. 呼吸系统与循环系统间的气体交换是一个主动运输过程。

_____6. 血中 PCO_2 的增加或减少总是伴随着血浆中 H^+ 浓度的改变。

_____7. 在呼吸系统中，单层扁平上皮仅局限于肺泡。

_____8. 犁骨和蝶骨构成鼻中隔的骨性框架。

_____9. 过度通气可导致体液过酸。

_____10. 咽鼓管咽口开口于鼻咽部。

_____11. pH 值增高可刺激外周的化学感受器，使呼吸频率及深度增加。

_____12. 气体分压与该气体的分子量成正比。

_____13. 体温升高可提高血红蛋白运输 O_2 到组织的能力。

_____14. O_2 与血红蛋白分离称为氧合作用。

_____15. 每分通气量是指平静呼吸时，一分钟内的通气总量（潮气量×呼吸频率）。

_____16. 血中 O_2 浓度增加有利于 O_2 与血红蛋白分离入组织。

_____17. 当碳酸氢根离子与红细胞结合时，正负离子间的平衡被破坏，引起氯转移。

_____18. 呼吸系统可间接协助排尿、排便和分娩。

_____19. 喉包括 9 块独立的软骨，其中最大的一块是甲状软骨。

_____20. 呼吸暂停是指呼吸困难。

填空题

1. _____分隔鼻腔为左右两部分。

2. _____由软腭后缘中央下垂至口咽部。

3. _____为喉的入口。

4. 呼吸道管壁的软骨保证了气道的开放状态，组织学上，这些支持性结构由_____软骨构成。

5. 肺泡上皮分泌一种磷脂类物质为_____，可降低肺泡表面的张力。

6. _____为湿润的位于脏、壁胸膜间潜在的腔隙。

7. _____为正常呼吸状态下出入肺的气体量。

8. 血红蛋白与氧结合的过程称为_____。

9. 化学感受器包括位于颈部的_____体和位于胸部的_____体。

10. 组织的严重氧不足称为_____。

填图题 标出右图中数字所示结构：

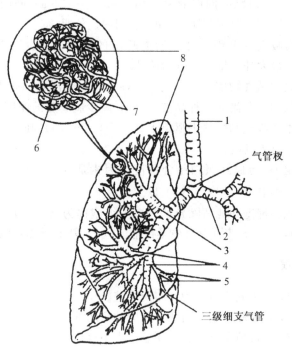

1. _____

2. _____

3. _____

4. _____

5. _____

6. _____

7. _____

8. _____

匹配题 将呼吸容量与图中大写字母所示值相搭配。

_____**1.** 肺总容量

_____**2.** 呼气残量

_____**3.** 肺活量

_____**4.** 残气量

_____**5.** 潮气量

_____**6.** 吸气残量

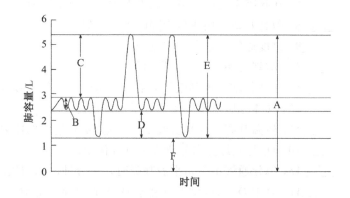

答　案

选择题

1.（d）舌骨为支持喉和舌的骨。

2.（b）筛骨筛板上有大量孔，嗅神经由此入嗅球。

3.（a）声带构成声门裂的两壁，连于甲状软骨和勺状软骨之间。

4.（d）肺门为肺的纵隔面的一个垂直的凹陷，出入肺的结构由此通过。

5.（d）呼吸系统的单层扁平上皮分布于胸膜和肺泡壁。

6.（a）鼻咽部位于咽上部，口、鼻腔汇合处。

7.（a）声带越紧张，其振动越快，声调越高。

8.（d）肺表面被覆脏胸膜，胸腔内壁被覆壁胸膜，胸膜腔位于脏、壁两层胸膜间。

9.（b）约 67% 的 CO_2 转化为 HCO_3^-，运输至血液。

10.（c）外周化学感受器（延髓以外）位于主动脉体和颈动脉体内。

11．（d）每一项均为 CO_2 转运入血机制的一部分。

12．（b）随着血中 CO_2 水平的升高，将发生如下反应：

$$CO_2 + H_2O \longrightarrow H_2CO_3 \longrightarrow HCO_3^- + H^+$$

随着压力的增加，如果 CO_2 不能及时由肺排出，H^+ 浓度的提高，将导致酸中毒。

13．（b）正常呼吸状态下，出入肺的空气量即潮气量，大约 500ml。

14．（d）左肺只有上下两叶，右肺有上中下三叶。

15．（c）膈肌及肋间外肌的收缩可扩大胸腔的容积，引起深吸气。

16．（d）肺活量是用力呼气所能呼出的最大气体量，是潮气量、吸气残量、呼气残量的总和。

17．（a）肺表面活性物质是由肺泡细胞分泌的磷脂类物质，可以降低肺泡表面的张力。

18．（b）呼吸节律中枢位于延髓，然而，在脑桥还有其他一些呼吸中枢，可以间接调节延髓内的中枢。

19．（d）这几个因素均可影响 O_2 与血红蛋白的结合程度，保证足够的氧转运到细胞。

20．（d）肺泡巨噬细胞（尘细胞）可将外来的碎片异物等移出肺泡。

判断正误

1．错误；鼻中隔将鼻腔分为左右两部分。

2．正确

3．错误；胸内压低于肺内压。

4．正确

5．错误；气体交换通过扩散机制实现。

6．正确

7．错误；胸膜由单层扁平上皮构成。

8．错误；犁骨和筛骨组成鼻中隔的骨性框架。

9．错误；过度通气时，大量 CO_2 排出，导致体液过碱。

10．正确

11．正确

12．错误；气体分压与其浓度成正比。

13．正确

14．错误；去氧血红蛋白。

15．正确

16．错误；血浆中 O_2 减少，将加快氧与血红蛋白分离并释放入组织。

17．错误；当碳酸氢根离子离开红细胞时，胞内负电荷减少，而氯离子扩散入红细胞缓解了这种电荷不平衡状况。

18．正确

19．正确

20．错误；呼吸暂停是呼吸的暂时性停止。

填空题

1．鼻中隔	2．悬雍垂
3．声门裂	4．透明
5．表面活性物质	6．胸膜腔
7．潮气量	8．氧合血红蛋白
9．颈动脉，主动脉	10．缺氧

填图题

1. 气管　　　　　　　2. 左主支气管

3. 二级支气管　　　　4. 段支气管

5. 细支气管　　　　　6. 肺血管

7. 肺毛细血管　　　　8. 肺泡囊

匹配题

1.（A）　　　　　　　2.（D）

3.（E）　　　　　　　4.（F）

5.（B）　　　　　　　6.（C）

（常丽荣　高秀来　译）

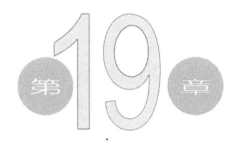

消化系统

目的 A 消化是一个机械过程又是一个化学过程。

我们吃进去的食物，必须经过一系列化学反应后，才能够在细胞水平被利用。这些化学反应包括：蛋白质、碳水化合物、激素、酶的合成；细胞的分裂、生长、修复及产热等。若使食物能被细胞所利用，必须经过机械和化学消化过程，使其减小到一定程度，能够被小肠壁吸收，并经血转运到细胞。

19.1 消化的机械和（或）化学性过程包括：食物的摄入、咀嚼、吞咽、蠕动、吸收和排便。

摄入（ingestion）食物由口进入胃肠道（机械过程）。

咀嚼（mastication）通过咀嚼运动将食物粉碎（机械过程），并与唾液混合（唾液的作用为化学过程）。

吞咽（deglutition）食物吞咽入食管（机械过程）。

蠕动（peristalsis）消化管的节律性、波状收缩，使食物通过胃肠道。

吸收（absorption）食物分子通过小肠黏膜进入循环系统和淋巴系统分布至全身细胞（机械和化学过程）。

排便（defecation）未消化的废物即粪便，由消化道排出（机械过程）。

目的 B 消化系统的结构与功能。

消化系统可以分为管性的**胃肠道**（gastrointestinal tract）（消化道）及附属**消化器官**（accessory digestive organs）（见图 19.1）。成人消化道从口腔至肛门长约9米（30英尺）。消化道包括口腔（又称颊腔）、咽、食管、胃、小肠和大肠。直肠和肛管位于大肠末端。附属消化器官包括齿、舌、唾液腺、肝、胆、胰。

临床上常说的"上消化道"指食管和胃；下消化道指小肠和大肠。例如，医生需要患者的上消化道 X 射线照片，此患者首先需要口服不透 X 射线的材料（通常为硫酸钡），之后进行食管和（/或）胃的 X 射线摄影。当硫酸钡进入小肠时，可获得此部分的 X 射线照片。如果要获得大肠的 X 射线片，病人则事先需要进行钡灌肠。

19.2 区分名词**内脏**与**消化管**。

内脏（viscera）常用来指腹腔内的消化器官，更确切的说是指所有的胸腹腔脏器。而**消化管**（gut）则指胃肠道部分。

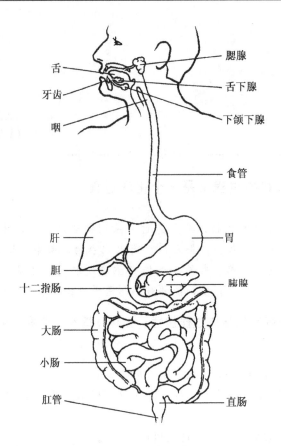

图 19.1　消化系统。

19.3　消化系统有哪些基本功能？

　　见表 19.1。

表 19.1

器官或区域	功　　　能
口　腔	食物的摄入、研磨并与唾液混合（咀嚼）；碳水化合物的消化；形成食团；吞咽
咽	接受来自口腔的食团，并将食团继续向下推进至食管
食　管	通过蠕动将食团运送至胃，食管括约肌可防止食物返流
胃	接受来自食管的食团；将食团与胃液搅拌，形成食糜；消化蛋白质；有限的吸收功能；将食糜运送至十二指肠，并防止食糜返流
小　肠	接受来自胃的食糜，并与肝脏分泌的胆汁、胰腺分泌的胰液混合，对食糜进行物理和化学性消化，吸收营养成分；并通过蠕动将废物运送至大肠，并防止大肠内的废物反流至小肠
大　肠	接受来自小肠的废物，吸收水分和电解质；形成、暂时储存及排除粪便

19.4　下面哪一项可以产生营养成分？（a）食团（b）食糜（c）粪便

　　（b）食糜。食团、食糜和粪便均为消化道内未消化的食物，只是位置与黏稠度不同。食团经过吞咽，由口腔送至胃。胃内的食物与液体混合形成糊状的食糜移至小肠。食糜在小肠内经过搅拌及化学性转化过程，转化为小肠内毛细血管和毛细淋巴管能够吸收的营养成分。而未消化的食糜则运送至大肠，转化为更加干燥，更固化的团块，称为粪便。在粪便形成过程中，其中的大部分水分、电解质、维生素 K 被大肠黏膜重吸收。

目的 C　与腹腔及脏器相关的浆膜**结构**。

参见问题 1.25～1.27 及图 1.17 和 1.92。浆膜（serous membrane）为单层扁平上皮构成的结缔组织膜。被覆在体腔壁内及腹腔脏器表面。浆膜分泌一种起润滑作用的浆液。覆盖于脏器表面的浆液性膜，也称浆膜。腹腔内的浆膜，又称为**腹膜**（peritoneum）。**壁腹膜**（parietal peritoneum）衬于腹腔壁，其向后形成双层的**肠系膜**（mesentery），支持下消化道。壁腹膜与腹腔脏器表面的**脏腹膜**（visceral peritoneum）相连续。

壁腹膜的延展具有重要的功能。镰状韧带将肝与膈和腹前壁相连。小网膜伸展至肝脏与胃小弯之间。大网膜则由胃大弯延伸至横结肠，形成一个围裙样结构，覆盖于小肠表面。网膜含有大量的脂肪，对腹腔脏器具有缓冲作用，并可支持淋巴结，及限制炎症的扩散。

19.5　小肠系膜与结肠系膜。

正如目的 C 中所述，**小肠系膜**（mesentery）为双层腹膜，可支持小肠。**结肠系膜**（mesocolon）（见图 19.2）为肠系膜的特殊部分，对大肠具支持作用。肠系膜的这种支持作用，保证了肠能够自由蠕动进行消化。作为一个双层结构，肠系膜也包绕着出入小肠的血管和神经。

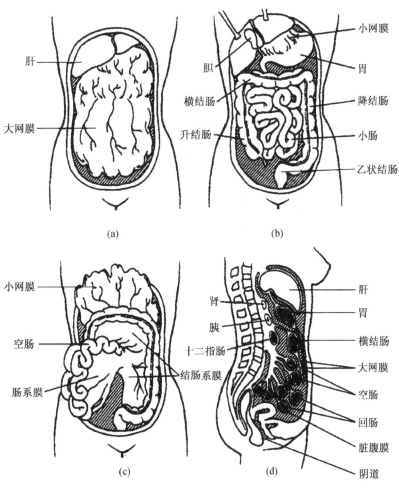

图 19.2　腹腔内的浆膜。（a）覆盖于腹腔脏器表面的大网膜整体观；
（b）去除大网膜后的腹腔脏器前面观；（c）提起大网膜后观察肠系膜；
（d）腹腔脏器及浆膜矢状面观。

19.6　区分腹腔与腹膜腔。

腹腔（abdominal cavity）是由腹壁围成的腔。**腹膜腔**（peritoneal cavity）是位于脏腹膜和壁腹膜之间的潜在腔隙。大多数的腹腔脏器（见问题 1.20）同时位于两腔内。仅少数器官，如腹膜后位器官，只位于腹腔内。

湿润的腹膜腔为一个无菌的环境。腹膜炎是由于细菌污染腹膜腔而引起的腹膜炎症。感染源可以来自外伤（如刺伤）、脏器破溃（如阑尾）、异位妊娠或手术污染等。腹膜炎不经治疗将会有生命危险。

目的 D　消化管壁的结构。

组织学上，消化管壁由四层结构组成，概括于表 19.2，说明见图 19.3。

表 19.2　消化管壁的结构分层

管壁分层	位置与结构	功　能
黏　膜	消化管腔的最内层，由单层柱状上皮和杯状细胞构成	分泌与吸收
黏膜下层	黏膜外层，血管丰富，由自主神经支配	吸收
肌　层	黏膜下层的外层，包括环形肌和纵形肌，某些位置特化为括约肌和瓣膜	分段收缩和蠕动
外　膜	管壁的最外层，表面被覆脏腹膜（浆膜），为疏松结缔组织	保护与约束

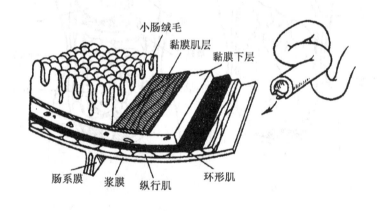

图 19.3　小肠壁的结构。

19.7　下消化道的自主神经支配。

黏膜下神经丛（submucosal plexus），或麦斯纳氏丛，提供黏膜肌层（位于黏膜内的薄层平滑肌）的自主神经支配。**肌间丛**（myenteric plexus），或奥厄巴赫氏丛，位于肌层的纵、环形肌之间，提供消化道主要的神经支配。包括来自交感和副交感神经部的神经纤维和神经节。

目的 E　口、咽、食管的解剖及各部分的消化功能。

口腔（oral cavity），或颊腔，由唇、颊、硬腭、软腭和舌共同构成（图 19.4），可接纳食物。通过牙齿的咀嚼对食物进行消化。参与吞咽、讲话。**咽**（pharynx）位于口腔后方，为消化和呼吸系统的共同通道。**食管**（esophagus）将食物和液体由咽转运至胃。

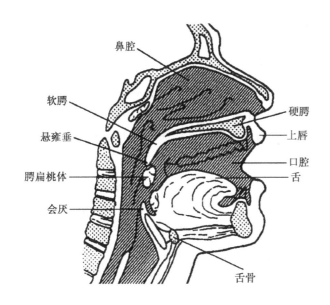

图 19.4　口腔、咽、食管的矢状观。

19.8　下列哪一项不属于四种基本的牙齿之一？（a）切牙　（b）尖牙　（c）前磨牙　（d）智齿　（e）磨牙

（d）。智齿为第三磨牙，通常在 17—25 岁期间萌出。上下颌的牙齿说明如下，其位置见图 6.8。

　　切牙（incisor）　上下颌各有 4 颗，凿形，位于最前方，适于切碎食物。

　　尖牙（canine）　上下颌各有 2 颗，锥形（又称犬齿），适于夹持及撕裂食物。

　　前磨牙（premolar）　上下颌各有 4 颗前磨牙（双尖牙），有粗钝的尖，适于研磨食物。

　　磨牙（molar）　上下颌各有 6 颗（最后方的 4 颗为智齿），适于研磨食物。

　　智齿由齿龈萌出的年龄多在青少年时期。然而，智齿萌出的时间变异较大。阻生牙是指智齿不能由齿龈萌出，而发生转向、易位或倾斜。阻生智齿较常见，主要是由于上下颌的形成及其他牙齿远在智齿萌出前即已位于各自的位置上。阻生牙可引起疼痛，偶尔可发生感染。拔除该牙是通常的治疗方法。

19.9　牙异形与双套牙。

　　牙异形（heterodontia）是指牙齿因不同的分化而具有不同的功能。（见问题 19.8）**双套牙**（diphyodontia）是指人一生中共有两套牙齿发育，即乳［deciduous（baby）teeth］牙 20 颗，**恒牙**（permanent teeth）32 颗。

19.10　牙齿的结构及主要功能。

　　暴露的**牙冠**（crown）表面有一层保护性的**牙釉质**（enamel）（图 19.5）。**牙尖**（susp）为牙冠的咀嚼面。**牙本质**（dentin）为牙齿的主要支持结构；包绕着**牙髓**（pulp），牙髓内含有血管、神经及淋巴管。薄层的**牙骨质**（cementum）将牙齿固定于**牙周韧带**（periodontal ligament）上，后者构成**牙槽**（dental alveolus）的周缘。**牙根管**

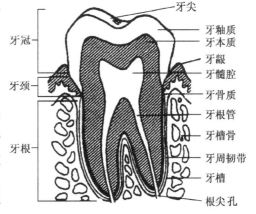

图 19.5　牙齿的结构。

(root canal) 通过**根尖孔**（apical foramen）使血管和神经由此与牙髓相通。**牙龈** [gingiva (gum)] 覆盖于上下颌表面，牙齿经此伸入口腔。

19.11 唾液腺的位置及唾液的功能。

副交感神经兴奋时，唾液腺可分泌唾液。三对唾液腺每日共可产生 1 000～1 400ml 唾液。唾液可清洁牙齿，通过淀粉酶（表 19.5）的作用进行碳水化合物的消化，形成食团，润滑口腔和咽，溶解食物中的化学物质，以便能够品其滋味。唾液腺的位置见图 19.6。唾液腺的特点概括于表 19.3。

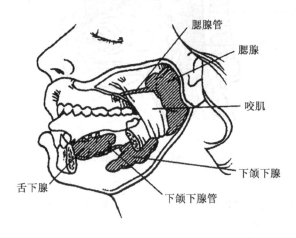

图 19.6　唾液腺及其导管。

19.12 舌的功能。

舌（tongue）可以在咀嚼时搅拌食物，并协助吞咽。舌的运动也可清洁牙齿。舌在讲话发音中起重要作用。味蕾（见图 12.1）位于舌表面，感受食物中化学物质（滋味）的刺激，促进唾液的分泌，并在一定程度上，可促进胃液的分泌（见问题 19.17）。

表 19.3　唾　液　腺

唾液腺	位　置	导　管	在口腔内的开口	分泌物的类型
腮腺	耳廓前下方，咬肌表面	腮腺管	上颌第二磨牙外侧	浆液性，含盐及酶
下颌下腺	舌基底部下方	下颌下腺管	舌系带外侧，舌下阜	浆液性，含一些黏液
舌下腺	舌下，下颌下腺前方	几个小的舌下腺管	与下颌下腺管共同开口于舌下阜	大部分为浓稠的黏液，含盐及酶

19.13 腭的位置及结构。

腭（palate）构成口腔的顶，由前方骨性的**硬腭**（hard palate）和后方的**软腭**（soft palate）组成。横嵴，又称腭横襞（palate rugae），位于硬腭黏膜内，可协助舌一起完成吞咽运动。**悬雍垂**（uluva）由软腭中央下垂，吞咽时，软腭及悬雍垂向上，防止食物及液体进入鼻腔。

19.14 区分咽与食管。

漏斗形的咽为长约 13 厘米（5 英寸）的通道。将口、鼻腔与食管、气管（见图 19.1）相连。为消化系统（食物和液体）及呼吸系统（空气）的共同通道。食管（见图 19.1）属上消化道，连接咽与胃。约 25 厘米(10 英寸)长，在胸部位于气管后方。食管上 1/3 为骨骼肌，中 1/3 为骨骼肌和平滑肌，下 1/3 只由平滑肌构成。

19.15 吞咽是自主运动还是非自主运动？

只有吞咽的第一阶段是自主运动。此阶段包括咀嚼及食团的形成，舌上提将食团推向软腭。第二阶段，由于咽部的感受器受刺激，形成非自主的吞咽反射。在此阶段，悬雍垂上提，封闭鼻腔，同时舌骨及喉也上提以免食物和液体进入气管；食管保持开放以接纳食团。第三阶段，食团及液体进入食管，并通过蠕动进入胃。

贲门失迟缓症是指一种食管下部（胃食管括约肌）不能正常舒张的情况。症状主要有吞咽困难、肋下疼痛。当病人卧位时，食物可返流入咽。本病病因包括副交感神经异常兴奋，精神压力，或胃液的过度分泌。止痛后，常用的治疗方法为手术或球囊扩张术。

目的 F 胃的结构及功能。

贲门（cardia）（图 19.7）为胃上部的狭窄区，**胃食管括约肌**（gastroesophageal sphincter）下方；**胃底**（fundus）为左侧穹隆形的部分；**胃体**（body）为胃的中央部；**幽门**（pyloric）呈漏斗形，为胃的终端部分，包括幽门括约肌。胃的膨凸的外缘称**胃大弯**（greater curvature），凹陷的内侧缘称**胃小弯**（lesser curvature）。

胃的功能包括：储存食物，并将食物与胃液混合（见问题 19.17）形成食糜；消化蛋白质；一定的吸收功能；将食糜运送至小肠。此外，胃液的低 pH 值（pH 值约 2.0）有助于杀灭随食物及液体一起摄入的细菌。胃壁黏膜的通透性允许一定物质的吸收。（如酒精很容易经胃黏膜吸收）。

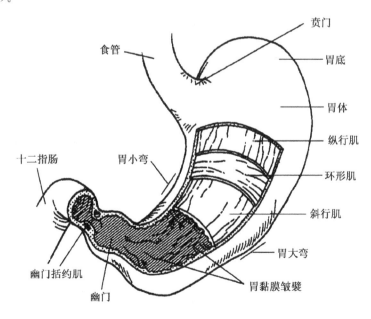

图 19.7 胃。胃壁被部分切除，以暴露胃内壁上的黏膜皱襞。

19.16 胃壁的特征。

胃壁肌层除具有**纵形肌和环形肌**（longgitudinal and circular muscle layer）（见图 19.7）外，还有**斜形肌**（oblique layer）。这三层平滑肌使得胃通过搅拌食物形成食糜。胃**黏膜皱襞**

(gastric rugae)，为胃黏膜形成的纵行皱襞，保证胃的扩张。胃黏膜内还有**胃腺**（gastric gland），含多种分泌细胞（见表 19.4）。

19.17　什么是胃液?

胃液（gastric juice）是由黏液细胞、主细胞、壁细胞和嗜银细胞分泌物组成的混合液。（表 19.4）。由 G 细胞分泌的激素入血，不属于胃液成分。

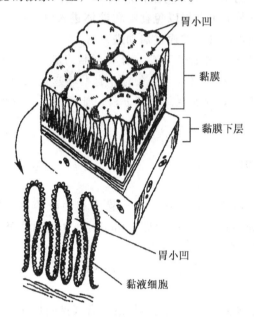

胃小凹

黏膜

黏膜下层

胃小凹

黏液细胞

图 19.8　胃小凹及黏膜内的胃腺。

表 19.4　胃的分泌产物

成　　分	来　　源	功　　能
盐酸（HCl）	壁细胞	强酸可杀灭病原菌；将蛋白酶原转化为蛋白酶
蛋白酶原	主细胞	蛋白酶的失活型
蛋白酶	蛋白酶原在盐酸的作用下形成	蛋白水解酶
黏液	杯状细胞	黏膜表面的黏稠的，碱性的保护膜
内因子	壁细胞	协助 VB12 的吸收
5 -羟色氨和组胺	嗜银细胞	自分泌调节
胃泌素	G 细胞	促进盐酸及蛋白酶的分泌

19.18　胃液分泌的分期。

头期（cephalic phase）对光、味觉、嗅觉、甚至某些念头的反应，都会使迷走神经的副交感纤维兴奋，引起胃液的分泌，分泌量约 50～150ml。

胃期（gastric phase）食物入胃，胃壁扩张，同时食物中蛋白质的分解产物，均可刺激胃泌素的分泌（见表 19.4）。

肠期（intestinal phase）食糜进入十二指肠可刺激胃泌素的分泌，并可引起少量胃液分泌。

呕吐是通过食管、咽、口腔使胃排空的一种反射活动。这是避免有毒物质或刺激性物质进入下消化道的一种保护性反应。消化道内的刺激，特别是十二指肠内的刺激，可以激活延髓内的**呕吐中枢**，正如令人作呕的气味或场景、晕动病、或机体的应激状态等同样可激活此中枢一样。某些药物，如催吐药，也可诱发呕吐反射。

消化性溃疡是指胃（胃溃疡）或十二指肠（十二指肠溃疡）黏膜因盐酸的作用而导致的黏膜损伤。因胃酸的过度分泌，破坏了十二指肠黏膜的保护性屏障，便形成了十二指肠溃疡。而胃溃疡则不是因胃酸的过度分泌，而是胃黏膜的自我消化机制导致黏膜的屏障保护作用被削弱的结果。消化道内的幽门菌 H 可能与黏膜的屏障作用减弱有关。实际上，某些抗菌素的应用表明，有助于胃溃疡的治疗。

19.19 比较胃食管括约肌和幽门括约肌活动的不同。

胃食管括约肌（gastroesophageal sphincter）（食管下括约肌），位于食管与胃结合处。为环形肌的特殊部分，可限制入胃的食物与液体再反流回食管。但它并不是真正的括约肌，因为在呕吐反射时，其仍可开放，允许反流的液体进入食管，进而入口腔。

位于胃终端的**幽门括约肌**（pyloric sphincter）也是环形肌的特殊部分，幽门括约肌可调节食糜进入十二指肠的速度。总体上，它可以抑制食糜返流入胃，但是长期过度用力呕吐，也可使其开放，使得胆汁返流至胃内。

目的 G 小肠分区及食物的吸收过程。

小肠（small intestine）为胃与大肠间的消化管（图 19.9）。约 3 米（10 英尺）长，2.5 厘米（1 英寸）宽，但在尸体标本上，由于肠壁的松弛，此长度需测量两次。除第一部分外，小肠均有**肠系膜**支持。根据其组织结构及功能，小肠可分为十二指肠、空肠和回肠。小肠接纳来自胃的食糜，来自肝和胰腺的胆汁及胰液。食糜在小肠内分解，营养物质被吸收，余下的未被消化的物质则运送至大肠。

19.20 如何识别小肠的三部分？

十二指肠（duodenum）呈"C"形，由胃的幽门括约肌延伸至**十二指肠空肠曲**（duodenojejunal flexure），全长约 25 厘米（10 英寸）。（图 19.10）。肝脏分泌的胆汁及胆囊内的胆汁，经胆总管；胰腺分泌的胰液经胰管排出，均排入十二指肠。十二指肠的黏膜下层内含有能分泌黏液的**十二指肠腺**（duodenal gland）（布伦内氏腺）。

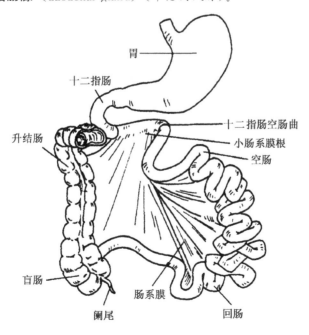

图 19.9 小肠。

空肠（jejunum）由十二指肠延伸至回肠，长约 1 米（3 英尺）其特点为在黏膜及黏膜下层有粗大的皱褶，称**环形皱襞**（plicae circulares）（见问题 19.21 和图 19.9）。

回肠（ileum）长约 2 米（6 英尺），在**回盲瓣**（ileocecal valve）处与盲肠结合。**回肠内集合淋巴结**（mesenteric lymph node）（派伊尔氏集合淋巴结）十分丰富（见图 17.3）。

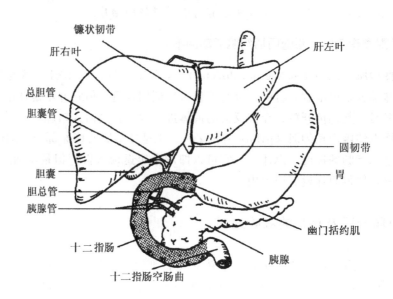

图 19.10　十二指肠及其相关结构。

19.21　小肠内（图 19.9）哪些结构有利于其吸收？

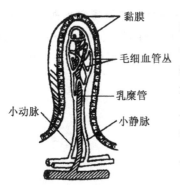

图 19.11　小肠绒毛。

环形皱襞（plicae circulare）（见图 19.9）增加了小肠的吸收面积。这些皱襞表面有大量的指状突起，称**小肠绒毛**（villi）。每个绒毛（图 19.11）由毛细血管网、平滑肌及一种特殊的淋巴管**乳糜管**（lacteal）构成。在小肠绒毛的游离缘有更微小的突起**微绒毛**（microvilli），食物分子经微绒毛进入小肠绒毛内的小血管，完成吸收功能。绒毛的基底部有**肠腺**（intestinal gland）（又称利贝昆氏腺），可分泌消化酶。

19.22　小肠的运动。

小肠壁肌层的环形肌和纵行肌的收缩可产生三种典型的运动。

分节运动（rythmic segmentation）：含食糜区域的搅拌运动，频率约 12～16 次/分钟。此运动使食糜与消化液混和，并与小肠绒毛充分接触。

钟摆样运动（pendular movement）：不规则的收缩运动。表现为首先朝一个方向的波浪样运动，之后反向返回。此运动使食糜与消化液进一步混和。

蠕动（peristalse）：平滑肌的节律性局部收缩，频率约 15～18 次/分钟。此运动推动食糜在小肠内行进。

19.23　肠腺分泌的消化酶及其作用。

见表 19.5。

表 19.5　肠内消化酶及其作用

酶	作　用
蛋白酶	将蛋白转化为氨基酸
蔗糖酶（麦芽糖酶和乳糖酶）	将二糖转化为单糖
脂肪酶	将脂肪转化为脂肪酸和甘油
淀粉酶	将淀粉和糖原转化为二糖
核酸酶	将核酸转化为核苷酸
肠激酶	激活胰腺分泌的胰蛋白酶

目的 H　大肠的结构及功能。

　　大肠（large intestine）为从（与小肠结合处的）回盲瓣至肛门间的消化管。（图 19.12）全长约 1.5 米（5 英尺），直径约 6.5 厘米（2.5 英寸）。大肠从结构上可以分为盲肠、结肠、直肠和肛管四部分。除了吸收水分、电解质及少量维生素 K 外，大肠几乎没有吸收功能。其主要功能为形成、暂时储存及排出粪便。

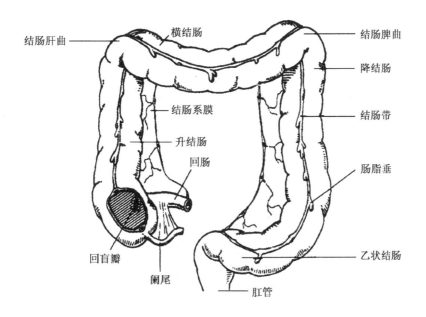

图 19.12　大肠。

19.24　盲肠。

　　盲肠（cecum）（图 19.12），似一个膨大的囊，为大肠的起始部。通过**回盲瓣**（ileocecal valve）接纳来自回肠的食糜。回盲瓣为大肠与小肠结合处的黏膜皱襞，可防止食糜的返流。

19.25　阑尾有消化作用吗？

　　无。**阑尾**（appendix）长约 8 厘米（3 英寸），指状，附于盲肠内下缘（图 19.12）。其淋巴组织丰富，有抗感染作用。

19.26　结肠分为哪四部？

结肠（colon）包括升结肠、横结肠、降结肠和乙状结肠四部（图 19.12）。**升结肠**（ascendingcolon）由盲肠处上升至肝脏水平，急转向左，形成**结肠肝曲**（hepatic flexure）（结肠右曲），在向左横跨腹腔上部形成**横结肠**（transverse colon）。横结肠行至腹腔左侧，成直角急转向下，此处称结肠脾曲（splenic flexure）（结肠左曲），为**降结肠**（descending colon）的起始部。在盆腔，降结肠转向内侧，形成 S 形弯曲，称**乙状结肠**（sigmoid colon）。

19.27　大肠的终端部分。

大肠终端部分为**直肠**（rectum），约 20 厘米（7.5 英寸），其最末端的 2～3 厘米区域称为**肛管**（anal canal）（图 19.13）。肛管内的黏膜皱襞称肛柱，排便时可以扩张。**肛门**（anus）为肛管末端的开口。肛门周围有平滑肌构成的肛门内括约肌和骨骼肌构成的肛门外括约肌。

结肠炎为结肠黏膜层的溃疡，以降结肠和乙状结肠多发。症状主要有腹泻（黏液血便）、食欲减退、恶心、腹痛等。病因主要包括分支杆菌、病毒感染或对奶制品过敏等。治疗方法包括禁食奶制品、坚果类和某些水果，以及使用抗炎药物等。严重的结肠炎需手术治疗。

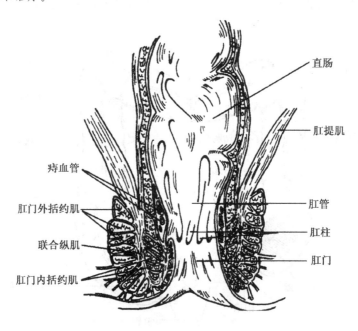

图 19.13　肛管。

19.28　大肠壁的结构。

大肠的黏膜层及黏膜下层均缺少皱襞，但有**结肠袋**（haustra）（图 19.12）。肠壁肌层有纵行的平滑肌，称**结肠带**（taeniae coli）。在结肠外膜，附于结肠带上的含大量脂肪的袋状结构，为**肠脂垂**（epiploic appendage）。

19.29　大肠与小肠的运动是否相同？

结肠只有蠕动与小肠相似，尽管其速度通常更缓慢（3～12 次/分钟）。结肠袋的搅拌运动是由于肠壁的扩张刺激结肠袋收缩的结果。集团运动（每日 2～3 次，常发生于餐后）是由于结肠带的收缩引起的一种运动，可推动肠内容物快速大量的移动。

19.30　交感及副交感神经兴奋时，消化系统分别作何反应？

副交感神经兴奋时，消化活动通常增加；特别是腺体的分泌及平滑肌的自主运动增强。交感神经兴奋则抑制消化活动。正因为如此，长期过度的紧张状态（交感神经兴奋）将导致消化功能失调。

长期的腹泻必须引起足够重视，特别是老人和小孩。脱水及电解质严重缺失是最早出现的症状。霍乱的爆发常伴有致命的腹泻。霍乱毒素可刺激消化道内液体及电解质（钠、氯、碳酸氢盐）的大量分泌。这些体内重要物质的大量丢失，将破坏机体内环境的稳定，在几小时或几天内导致患者死亡。霍乱病人的治疗包括补充盐分及糖。

目的 I　肝、胆的位置、结构与功能。

肝呈棕红色，位于膈下方，腹上部，右季肋区，成人肝重约 1.7kg。肝为最大的内脏器官。**镰状韧带**（falciform ligament）将肝分为**左右两叶**（the right lobe and the left lobe）（图 19.14）。**尾叶**（caudate lobe）与**下腔静脉**相邻，**方叶**（quadrate lobe）位于肝左叶与**胆囊**（gallbladder）之间。**肝门**（porta of the liver）为肝下面的凹陷处，为肝动脉、肝门静脉、淋巴管、神经及**肝管**（hepatic duct）出入肝的部位。

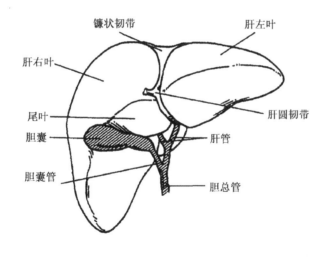

图 19.14　肝与胆囊。

肝圆韧带连于镰状韧带与脐之间（图 19.14）。肝圆韧带为胚胎期，胎儿脐静脉闭锁的遗迹。胚胎期，脐静脉从胎盘转运含氧丰富的血液供应胎儿。出生后，脐静脉闭锁成为肝的圆韧带。

19.31　肝小叶。

肝小叶（liver lobule）由**肝板**（hepatic plate）构成，后者有 1～2 个肝细胞厚。**肝细胞**（hepatocyte）为构成肝板的主要细胞。肝板通过大的血管腔隙**肝血窦**（sinusoid）彼此分开。吞噬细胞**枯否氏细胞**（Kupffer cell）衬于肝血窦壁上。

肝小叶中央为**中央静脉**（central vein），其周围为肝静脉的属支及肝动脉的分支。这些血管均开口于肝血窦。由于肝小叶的肝板结构，每个肝细胞均可直接与血液接触。

胆汁由肝细胞产生，并分泌进入肝板内的**胆小管**（bile canaliculi）内。胆汁向肝板周围的**胆管**（bile duct）排放，并最终进入**肝管**（hepatic duct）而离开肝脏。因为胆汁是由肝板向四周走行，而肝内血液则与之反向，是由肝血窦流向中央静脉，所以胆汁与血液在肝小叶内并不混合。

19.32　肝有哪些功能?

肝小叶为肝脏的功能性结构。主要功能包括维生素和糖原的合成、贮存与释放；血浆蛋白的合成；破损的红细胞、白细胞及某些细菌的吞噬；有毒化合物的清除；生成胆汁等。

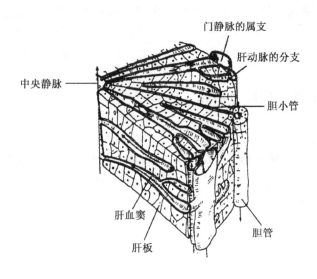

图 19.15　肝小叶。

19.33　肝脏的双重血供意味着什么?

肝动脉将含氧丰富的动脉血运送至肝脏，而肝门静脉（见图 16.5）则从腹腔脏器将含大量营养成分（来自食物）的静脉血运送至肝。动静脉血在肝血窦内混合，在此，氧、营养成分及有毒物质被肝细胞处理。当机体其他细胞需要时，营养成分可经肝静脉汇入下腔静脉，返回静脉系统。

19.34　胆囊的结构及胆汁的功能。

胆囊（gallbladder）为一囊袋状器官，附着于肝脏下面（见图 19.14）。胆囊内壁的黏膜形成皱襞，与胃相似。胆囊容积约 35～50ml。胆囊功能为贮存及浓缩胆汁。胆汁由肝细胞不断产生，并经肝管及胆总管排入十二指肠。空腹时，**肝胰壶腹括约肌**（sphicter of ampulla）（奥蒂氏括约肌）收缩，胆汁经**胆囊管**（cystic duct）入胆囊贮存。进食后，食物由胃进入十二指肠，在缩胆囊素（见表 13.4）的影响下，肝胰壶腹括约肌舒张，胆汁进入小肠与食糜混合。

胆汁的消化作用主要是对中性脂肪的乳化作用及协助脂肪酸、胆固醇和某些维生素的吸收。脂肪酸被小肠绒毛（见图 19.11）的乳糜管吸收进入淋巴系统。

黄疸是指血中游离或结合型胆红素浓度过高，呈现的皮肤、黏膜和巩膜的黄染现象。黄疸为许多疾病的共有症状，主要有肝脏疾病（如肝炎）、胆管阻塞（胆结石导致）及某些类型的贫血等。既然游离胆红素来自于血红素，因此红细胞大量破坏所致的血红素异常增高可发生黄疸。新生儿出现的黄疸一般属正常。但在某些情况下，也许预示着肝脏或骨髓疾病。

目的 J 胰腺的消化作用。

   胰腺（pancreas）（图 19.16）水平位于腹后壁，紧邻胃大弯。胰腺中有关胰岛的内分泌功能，已在问题 13.27 中讨论；其外分泌功能（本章所涉及的）将在问题 19.35 和 19.36 中探讨。

胰腺长约 12.5 厘米（6 英寸）。其**头部**（head）膨大，被 C 形十二指肠所包绕；中央为**体部**（body）；尖细的为**尾部**（tail），延伸至脾门。胰液由腺泡细胞产生，经**胰腺管**（pancreatic duct）排入**十二指肠大乳头**（duodenal papilla）。

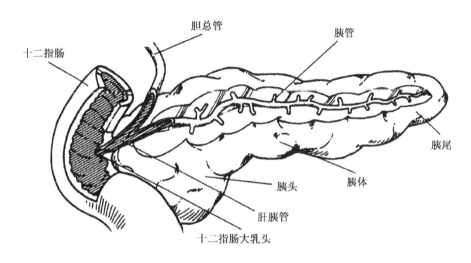

图 19.16 胰腺。

19.35 胰液中包含哪些消化酶？

除淀粉酶、脂肪酶和核酸酶外（见表 19.5），胰液中还包含三种蛋白酶：胰蛋白酶、凝乳蛋白酶、羟基肽酶，它们可使蛋白降解为氨基酸。

19.36 胰外分泌功能的调节。

十二指肠分泌的促胰液素（见表 13.5），可促进含高浓度碳酸氢根离子和少量消化酶的胰液分泌。小肠分泌的缩胆囊素则可促进富含消化酶的胰液释放。

临床关键词

神经性厌食（anorexia nervosa） 以不能或拒绝进食而导致体重极度下降为特点的一种心理性疾病。

阑尾炎（appendicitis） 阑尾的炎症，阑尾易于感染。阑尾炎为临床最常见的外科急腹症。

过食（bulimia） 一种自身无法控制的过度进食症状，常伴有用力呕吐及过量使用泻药。

胆石病（cholelithiasis） 胆石存在或形成，胆石切除术是常用的去除胆囊结石的方法。

肝硬化（cirrhosis） 正常肝细胞被结缔组织所取代，而引起的肝血窦阻塞。肝炎、酒精及营养不良均可引起肝硬化。

结肠造口术（colostomy） 在腹前壁制造一个人工的排泄口。结肠被切下并移至皮肤表面。如果直肠因癌变而切除，该口将作为永久的粪便排泄口。

便秘（constipation）　粪便在肠内停留时间过长的情况；排便过少或排便困难。

胆囊纤维化（cystic fibrosis）　一种遗传性疾病，特别是在胰腺更多见。胰腺的分泌物过于黏稠，难以排出，导致管道阻塞，引起感染，进而刺激结缔组织形成，阻塞排泄管道。

龋齿（dental caries）　由于牙釉质及牙本质的渐进性分解导致的牙齿腐蚀破坏。龋齿可因某些细菌引起，或不正当的饮食，不良的口腔卫生或牙齿过挤、不整齐等引起。

腹泻（diarrhea）　反复排稀便或不成形便。病因很多，包括体质或精神因素、不洁饮食、许多疾病及肠道寄生虫或细菌等。

憩室炎（diverticulitis）　憩室（结肠侧壁的异常囊袋状结构）的炎症。

肠炎（enteritis）　小肠黏膜的炎症，通常称为"肠流感"。症状主要有肠痉挛性疼痛、恶心及腹泻等。可因病毒或某些食物引起。

胃溃疡（gastric ulcer）　胃黏膜的开放性损伤。某些食物及药物、酒精、咖啡、阿司匹林及因精神过度紧张导致的迷走神经过度兴奋，均与胃溃疡的形成有关。

牙龈炎（gingivitis）　牙龈的炎症。病因可为不良的卫生，义齿位置不当，不良的饮食或全身的感染等。

口臭（halitosis）　呼吸时讨厌的气味。可能由于龋齿、某些疾病，进食某些食物或吸烟等所引起。

痔疮（hemorrhoid）　直肠和肛门区的静脉曲张。

肝炎（hepatitis）　肝脏的炎症，常由病毒引起，但也可由原虫、细菌或吸收的某些毒性物质导致。

流行性腮腺炎（mumps）　一种具传染性的病毒导致的腮腺和其他唾液腺的炎症。成年男性的腮腺炎应引起特别重视，因其可引起睾丸炎症，并可能导致不育。

牙周疾病（periodontal disease）　为一集合名词，指所有的牙龈、牙槽及相关结构的退行性变的情况。

腹膜炎（peritonitis）　腹膜的炎症。

消化性溃疡（peptic ulcers）　消化道黏膜某些区域因直接暴露于胃液下而形成的火山口样的缺损。

溢脓（pyorrhea）　脓液在牙齿基底部牙龈线处排出。

战壕口炎（trench mouth）　是一种具传染性的细菌感染性疾病，可引起口底炎症、溃疡或肿胀。通常是由于与感染者接吻，而直接接触所感染。可用青霉素或其他药物治疗。

复 习 题

选择题

1. 如果在小肠做一切口以解除梗阻，必须先切开肠壁的（　　）层？　（a）肌层　（b）黏膜层　（c）黏膜下层　（d）外膜

2. 结肠肝曲介于（　　）之间。　（a）横结肠和降结肠　（b）盲肠和升结肠　（c）升结肠和横结肠　（d）降结肠和直肠　（e）降结肠和乙状结肠

3. 总胆管被结石阻塞，最可能影响（　　）的消化。　（a）碳水化合物　（b）脂肪　（c）蛋白质　（d）核酸　（e）以上都不是

4. 胆结石形成称为（　　）。　（a）黄疸　（b）肝硬化　（c）肝炎　（d）胆石病

5. 下面（　　）不是唾液的功能。　（a）消化蛋白质　（b）清洁牙齿　（c）润滑咽部　（d）协助形成食团

6. 以蠕动方式运送食物发生在（　　）。　（a）只在胃和小肠　（b）只在肠内　（c）只在胃和肠内　（d）从咽至肛管

7. 累及环形皱襞和小肠绒毛的消化道肿瘤，将影响（　　）。　（a）吞咽　（b）吸收

(c) 蠕动　(d) 排便　(e) 乳化作用

8. 大网膜不参与（　　）。　(a) 分泌酶　(b) 支持和缓冲腹腔脏器　(c) 贮存脂肪　(d) 限制炎症的扩散

9. 大多数酶均具有消化蛋白质功能的是（　　）。　(a) 胰腺分泌的　(b) 盐酸激活的　(c) 位于胃内　(d) 以无活性形式分泌　(e) 由肠激活酶激活

10. 小肠的末段称（　　）。　(a) 回肠　(b) 盲肠　(c) 十二指肠　(d) 空肠　(e) 结肠

11. 大肠缺少（　　）。　(a) 杯状细胞　(b) 肠脂垂　(c) 环形皱襞　(d) 结肠袋

12. 下面（　　）不是主要的胃肠激素。　(a) 肾上腺素　(b) 肠促胰液素　(c) 胃泌素缩　(d) 胆囊素

13. 恒牙共有（　　）颗。　(a) 20　(b) 30　(c) 32　(d) 24

14. 适于切碎食物的牙齿为（　　）。　(a) 前磨牙　(b) 尖牙　(c) 切牙　(d) 磨牙

15. 胃切除术后的病人可能发生（　　）。　(a) 肝硬化　(b) 恶性贫血　(c) 胃溃疡　(d) 不能消化脂肪　(e) 不能消化蛋白

16. 唾液淀粉酶可以消化（　　）。　(a) 脂类　(b) 蛋白　(c) 碳水化合物　(d) 脂肪

17. 胰液中的蛋白水解酶是（　　）。　(a) 胰蛋白酶　(b) 酶原　(c) 胃蛋白酶　(d) 淀粉酶　(e) 核酸酶

18. 肠促胰液素可以（　　）。　(a) 促进胰液释放　(b) 将胰蛋白酶原转换为胰蛋白酶　(c) 激活胰凝乳蛋白酶　(d) 抑制胰脂酶的活性

19. 下面（　　）导管与消化系统无关。　(a) 胆囊管　(b) 腮腺管　(c) 胰腺管　(d) 肝管　(e) 泪管

20. 胃腺壁细胞功能失调将导致（　　）两种物质生成减少。　(a) 黏液　(b) 胃蛋白酶原　(c) 胃蛋白酶　(d) 盐酸　(e) 内因子

21. 在胃食管括约肌处，与食管相连的部位，为胃的（　　）。　(a) 胃底　(b) 贲门　(c) 幽门　(d) 胃体　(e) 胃小弯

22. 下列关于肝板的叙述错误的是（　　）。　(a) 每层肝板由 1～2 层肝细胞组成　(b) 为肝脏的功能单位　(c) 肝血窦将相邻两肝板分开　(d) 动脉血与门静脉血在肝血窦内混合　(e) 胆汁流经肝血窦

23. 小肠通过（　　）固定于后腹壁。　(a) 肠系膜　(b) 镰状韧带　(c) 大网膜　(d) 小网膜　(e) 脏腹膜

24. 位于耳廓前下方的唾液腺为（　　）。　(a) 颊腺　(b) 腮腺　(c) 下颌下腺　(d) 舌下腺

25. 悬雍垂为（　　）。　(a) 喉口处的结构　(b) 伸入小肠腔内　(c) 软腭的肌性伸展部分　(d) 口腔内的扁桃体　(e) 回盲瓣的一瓣

判断正误

_____**1.** 消化系统的主要功能是准备细胞可利用的食物。

_____**2.** 消化道由交感和副交感神经双重支配。

_____**3.** 副交感神经兴奋使蠕动减弱。

_____**4.** 舌由平滑肌组成，表面被覆黏膜上皮。

_____**5.** 黄疸是一种肝脏疾病。

_____**6.** 胰液由胰腺的腺泡细胞分泌。

_____**7.** 镰状韧带将肝与膈相连。

_____**8.** 内因子对于小肠内氨基酸的正常吸收是必不可少的。

_____9. 脾为消化系统的附属器官。

_____10. 吞咽是指在胆汁作用下，脂肪球分解为小脂滴的过程。

_____11. 腹膜由单层扁平上皮构成。

_____12. 肠嵴是小肠内的黏膜折叠而成，大大增加了吸收面积。

_____13. 悬雍垂上升，可防止食物或液体进入气管。

_____14. 肠系膜为支持肝脏的双层腹膜。

_____15. 肝硬化为肝脏的慢性疾病，正常肝细胞被纤维组织所取代。

填空题

1. 位于腹腔壁及腹内脏器表面的浆液性膜为_____。

2. 支持大肠的肠系膜的特殊部分称为_____。

3. 胃内的食物和液体转化为一种糊状物称为_____。

4. _____是指牙齿分化为各具不同功能的过程。

5. 小肠通过_____内的毛细血管，将营养物质和液体吸收入循环系统。

6. _____内含有乳糜管，可吸收脂肪及淋巴进入淋巴系统。

7. 下消化道内的自主神经支配来自黏膜肌层内的_____丛和肌层内的_____丛。

8. _____韧带将牙骨质附于牙槽上。

9. 肝小叶内的肝板通过_____间隙彼此分隔，此间隙为血流通道。

10. 来自十二指肠的_____可促进胰液的分泌。

填图题 标出右图中数字所示结构的名称。

1. _____

2. _____

3. _____

4. _____

5. _____

6. _____

匹配题 将消化系统的化合物与其功能相匹配

_____1. 胃泌素 　　　　　（a）乳化脂肪

_____2. 胆汁 　　　　　（b）将蛋白酶原转化为蛋白酶

_____3. 肽酶 　　　　　（c）将蛋白转化为氨基酸

_____4. 蔗糖酶 　　　　　（d）促进盐酸及蛋白酶的分泌

_____5. 核酸酶 　　　　　（e）将脂肪转化为甘油和脂肪酸

_____6. 盐酸 　　　　　（f）将双糖转化为单糖

_____7. 淀粉酶 　　　　　（g）活化胰腺分泌的胰蛋白酶

_____8. 肠激活酶 　　　　　（h）将核酸转化为核甙酸

_____9. 脂酶 　　　　　（i）将淀粉和糖原转化为双糖

答 案

选择题

1．（d）消化管壁的四层结构由外向内分别为外膜、肌层、黏膜下层和黏膜层。黏膜构成消化管腔内壁。

2．（c）升结肠向上至肝脏水平急转向左，形成结肠肝曲（右曲）。

3．（b）胆汁通过胆总管进入十二指肠，胆汁对脂肪具有乳化作用（将大的脂滴转化为小的脂粒），并可促进脂肪酸、胆固醇及某些维生素的吸收。

4．（d）65 岁以上的美国人中约 20％发生胆结石。去除胆石的过程称为胆石切除术。

5．（a）唾液淀粉酶可消化碳水化合物。

6．（d）消化道全长均可通过蠕动运送食物。

7．（b）环形皱襞、绒毛、微绒毛为小肠的结构特点，增大了小肠的吸收面积。

8．（a）大网膜形成围裙样结构，覆盖于肠表面，尽管它不能分泌酶，但它可储存脂肪、缓冲腹内脏器、支持淋巴结、限制炎症的扩散。

9．（d）大多数蛋白酶均以非活性形式分泌的，需经盐酸的激活。

10．（a）回肠为小肠末段，位于空肠和回盲瓣之间。

11．（c）环形皱襞增加了小肠的吸收面积。

12．（a）肾上腺素是由肾上腺髓质在交感神经兴奋时分泌的。

13．（c）人类包括乳牙 20 颗，恒牙 32 颗。

14．（c）凿形的切牙，上下各 4 颗，适于切断食物，如咬苹果时。

15．（b）胃切除，使得分泌内因子的壁细胞缺失。内因子为肠内 VB_{12} 吸收的必需因素。VB_{12} 为红细胞生成时所必须。内因子缺乏，导致恶性贫血。

16．（c）唾液中的淀粉酶可消化碳水化合物。

17．（a）胰液中含有胰蛋白酶和另外两种肽酶——凝乳蛋白酶和羟基肽酶。

18．（a）肠促胰液素可促进含碳酸氢根离子丰富的胰液分泌。

19．（e）泪管将泪液排至眼表面。

20．（d）胃壁细胞分泌盐酸及内因子。

21．（b）贲门为胃上端的狭窄部，位于胃食管（食管下或贲门）括约肌下方。

22．（e）胆汁经肝板内的胆小管进入胆管。

23．（a）肠系膜为双层腹膜，可支持肠管。

24．（b）腮腺为三对大唾液腺中最大的，位于耳廓前方，咬肌表面。

25．（c）悬雍垂为软腭后部中央下垂的结构，吞咽时上升封闭鼻咽部。

判断对错

1．正确

2．正确

3．错误；副交感神经兴奋时蠕动增强。

4．错误；舌由骨骼肌构成。

5．错误；黄疸为体液或组织中胆红素过多导致的一种异常症状，许多疾病均可出现（如肝病、红细胞过度破坏、胆管阻塞等）。

6．正确

7．正确

8．错误；内因子对于 VB_{12} 的吸收是必须的。

9．错误；脾由淋巴组织构成，属淋巴器官。

10. 错误；乳化作用是使脂肪球转化为小的脂滴。

11. 正确

12. 错误；小肠内的皱襞称为环形皱襞。

13. 错误；悬雍垂上升，可防止食物及液体进入鼻咽部。

14. 错误；肠系膜支持下消化道。

15. 正确

填空题

1. 腹膜	**2.** 结肠系膜
3. 食糜	**4.** 牙异形
5. 黏膜	**6.** 绒毛
7. 黏膜下，肌间	**8.** 牙周
9. 肝血窦	**10.** 促胰液素

填图题

1. 贲门	**2.** 胃底
3. 胃大弯	**4.** 胃黏膜皱襞
5. 幽门	**6.** 幽门括约肌

匹配题

1.（d）	**2.**（a）
3.（c）	**4.**（f）
5.（h）	**6.**（b）
7.（i）	**8.**（g）
9.（e）	

（常丽荣　高秀来　译）

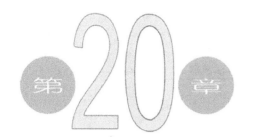

代谢、营养物质与体温调节

目的 A 定义代谢和营养物质的概念。

食物首先被消化，继而被吸收，最终被代谢。**代谢**（metabolism）是指体内所有的化学反应。代谢有两个方面：**分解代谢**，即分解过程（例如糖酵解过程中，糖被分解并产生能量），和**合成代谢**，即合成过程（例如蛋白质的生物合成，在此过程中氨基酸相互结合成蛋白质）。从能量方面来讲，代谢也可被认为是分解代谢和合成代谢的平衡，分解代谢提供能量（储存于 ATP 中），而合成代谢需要能量。

20.1 什么是营养物质？

食物中进入代谢过程的化学物质属于营养物质。营养物质可分为**糖**（carbohydrate）、**脂质**（lipid）（脂肪）、**蛋白质**（protein）、**维生素**（vitamin）、**无机盐**（mineral）和**水**（water）六大类。

体内所有的反应过程，无论是提供能量还是需要能量均可归为代谢过程。体内所有的代谢反应，不论是合成反应还是分解反应，均需要酶来催化。虽然在这些代谢过程中使用酶的数量多得无法估计，但是，有时这些酶中甚至是一种酶的缺乏或是功能不全都不能维持稳态。

目的 B 描述糖代谢的主要反应。

在普通人的日常饮食中含有大量的多糖和双糖。在消化时，这些分子被分解为单糖葡萄糖、果糖和半乳糖。经过数个生化反应，肝脏可进一步将果糖和半乳糖转变为葡萄糖。因此，进入机体的所有糖类物质最终都被分解为葡萄糖。葡萄糖有氧代谢方程如下：

$$C_6H_{12}O_6 + 6O_2 \longrightarrow 6CO_2 + H_2O + 能量（36 或 38ATP）$$
葡萄糖　　氧　　二氧化碳　　水　　　　三磷酸腺苷

葡萄糖是体内产生能量分子（ATP）的大分子物质。按照图 20.1 所示的途径，一分子葡萄糖可产生 36 或 38 分子的 ATP。

20.2 无氧条件下的糖酵解将会如何？

无氧时，机体会发生无氧糖代谢（糖酵解）以满足机体对能量的需要。无氧糖代谢的方程是：

$$C_6H_{12}O_6 \longrightarrow 2C_3H_3O_3 或 C_3H_6O_3 + 能量（2ATP）$$
葡萄糖　　　丙酮酸　　乳酸　　　　三磷酸腺苷

糖酵解反应的速度比有氧途径快，但每分子的葡萄糖只能提供 2 分子 ATP，而且会产生乳酸这个副产品。乳酸可引起早期的疲劳，甚至是组织损伤，这就是乏氧运动（例如疾跑和举重）只能在短时间内不间断进行的原因。

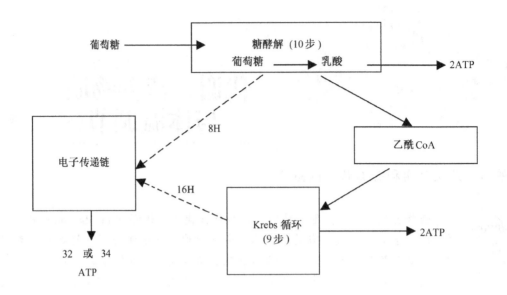

图 20.1 产生 ATP 的有氧代谢。

20.3 葡萄糖能自由进出体细胞吗?

不能。胰岛素是葡萄糖快速进入大多数体细胞所必须的。葡萄糖一进入细胞，就与磷酸化合物结合，这种磷酸化的作用是捕捉细胞内的葡萄糖分子。体内只有几种细胞（肝、肾小管、小肠上皮）具有磷酸酶，它可转移磷酸化合物，使葡萄糖分子移出细胞。

20.4 糖代谢过程中氧的作用是什么?

在产生 ATP 的有氧代谢过程中，氧的主要作用是在电子传递链的最后一步中接受电子。一个氧原子或半个氧分子（$1/2\ O_2$）接受两个电子，再与氢结合生成水。如果缺氧不能接受电子，氧化磷酸化就不能进行，细胞则依赖无氧代谢产生 ATP。通过 Krebs 循环和电子传递链完成的葡萄糖分解必须在有氧的条件下才能进行。但是糖酵解可以在无氧条件下进行（例如在剧烈运动时）。

20.5 葡萄糖的分解发生在细胞的什么部位?

糖酵解的十个步骤是在胞浆中进行的，每一步需用不同的酶催化。（见问题 3.5）。Krebs 循环（需 9 步，八种酶，也称作柠檬酸循环或三羧酸循环）和氧化-还原反应的电子传递链都在线粒体中进行。

20.6 葡萄糖代谢过程中释放的能量全都用于产生 ATP 吗?

不是。代谢释放的一半以下（大约 40%）能量被 ATP 捕获；其余部分作为热能散发。

20.7 进入体细胞的葡萄糖全都立即分解产生能量和热量吗?

不是。根据机体对能量的需求，进入细胞的一部分多余的葡萄糖分子相互结合形成糖链，我们称之为糖原。胰岛素促进葡萄糖向糖原转化（糖原合成）（见第 13 章，目的 J）。当机体需要能量时，储存在肝细胞和肌细胞的糖原就分解成葡萄糖并释放入血。胰高血糖素（见 13 章，目的 J）以及肾上腺素和去甲肾上腺素促进糖原合成的逆反应，即糖原分解。（见表 13.3）。

肌糖原的高效补充或碳负荷是指进食含糖丰富的饮食以使肌糖原达最高水平。有了最高水平的糖原储备，运动员可以提高耐力。碳负荷的经典方法是（1）剧烈运动耗尽糖原储备；（2）进食高蛋白和高脂肪，但低糖的饮食 3 天；（3）再次运动；（4）进食含糖 90% 的食物；（5）运动。经过这种饮食与运动相结合的方法，使机体在其糖原储备消耗到一定程度，即当它补充时，可以在更高的水平上储备糖原。

20.8　非糖类物质可转化为葡萄糖吗？

可以。蛋白质和脂质均可转化为葡萄糖；这个过程称为糖异生。有五种激素可促进糖异生（复习第十三章），这些激素是：皮质醇、甲状腺激素、胰高血糖素、生长激素和肾上腺素（或去甲肾上腺素）。

目的 C　描述脂质代谢的主要反应。

脂质（lipid）（主要是脂肪）是仅次于糖的合成 ATP 的第二大来源。当体内糖水平低时，脂肪的利用就增加。脂肪还参与很多细胞结构（例如细胞膜）的构建，而脂类中的胆固醇还是性激素、肾上腺皮质激素和胆盐合成的前体物质。图 20.2 用图解法说明了脂类代谢。

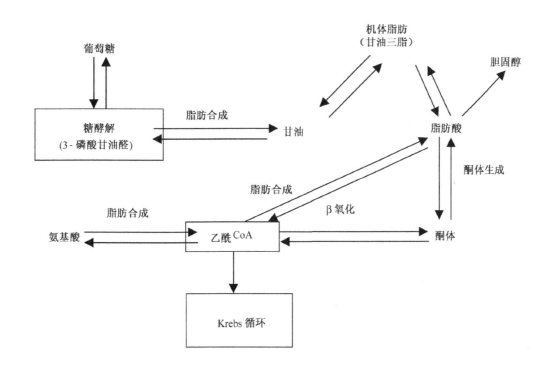

图 20.2　脂类代谢。

20.9　食物摄入总量，不论是糖、蛋白质还是脂肪，超过机体需求时，机体将发生什么变化？

多余部分（非脂肪部分）转化为脂肪并储存在脂肪组织中（脂肪细胞）。脂肪细胞位于皮下结缔组织及内脏、肠系膜和大网膜的深部支持组织中。在进入脂肪细胞之前，脂肪先被毛细血管内皮细胞内的脂肪酶水解成甘油和脂肪酸。进入脂肪细胞后，甘油和脂肪酸再合成脂肪（理论上来讲，是合成甘油三酯；见图 2.8）。

20.10 讨论 β 氧化和脂肪合成这两个相反的过程。

储存的甘油三酯可以分解产生能量或合成新的营养物质。当其分解时，甘油化合物可以转变为磷酸甘油醛（PGAL），进入糖酵解途径产生能量或合成葡萄糖。余下的脂肪酸化合物经过脂肪酸链的一步步分解，每条链的两个碳结构最终被分解转化为乙酰辅酶 A（乙酰 CoA）分子。这种脂肪酸分解转化为乙酰 CoA 的过程叫做 β 氧化。与此正相反，合成过程是将葡萄糖和氨基酸转化为脂类，这个过程被称为脂肪合成。

20.11 什么是酮体？它是怎样形成的？酮体过多将导致什么样的临床后果？

作为脂肪酸分解代谢的一个分支，肝脏可将 2 分子的乙酰 CoA 合成乙酰乙酸，它还可转化为 β 羟丁酸和丙酮。这三种物质合称为酮体。酮体在正常情况下再次分解为乙酰 CoA 并进入 Kres 循环。不论是对于高脂肪饮食后，或在饥饿或禁食期间的人，还是对于糖尿病人来说，机体依赖于脂肪而不是葡萄糖作为能量的主要来源，在这种情况下，酮体不再通过正常途径代谢，此时酮体生成过多产生酮症。严重或长期的酮症可导致酮症酸中毒（见问题 13.29）。

目的 D 描述蛋白质代谢的主要反应。

在糖和脂肪储备充足的情况下，机体几乎不利用蛋白质产生能量。**蛋白质**（protein）在细胞结构和功能中起重要作用。（见表 2.7）。图 20.3 用图解法说明了蛋白质代谢。

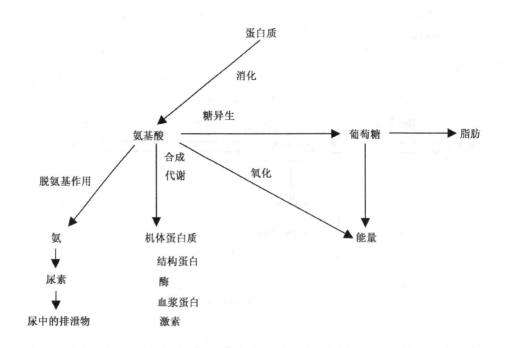

图 20.3 蛋白质代谢。

20.12　当其他能量来源不足时，蛋白质中的氨基酸也可用于提供能量。这是怎样发生的呢?

　　是通过 Krebs 循环发生的。依据氨基酸种类的不同，氨基酸既可通过转化为乙酰 CoA（见图 20.2）进入 Krebs 循环，也可通过循环中的其他步骤直接进入 Krebs 循环，继而产生 ATP 分子。最近的资料认为，在运动时，蛋白质可提供 5%～15% 的能量，这比以前认为只能提供 2% 的能量高一些。

20.13　什么是负氮平衡和正氮平衡?

　　负氮平衡：蛋白质分解超过蛋白质合成；一般在低蛋白饮食或饥饿状态时发生。正氮平衡：蛋白质合成超过蛋白质分解；一般发生在生长期、恢复期或是继采用合成的类固醇治疗之后。

目的 E　理解不同能量系统如何共同作用为机体提供能量。

　　代谢过程中，三大物质（糖、脂类和蛋白质）均可提供实现机体功能所需的能量。机体不断地利用这三种燃料来产生 ATP 分子或能量。机体活动的强度决定了哪种燃料提供能量的百分比最高。

20.14　讨论脂肪代谢和糖代谢的相互作用。

　　活动强度增加时，两种物质中糖为机体提供能量的比例较大。在活动强度较低时或同样的活动强度但持续时间较长时，脂肪作为能量来源的比例则较大。

20.15　每分子的糖、蛋白质和脂肪都含有同样多的能量吗?

　　不是。一分子的糖或蛋白质都含有 4 千卡（kcal）的能量。而一分子的脂肪含有 9kcal 的能量，比糖和蛋白质高 2 倍多。

　　许多超重的人已经开始减掉那些多余的脂肪。一个人要减掉脂肪，他或她不仅要减少总的热量摄入，还要进行低强度的有氧锻炼，这种锻炼消耗的能量将来源于脂肪储备而不是糖和蛋白质储备，而且随着活动时间的延长，脂肪代谢率增加。因此，长时间从事有氧锻炼有利于最大程度地增加脂肪代谢。

目的 F　复习代谢的激素调节。

　　见表 20.1

20.16　简要讨论糖尿病（见问题 13.30 和 13.31）对糖、蛋白质和脂类代谢的影响。

　　对糖代谢的影响（on carbohydrate metabolism）。对糖尿病病人来说，不仅糖进入组织的比率下降，而且葡萄糖由肝脏释放入血的比例增加，这些将导致细胞外葡萄糖过多，而细胞内糖匮乏。由于细胞内缺乏葡萄糖，那么能量需求只有靠大大提高脂肪和蛋白质分解的比率来满足。

　　对蛋白质代谢的影响（on protein metabolism）。组织摄取氨基酸的比率下降，蛋白质合成减少，而且加速蛋白质分解为 CO_2 和 H_2O 以及向糖的转化。

对脂类代谢的影响（on lipid metabolism）。降低葡萄糖向脂肪酸的转化（因为细胞内葡萄糖水平低），并且会由于脂类分解速率的增加加速脂类的分解代谢。血浆中游离脂肪酸的水平可成倍增高，乙酰 CoA 的合成相应地增多并最终导致酮体产生增多。

表 20.1　激素对代谢的影响

激　素	对代谢的影响
胰岛素	促进葡萄糖进入细胞；促进糖原合成；促进脂肪合成并抑制脂肪分解；促进氨基酸进入细胞；促进蛋白质合成
胰高血糖素和肾上腺素	促进糖原分解；促进糖异生；促进蛋白质合成
甲状腺激素	促进糖原分解；促进糖异生；促进脂肪分解
生长激素	促进氨基酸进入细胞；促进蛋白质合成；促进糖原分解；促进脂肪分解
皮质醇	促进糖异生；促进脂肪分解；促进蛋白质分解
睾丸激素	促进蛋白质合成

20.17　说明糖尿病酮症是如何导致酸中毒的？临床上将出现什么样的后果？

与各种酸一样，酮体也可解离出氢离子。因此糖尿病如不经治疗，血浆 pH 值下降（血浆偏酸），氢离子被分泌进入肾小管并随尿液排出。肾脏从血浆排出 H^+ 的能力过高时，排出 Na^+、K^+ 增多。其结果造成水和电解质丢失又将导致脱水、血容量减少（血液容积减少）、意识不清，并最终导致昏迷。

正常情况下，体内可检测到酮体，并且机体的许多器官利用酮体产生能量。然而，在禁食或糖尿病的情况下，由脂肪组织生成的游离脂肪酸增多，导致酮体大量生成。高浓度的酮体不仅会使呼气中带有水果气味，这是酸中毒的一种表现形式，还可导致昏迷甚至是死亡。因此，出现上述症状的禁食者必须进食，而糖尿病患者要接受胰岛素治疗，才能缓解。

目的 G　学习如何测定食物的能量含量并了解表达机体能量消耗的专业术语。

卡（calorie）。能量的基本单位是焦耳（J）；但对热量而言，常使用卡（cal）作为能量的基本单位，而

$$1cal=4.184\ J$$

营养学图表中的"卡"等于 1000cal，或 1kcal。

弹式测热法（bomb calorimeter）将食物样本放置在一个密闭隔热室内，其隔热层内充满了已知体积和温度的水，利用这种装置，可以测量可从食物样本中得到的能量。当食物被完全氧化时（燃烧），其所释放出的热量传递给水。通过水温升高的差值可计算出食物样本的热价。

直接测热法（direct calorimetry）将受试者放置在一个对体热散失敏感的室内，可以测量体内食物氧化所释放出的能量（原理同弹式测热法）。

间接测热法（indirect calorimetry）由呼吸系统吸入的氧在细胞氧化过程中消耗。因此，可以利用标准表将每分通气量（见问题 18.20）转化为产热率。

呼吸商（R.Q.）（respiratory quotient）即产生二氧化碳的量（在一定时间内）与耗氧量（在同一时间内）的比值。

代谢率（metabolic rate）机体代谢的总速率即代谢率既可由机体产热量来测定，也可由机体每分钟耗氧量来测定。基础代谢率（BMR）是指人在清醒、安静状态下的代谢率。测

定基础代谢率的试验通常在清晨未起床前进行，并要求受试者已禁食 12 小时，睡眠 8 小时。

20.18 如果一个人的R.Q.为0.72,那么此人利用哪种营养物质产生能量？

此人利用脂肪来产生能量。从代谢反应式来看，糖（严格地来讲是葡萄糖）的 R.Q.是
$6/6＝1$。

$$C_6H_{12}O_6＋6O_2 \longrightarrow 6CO_2＋6H_2O$$

其系数既可以是摩尔数也可以是升数。蛋白质的R.Q.是 0.80，因为蛋白质的氧含量比
糖少，在燃烧时需消耗更多的氧。脂肪的R.Q.是 0.70，因为脂肪的氧含量更少。

20.19 影响代谢率的因素是什么？

体表面积增大，体温升高，活动加强，甲状腺激素水平增高以及交感神经兴奋均可以提
高代谢率。男子的代谢率比女子的高 10％，代谢率还随年龄增长而降低。

目的 H 明确重要的维生素和无机盐以及它们的来源、作用和缺乏时的症状。

表 20.2 和表 20.3 总结了机体功能所必须的重要的维生素和无机盐。

表 20.2 重要的维生素

维生素	食物来源	主要功能	缺乏综合征
维生素 A（视黄醇）	绿色蔬菜、胡萝卜、甘薯	合成视紫红质	夜盲症；皮肤病
维生素 B_1（硫胺素）	肉、谷物、豆类	细胞呼吸的辅酶	周围神经改变；脚气病
维生素 B_2（核黄素）	肉、多叶蔬菜、奶类	FAD 的成分	唇、口和舌的损伤
维生素 B_6 （吡哆醇吡啶的衍生物）	肉、谷物、蔬菜	氨基酸代谢的辅酶	易兴奋；肌痉挛；抽搐
维生素 B_{12}（钴胺素）	肉、蛋类、奶制品	核酸代谢的辅酶	恶性贫血；神经紊乱
尼克酸	肉、谷物、豆类	NAD 的成分	糙皮病（皮肤和消化道的损伤）；神经紊乱
泛酸	食物中广泛存在	辅酶 A 的成分	无，除非在试验控制条件下
生物素	肉、豆类、蔬菜	辅酶的成分	无严重问题
叶酸	绿色蔬菜、谷物	核酸代谢的辅酶	贫血；腹泻
维生素 C（抗坏血酸）	柑橘类水果、番茄、多叶蔬菜、椰菜	结缔组织细胞内物质的形成	坏血病
维生素 D（胆钙化醇）	蛋黄、强化奶	骨的生长；钙的吸收	儿童佝偻病；成人软骨病
维生素 E（生育酚）	种子油、食物中广泛存在	防止细胞膜损伤的抗氧化剂	贫血（对于不成熟的婴儿）
维生素 K（叶绿醌）	肉、水果、多叶蔬菜	凝血因子的合成	出血

20.20 依据其溶解性对维生素进行分类。

脂溶性维生素（fat-soluble vitamin）包括维生素 A、D、E 和 K。它们随脂质一起在胃肠
道被吸收并可在体内储存。**水溶性维生素**（water-soluble vitamin）包括 B 族维生素和维生素
C。它们随水在小肠被吸收，通常情况下不在体内储存。

20.21 维生素可以在体内合成吗？

当然不能。维生素与摄入的食物一样只能依靠外源供给。B 族维生素和维生素 K 可由

表 20.3　重要的无机盐

无机盐	食物来源	主要功能	缺乏综合征
钙	蛋类、奶产品、蔬菜	骨骼和牙齿的形成；凝血；神经和肌肉活动；许多细胞功能	佝偻病；手足抽搐；骨质疏松症
氯	食用盐，大多数食物	水电平衡；酸碱平衡；胃内 HCl 的形成	液体平衡失调
钴	大多数食物	维生素 B_{12} 的成分	贫血
铜	大多数食物	合成血红蛋白；与黑色素形成有关的酶的成分	贫血
氟	海产品，饮用水	骨骼，牙齿和其他组织的成分	龋齿
碘	海产品，食用盐	甲状腺激素的成分	甲状腺功能减退症
铁	肉、蛋黄、豆类、坚果、谷类	血色素，肌红蛋白和细胞色素的成分	贫血
镁	大多数食物	骨骼形成；神经和肌肉的功能	手足抽搐
锰	肉	几种酶的激活；生殖；乳汁分泌	不育
磷	肉、奶产品、鱼、家禽	骨骼和牙齿的形成；缓冲液和核酸的成分	虚弱无力
钾	肉、香蕉、海产品、奶	神经传导；电解质平衡	骨骼肌和心肌无力
钠	大多数食物，食用盐	神经传导；电解质平衡	痉挛；虚弱无力；脱水
锌	大多数食物	几种酶的成分	发育迟缓；脱发；呕吐

肠道内的细菌合成，皮肤可产生少量的维生素 D。

目的 I　描述机体的热量平衡。

机体在代谢过程中不断地产热，而热量又不断地散发给周围环境。正常情况下，机体的产热和散热达到平衡。

20.22　简述散热机制。

辐射（radiation）：热量以电磁波的形式从体表传给周围环境。

蒸发（evaporation）：体热随体表水分蒸发而散失（蒸发 1 毫升水可带走热量 580cal）。正常情况下，每日通过皮肤和肺脏散失的液体量大约有 600ml。

传导（conduction）：热量一点点地从体表传递给与他直接接触的物体（例如衣服、水和其他人）。

对流（convection）：热量在机体与体表周围的空气之间的传递。凉爽的微风会引起体表周围空气的流动并导致体热散失。

产　　热	散　　热
代谢（见问题 20.19）	辐射
肌肉活动（寒战）	蒸发
	传导
	对流

发热是指体温超过 99°F（37.2℃）。虽然发热可能是由于体温调节机制失常或是疾病所导致的，但发热更常见的原因是细菌和病毒感染。这些病原体产生毒素，毒素的作用与被称为致热源的循环蛋白质的作用一样，或刺激致热源，而其又刺激位于下丘脑的恒温器，当致热源激活时，机体恒温器的"调定点"上移，人们感到冷了想要温暖些。事实上，轻微的发热有助于机体的免疫系统对抗感染，有助于维持稳态。

热虚脱和中暑是两种体温调节系统的机能障碍。当人暴露于高温环境且没有饮用任何液体时，就会发生热虚脱。温度升高刺激散热中枢兴奋，引起大量汗液分泌以增加蒸发散热。当损失的液体量增加且没有得到补充时，机体的血容量下降。由血容量下降所导致的血压下降不能被外周血管收缩（由于外周环境温度高）所对抗，将导致中枢神经系统供血不足。这将引起头痛，恶心甚至是意识丧失。治疗仅包括补充水、盐和进入凉爽的环境中。如不给予适当的治疗，热虚脱可能会转变成中暑。在体温调节中枢停止刺激汗腺产生和分泌汗液时，就会发生中暑，这将会使体温上升到 106～113°F（41～45℃）。如果体温没有快速下降，脑、肝脏和肾脏细胞就会受到损伤。

20.23　安静时体温的正常范围是多少？

口腔温度的正常范围见图 20.4；直肠温度大约比口腔温度高 1°F（0.55℃）。

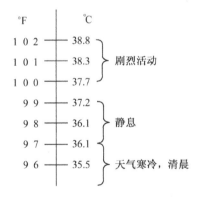

图 20.4　体温的正常范围

目的 J　简要概括美国有关营养学方面的饮食目标。

为了给我们的机体提供适量的能量来源，我们必须摄入适量的营养物质。美国参议院营养与人类需求选征委员会召集饮食专家制定了饮食目标，作为饮食指导。这些目标包括如下内容：

1．增加糖类食物的摄入量，使其占总摄取热量的 55%～60%。

2．使脂肪物质的消耗量从总摄取热量的 40% 降低至 30%。

3．减少饱和脂肪的摄入，使其仅占总摄取热量的 10%；增加多不饱和脂肪和单不饱和

　　脂肪的摄入，使其达总摄取热量的 10% 左右。

　　4. 将胆固醇的每日摄入量降低至 300mg。

　　5. 减少糖的消耗，使其仅占总摄取热量的 15%。

　　6. 将盐的消耗降低 70% 左右，使每日进盐量达到 3 克左右。

复　习　题

选择题

1. 下列（　　）化学反应可在无氧条件下发生。　　（a）糖酵解　　（b）Krebs 循环　　（c）乳酸转化为丙酮酸　　（d）丙酮酸转化为乙酰 CoA

2. 用于细胞储存的糖原分子的合成是指（　　）。　　（a）糖原分解　　（b）β 氧化　　（c）糖异生　　（d）糖原合成

3. 在两餐之间，血糖水平的维持是依靠（　　）。（a）胰岛素　　（b）糖原分解　　（c）脂肪合成　　（d）糖原合成

4. Krebs 循环发生在（　　）。（a）神经递质　　（b）核糖体　　（c）核仁　　（d）线粒体

5. 无氧条件下，一分子葡萄糖分解产生（　　）ATP 分子。　　（a）1　　（b）2　　（c）8　　（d）36 或 38

6. 有氧条件下，一分子葡萄糖分解产生（　　）ATP 分子。　　（a）1　　（b）2　　（c）8　　（d）36 或 38

7. 下面（　　）物质不是细胞能量来源。　　（a）葡萄糖　　（b）蛋白质　　（c）脂肪　　（d）维生素

8. 在（　　）代谢阶段产生的能量最多。　　（a）糖酵解　　（b）丙酮酸转化为乙酰 CoA　　（c）糖原合成　　（d）电子传递

9. 合成代谢包括（　　）。　　（a）物质合成过程　　（b）大分子物质转化为小分子物质　　（c）糖酵解　　（d）维持生命所必须的所有过程

10. 有氧呼吸增加机体的（　　）。　　（a）CO_2　　（b）水　　（c）ATP　　（d）以上均包括

11. 体内氧的主要作用是（　　）。　　（a）有利于氨基酸的构建　　（b）促进线粒体内的糖酵解　　（c）在电子传递链中接受电子　　（d）促进脂肪细胞内的脂肪分解

12. 维生素对于代谢是至关重要的，因为它们（　　）。　　（a）是结构成分　　（b）作为能量来源　　（c）作为辅酶　　（d）不能在机体内储存

13. 脚气病是由于缺乏维生素（　　）。（a）A　　（b）B_1　　（c）B_{12}　　（d）B_6

14. 葡萄糖分解所释放的能量被 ATP 扑获的百分比是（　　）。　　（a）25%　　（b）40%　　（c）75%　　（d）100%

15. 由蛋白质或脂肪合成葡萄糖是指（　　）。（a）糖原合成　　（b）葡萄糖氧化　　（c）葡萄糖合成　　（d）糖异生

16. （　　）激素增加细胞摄取氨基酸的比率，促进蛋白质合成和糖原分解。　　（a）皮质醇　　（b）肾上腺素　　（c）胰高血糖素　　（d）生长激素

17. 下面（　　）激素不促进糖异生。　　（a）皮质醇　　（b）肾上腺素　　（c）雌激素　　（d）甲状腺激素

18. 产生二氧化碳的体积与消耗氧的体积之比称为（　　）。　　（a）弹式测热法　　（b）代谢率　　（c）直接商　　（d）呼吸商

19. 呼吸商是 0.7 说明消耗的主要营养物质是（　　）。　　（a）糖　　（b）脂肪　　（c）蛋白质　　（d）糖和蛋白质的混合

20. 发育迟缓、脱发和呕吐可能是缺乏（　　）。　　（a）铁　　（b）铜　　（c）钾　　（d）锌

21. 热量传递的主要机制包括（　　）。　　（a）蒸发　　（b）传导　　（c）辐射　　（d）以上

均包括

22. 单位重量的（　　　）物质包含的能量最多。　（a）糖　（b）蛋白质　（c）脂肪　（d）维生素

23. 当环境温度很高时，比方说 $105℉$，机体散热将依靠（　　　）。（a）辐射　（b）传导　（c）蒸发　（d）增加机体代谢

24. 当机体从事长时间，低强度的锻炼时，主要的能量来源是（　　　）。（a）糖　（b）脂肪　（c）蛋白质　（d）糖原

判断正误

＿＿＿＿**1.** 胰高血糖素促进葡萄糖向细胞内转运。

＿＿＿＿**2.** 葡萄糖的有氧代谢比无氧代谢产生的 ATP 多。

＿＿＿＿**3.** 当活动加强时，机体只利用葡萄糖作为它的能量来源。

＿＿＿＿**4.** 维生素既不能在体内产生，也不能在体内储存。

＿＿＿＿**5.** 总地来讲，糖类物质应该占饮食中的 60%。

＿＿＿＿**6.** 脂肪应该占饮食中的 10% 以下。

＿＿＿＿**7.** 糖所含的能量比脂肪所含的能量多两倍以上。

＿＿＿＿**8.** 机体摄入的糖类物质全都被转化或分解为葡萄糖。

＿＿＿＿**9.** 与葡萄糖分解有关的所有过程（糖酵解、Krebs 循环）均发生在线粒体中。

＿＿＿＿**10.** 脂类和蛋白质都可以转化为葡萄糖。

填空题

1. 代谢是指发生在机体内所有的化学反应；＿＿＿＿＿＿＿是分解过程，＿＿＿＿＿＿＿是合成过程。

2. ＿＿＿＿＿＿＿是发生在细胞胞浆的葡萄糖的无氧代谢。

3. ＿＿＿＿＿＿＿是葡萄糖转化为糖原。

4. 蛋白质和脂类分子向葡萄糖的转化是指＿＿＿＿＿＿＿。

5. 酮体生成过多导致＿＿＿＿＿＿＿。

6. 维生素 A、D、E 和 K 可被化归为＿＿＿＿＿＿＿维生素。

7. ＿＿＿＿＿＿＿是热量以电磁波的形式从体表传给外界。

8. 刺激位于下丘脑的恒温器的蛋白质被称为＿＿＿＿＿＿＿。

9. 一分子的葡萄糖代谢可产生＿＿＿＿＿＿＿ ATP。

10. 氧化－还原反应的电子传递链发生在＿＿＿＿＿＿＿。

匹配题

(第一组)将各种维生素与其对应的描述相搭配。

＿＿＿＿**1.** 维生素 A　　　　　　　(a)缺乏时最常见的是导致恶性贫血

＿＿＿＿**2.** 维生素 B_1　　　　　　　(b)缺乏时导致坏血病

＿＿＿＿**3.** 维生素 B_6　　　　　　　(c)与视紫红质的合成有关

＿＿＿＿**4.** 维生素 B_{12}　　　　　　(d)是凝血因子的合成所必须的

＿＿＿＿**5.** 维生素 C　　　　　　　(e)也被称为吡哆醇吡啶的衍生物

＿＿＿＿**6.** 维生素 D　　　　　　　(f)促进钙的吸收

＿＿＿＿**7.** 维生素 K　　　　　　　(g)缺乏时导致脚气病

(第二组)将各种无机盐与其描述或功能相搭配。

＿＿＿＿**1.** 钙　　　　　　　　　(a)维生素 B_{12} 的成分

＿＿＿＿**2.** 钴　　　　　　　　　(b)甲状腺激素的成分

＿＿＿＿**3.** 铜　　　　　　　　　(c)为凝血、骨骼形成、肌肉收缩所必须

_____ 4．碘　　　　　　　　　　(d)血红蛋白和肌红蛋白的成分

_____ 5．铁　　　　　　　　　　(e)与黑色素形成有关

(第三组)将各种维生素及其化合物与它们的食物来源相搭配。

_____ 1．抗坏血酸　　　　　　　(a)多叶蔬菜、胡萝卜、甘薯

_____ 2．维生素 A　　　　　　　(b)肉、水果、多叶蔬菜

_____ 3．维生素 D　　　　　　　(c)蛋黄、强化奶

_____ 4．叶酸　　　　　　　　　(d)柑橘类水果、番茄、生菜

_____ 5．维生素 K　　　　　　　(e)肉、谷物、豆类

_____ 6．尼克酸　　　　　　　　(f)多叶蔬菜、所有的谷物

答　案

选择题

1．(a) 在无氧条件下，通过无氧代谢（糖酵解）可产生 2 分子 ATP。

2．(d) 糖原合成是葡萄糖形成糖原的过程。一些细胞例如肝细胞和肌细胞以糖原的形式储存葡萄糖。

3．(b) 在两餐之间，禁食且在饥饿的情况下，葡萄糖是由糖原通过糖原分解过程转化而来的。

4．(d) ATP 是经过 Krebs 循环和氧化磷酸化在线粒体中形成的。

5．(b) 糖酵解产生 4 分子 ATP，但是在反应过程中又消耗了 2 分子 ATP。

6．(d) 在有氧（氧存在）条件下，根据电子传递物的不同，一分子葡萄糖分解可净得 36 或 38 分子 ATP。

7．(d) 维生素调节化学反应，但不能作为能量的来源。

8．(d) 在食物分子代谢过程中产生的大多数 ATP 分子是在电子传递（也称为氧化磷酸化）过程中形成的。

9．(a) 无氧代谢仅指合成过程。

10．(d) CO_2、水和 ATP 都是有氧代谢的产物。

11．(c) 有氧代谢时，氧的主要作用是在电子传递链的最后一步接受电子。

12．(c) 维生素是在代谢反应中起辅酶作用的小的有机物分子。

13．(b) 脚气病和神经炎是由于缺乏维生素 B_1 所造成的疾病。

14．(b) 葡萄糖代谢过程中释放能量的 40％由 ATP 所扑捉，其余部分作为热量散发。

15．(d) 通过糖异生途径，蛋白质和脂肪都可以转化为葡萄糖。

16．(d) 生长激素促进氨基酸转入细胞和蛋白质的合成，从而促进了骨骼和组织的生长。

17．(c) 其他几种激素促进了糖异生，而雌激素对代谢几乎没有影响。

18．(d) 呼吸商是机体能量消耗的一个指标。

19．(b) 脂肪的呼吸商是 0.7，这是由于它所含的氧比糖（R.Q.＝1）和蛋白质（R.Q.＝0.80）少。

20．(d) 生长迟缓、脱发和呕吐是锌缺乏症的典型症状。

21．(d) 所列的三种机制和对流都是散热的重要途径。

22．(c) 脂肪所含的能量（9.5kcal/g）比糖（4.1kcal/g）和蛋白质（5.3kcal/g）多，维生素不是能量来源。

23．(a) 当外界温度高时，蒸发是热量散失的最好途径。

24．(b) 在进行低强度、持续时间长的活动时，机体主要利用储存的脂肪而不是糖原（糖）或蛋白质来提供能量。

判断正误

1. 错；胰岛素促进细胞摄取葡萄糖。

2. 正确

3. 错；在活动强度较高时，虽然机体主要利用葡萄糖提供能量，但此时所有产生 ATP 的能量来源都将被利用。

4. 错；虽然水溶性维生素一般不在体内储存，但是脂溶性维生素和水溶性维生素均可以在体内储存。

5. 正确

6. 错；在我们的饮食结构中，脂肪的含量应少于 30%。

7. 错；脂肪所含的能量是糖的 2 倍。

8. 正确

9. 错；糖酵解的 10 个步骤均在胞浆中进行。

10. 正确

填空题

1. 分解代谢，合成代谢 **2.** 糖酵解

3. 糖原合成 **4.** 糖异生

5. 酮症 **6.** 脂溶性

7. 辐射 **8.** 致热源

9. 36 或 38 **10.** 线粒体

匹配题

（第一组）

1. (c) **2.** (g)

3. (e) **4.** (a)

5. (b) **6.** (f)

7. (d)

（第二组）

1. (c) **2.** (a)

3. (e) **4.** (b)

5. (d)

（第三组）

1. (d) **2.** (a)

3. (c) **4.** (f)

5. (b) **6.** (e)

（邵雪梅　张茂先　译）

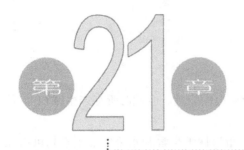

泌尿系统

目的 A 描述泌尿系统的组成并阐述它们的功能。

泌尿系统（urinary system） （图 21.1）是由**肾脏**（kidney）、**输尿管**（ureter）、**膀胱**（urinary bladder）及**尿道**（urethra）四部分组成。肾脏是产生尿液的地方，输尿管将尿液输送到膀胱，膀胱储存尿液，并通过尿道将尿液排出体外。

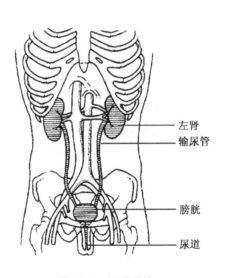

左肾
输尿管

膀胱

尿道

图 21.1 泌尿系统。

21.1 泌尿系统特定的功能是什么？

与机体内大多数系统一样，泌尿系统与维持机体稳态有关。确切地说，它在体液成分（水电平衡、酸碱平衡）调节中起关键性的作用。它还将机体代谢和吞噬的废物排出体外，另外还将外来化合物、药物和食物添加剂排出体外。另外，肾脏还是一个较小的内分泌器官（见图 13.9）。

21.2 "排泄系统"这个名称适合于泌尿系统吗？

虽然泌尿系统有重要的排泄功能，但是本质上来讲，机体的其他系统也有排泄功能。二氧化碳通过呼吸系统排出体外；多余的水分、盐和含氮的废物通过皮肤排出体外；消化残渣由消化系统排出。因此，由于废物也由其他系统排出，并且肾脏还与排泄以外其他功能有关，因此泌尿系统这一名称更准确些。

21.3 排尿和撒尿的意思一样吗？

不一样。**撒尿**（urination）是指尿液从膀胱中排空，而**排尿**（micturition）是撒尿的生理过程，它包括神经冲动和肌肉反应。

目的 B 描述肾脏的解剖特点并追溯其胚胎的发育。

肾脏 (kidney) 位于腹腔内脊椎两侧，在第十二胸椎和第三腰椎之间。每侧肾脏长约 11.25 厘米（4 英寸），宽为 5.5 至 7.5 厘米（2～3 英寸），厚 2.5 厘米（1 英寸）。肾脏表面中部凹陷的部位称为**肾门** (hilum)，**肾动脉** (renal artery) 由此进入，**肾静脉** (renal vein) 和**输尿管** (ureter) 由此发出（图 21.2）。肾脏位于腹膜后，被脂肪囊和纤维囊所包绕。肾脏的浅层即**肾皮质** (renal cortex) 上有毛细血管丛和缠绕的细管。肾脏的深部即**肾髓质** (renal medulla) 由许多三角形的物质，即**肾锥体** (renal pyramid) 组成，肾锥被**肾柱** (renal column) 所分割。肾椎的尖端称**肾乳头** (renal papilla)，每个肾乳头指向一个小的凹陷区即**肾小盏** (minor calyx)。数个肾小盏汇合成一个**肾大盏** (major calyx)。几个肾大盏再集合成一个**肾盂** (renal pelvi)，尿液在此处被收集并通过这个漏斗到达输尿管。

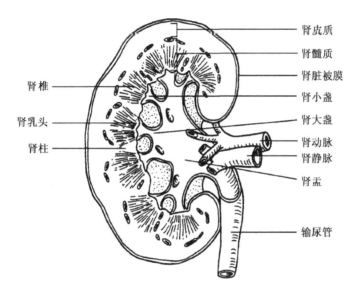

肾椎 —
肾乳头 —
肾柱 —

— 肾皮质
— 肾髓质
— 肾脏被膜
— 肾小盏
— 肾大盏
— 肾动脉
— 肾静脉
— 肾盂
— 输尿管

图 21.2 肾脏的冠状断面。

21.4 描述肾脏的神经支配。

起自第十、十一、十二胸椎的自主神经分布于肾脏。肾丛交感神经兴奋产生缩血管反应，通过改变动脉血管的直径来影响血液循环。

目的 C 追溯肾脏的胚胎发育。

肾脏的永久部分来自于后肾，它是在胚胎发育到第五周时开始形成的。后肾起源于中胚层的两部分：(1) 输尿管芽和 (2) 生后肾原基，而后者是由尿生殖脊发育而来并形成了肾脏的实质部分。

21.5 后肾是惟一的肾脏前体吗?

不是。发生最早的肾脏是前肾，它在胚胎第四周发育但只维持到第六周。前肾并没有肾脏功能，但是它的管道系统导致了后肾和中肾部分的发育。中肾是在第四周末由尿生殖脊发育而来并持续到第八周。

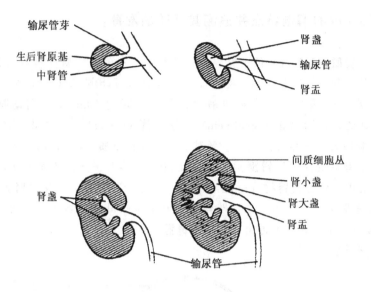

图 21.3 肾脏的胚胎发育。

目的 D 描述膀胱的结构和功能。

膀胱（urinary bladder）位于耻骨联合的后面，直肠的前部。它的形状随尿液充满的程度而异，与胃肠道一样，膀胱的壁由 4 层膜（层）组成，依次为：（最内层）黏膜层，黏膜下层，肌层和浆膜层。当膀胱内无尿时，黏膜层折叠形成许多皱襞；当膀胱充盈时，皱襞消失。膀胱底是一个三角形区域，称做**膀胱三角**（trigone），它的每个角都有一个开口，此处无皱襞，表面光滑。

21.6 膀胱各层膜的功能是什么？

黏膜层（mucosa），由移行上皮细胞（transitional epithelium）构成，允许器官膨胀；**黏膜下层**（submucosa）有血管组织，具有丰富的血液供应；**肌层**（muscularis）的三层肌纤维交织在一起共同构成逼尿肌，辅助排尿；**浆膜层**（serosa）由单层鳞状上皮构成，形成了与会阴部的结构和功能的连接。

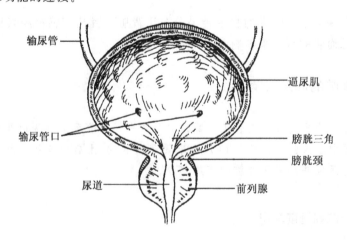

图 21.4 膀胱。

21.7　膀胱由交感神经和副交感神经支配吗？

两者都有。起自胸 12，腰 1 和腰 2 的交感神经分布于膀胱三角、输尿管口和膀胱的血管。由 2～4 骶髓发出的副交感神经分布于逼尿肌。另外，特殊的牵张感受器对膨胀敏感，并通过盆神经将感受器冲动（交感的）传向大脑。

目的 E　输尿管与尿道结构和功能的比较。

尿液从肾盂通过输尿管（ureter）到达膀胱。输尿管位于腹膜后。输尿管壁有三层：黏膜层、肌层和纤维层。通过输尿管节律性的蠕动来输送尿液。而尿道（urethra）是将尿液从膀胱输送到体外。尿道内括约肌是由平滑肌组成，尿道外括约肌是由骨骼肌构成。尿道内腔压缩，引起膀胱充盈。女性的尿道长约 4 厘米，而男性的尿道有 20 厘米长。

21.8　尿道仅输送尿液吗？

男性射精时，尿道也从生殖器官输送精液。

目的 F　描述肾单位的结构。

图 21.5 描述了肾脏的功能（尿液形成）单位，肾单位（nephron）。每一个肾脏有一百多万个肾单位。肾单位是由肾小球、肾小囊（Bowman 囊）、近曲小管、肾单位袢（Henle 袢）和远曲小管组成。远曲小管之后是集合管（乳头管），几个肾单位共用一个集合管。

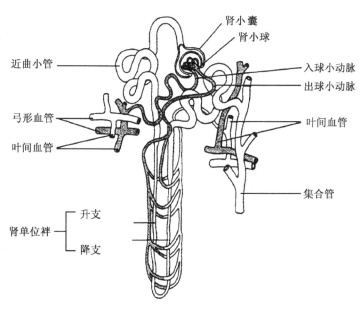

图 21.5　肾小囊，肾小管和集合管。

21.9　描述肾小球及其周围的肾小囊。

肾小球（glomerulus）是由约 50 条毛细血管构成的网络组成。其内层是毛细血管的内皮细胞，内皮细胞上有许多直径 50～100nm 的窗氏结构或孔。这使肾小球的透过率比一般的毛细血管高 100～1 000 倍。

肾小囊（glomerular capsule）是由鳞状上皮构成的杯形的双层囊。外侧的壁层与近球小管的上皮衔接。内侧的脏层由称做**足状细胞**（podocyte）的修饰细胞组成，它与肾小球毛细血管紧密相连。

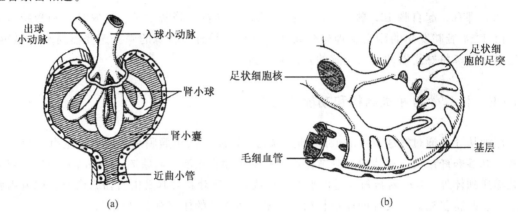

出球
小动脉   入球小动脉

足状细胞核

肾小球   足状细
胞的足突

肾小囊

毛细血管

近曲小管   基层

(a)   (b)

图 21.6   (a) 肾小球和肾小囊；(b) 足状细胞。

21.10   描述肾小管组成成分的结构。

近曲小管（proximal convoluted tubule）与肾小囊壁层上皮相衔接。它由单层立方形细胞构成，此细胞层具有微绒毛（作为刷状缘），由此极大地增加了近曲小管的表面积。近曲小管末端接于肾单位袢的第一部分，即肾单位袢降支。

肾单位袢（nephron loop）包括肾单位袢降支、升支细段以及升支粗段。细段由扁平鳞状细胞围成，不具有微绒毛；同样，立方形细胞围成了粗段，粗段穿插于入球小动脉和出球小动脉动之间。

远曲小管（distal convoluted tubule）开始于致密斑，致密斑是一群特殊的管壁上皮细胞，靠近入球小动脉（图 21.7）。远曲小管比近球小管短而且微绒毛较少。它是肾单位的最后一段，它的末端与集合管（collecting duct）（乳头管）相连。

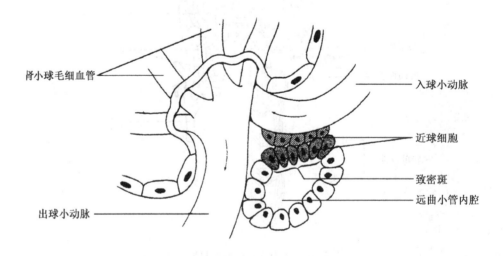

肾小球毛细血管   入球小动脉

近球细胞

致密斑

远曲小管内腔

出球小动脉

图 21.7   近球小体与致密斑。

集合管是由几个远曲小管汇合而成；在肾锥体部的集合管将尿液导入肾盂。

21.11   什么是近球小体？

致密斑细胞与入球小动脉特殊的近球细胞一起组成了感受器。当近球细胞感受到入球小动脉的血压下降或是致密斑细胞感受到远球小管内氯化钠浓度升高时，近球细胞释放肾素并激活了肾素-血管紧张素系统（参见 13.24）。

21.12　所有肾单位袢伸向肾髓质的长度都相同吗？

不是。皮质肾单位靠近肾脏的浅层，其袢甚短且细，而近球肾单位位于肾皮质的深部，邻近肾髓质，其袢甚长，可深入到内髓质层。

目的 G　明确肾脏（比如肾单位）的基本功能。

肾脏的三个基本功能包括**肾小球滤过**（glomerular filtration）、**肾小管重吸收**（tubular reabsorption）和**肾小管分泌**（tubular secretion）。（1）肾小球滤过：肾小球血浆中的水分和溶质进入肾小囊。血浆滤入肾小囊的部分称为肾小球滤过液；每天滤出的液体总量大约有 180 升（多重滤过）。（2）肾小管的重吸收：99% 的滤液从肾小管内主动或被动地转运到组织液，然后进入管周毛细血管。（3）肾小管分泌：有毒物质（参见问题 21.19）从管周毛细血管主动转运到组织液，然后进入管内（图 21.8）。

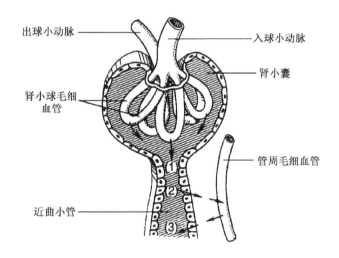

出球小动脉
入球小动脉
肾小囊
肾小球毛细血管
管周毛细血管
近曲小管

图 21.8　肾脏的滤过、重吸收和分泌。

21.13　什么是肾小球膜？

肾小球毛细血管膜称做**肾小球膜**（glomerular membrane）。它包括（1）内皮层，（2）基膜和（3）衬在肾小囊内侧面的上皮细胞层。

21.14　为什么从肾小球膜滤过的液体量比从其他毛细血管膜滤过的液体量大？

肾小球毛细血管内皮细胞上的窗氏结构或孔（见问题 21.9），使肾小球膜的通透性更强，而且肾小球毛细血管内的静水压（50～60mmHg）比其他毛细血管内（10～30mmHg）高。

21.15　肾小球滤过的成分有哪些？

正常情况下，红细胞和白细胞不滤过，血浆蛋白也不滤过；因此滤过液中除了大分子蛋白质外，其余成分与血浆相同。尿中出现红细胞和蛋白质则表明肾小球毛细血管静水压过度增高或是肾小球膜损伤。

21.16 肾小球滤过率的定义。

肾小球滤过率（glomerular filtration rate）（**GFR**）是指每分钟两肾所有肾单位生成的滤液量。成年女性，GFR 约为 110ml/min；男性 GFR 约为 125ml/min，即每小时大约为 7.5L，每天有 180 升滤液形成。

21.17 肾小球滤液中的哪些成分被重吸收？

99％的滤液从肾小管重吸收到血液，然而同时又有 1％左右被分泌到尿液中（不同物质平均值见表 21.1），机体不仅可根据需要对尿量进行调节，还可根据对特殊物质的需要将大多数溶质全部或大部分重吸收。

表 21.1 肾脏对不同物质的处理

物　　质	滤过量/kg·d^{-1}	分泌量/kg·d^{-1}	重吸收的百分比
水	180.00	1.8	99％
葡萄糖	0.180	0.180	100％
钠	0.630	0.0032	99.5％
尿素	0.056	0.028	50％

21.18 肾小管各段重吸收滤液的百分比是多少？

见图 21.9。大约 80％的重吸收作用发生在近曲小管。

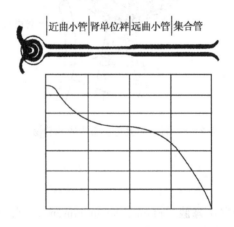

图 21.9 肾小球滤液（水）沿肾小管各段的重吸收。

21.19 从管周毛细血管主动转运到管内的物质有哪些？

氢、钾、青霉素、毒物、药物、代谢毒素和体内正常情况下不存在的化合物。

目的 H 说明肾脏对尿浓度的调节。

肾脏既可产生浓缩尿也可产生稀释尿，这取决于**逆流交换机制**（countercurrent exchange mechanism）的作用和由垂体后叶释放入血的**抗利尿激素**（antidiuretic hormone）（**ADH**）的量。（参见问题 13.15）。

21·20　尿浓缩机制与在髓质组织间隙（肾小管投射的充满液体的区域）、肾小管和直小血管（髓质部的毛细血管）之间的渗透压以及扩散转运有关。下面对这些转运进行一下概述。

1. 肾单位袢升支粗段主动将带负电的氯离子从小管液中转运到髓质组织间隙中，从而在管壁内外产生了电位差。（图 21.10）此电位差导致了管内带正电的钠离子进入组织间隙。肾单位袢升支对水不通透，而钠离子和氯离子从小管内转移出来，当小管液流向肾皮质时，肾单位袢升支内液体的浓度就越来越低了。

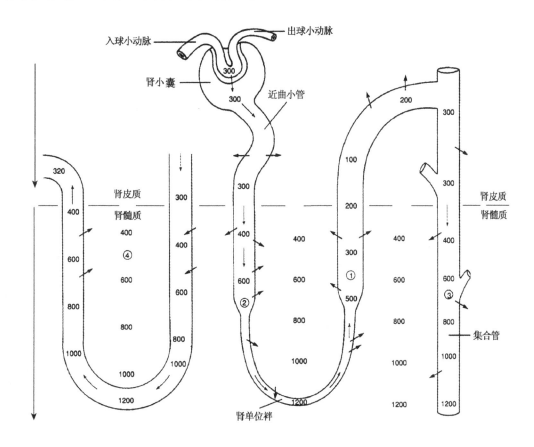

图 21.10　肾小管内外的离子浓度及转运（以上各值均代表浓度）。

2. 钠离子和氯离子扩散进入肾单位袢降支，导致降支内液体浓度增高。降支对水通透，水由于渗透梯度扩散进入组织间隙，小管液在接近肾单位袢的弯曲处时，浓度大大增加。

3. 离子从集合管主动转运到组织间隙；尿素从集合管被动扩散到组织间隙。

4. 壁薄的袢状血管称为直小血管，它们与肾单位袢平行分布，钠、氯和水扩散进入直小血管降支，钠和氯又从升支扩散出来，这样，直小血管起到了逆流交换作用。另外只有一小部分的肾血流流经直小血管。因此，只有很少一部分组织间隙的溶质被直小血管从肾髓质带走。

21·21　抗利尿激素（ADH）是如何调节尿液的最终浓度的?

当垂体后叶释放 ADH 的水平较低时，远曲小管和集合管对水相对不通透，即使有较高的渗透梯度，也很少有水分进入髓质组织间隙。因此，流经远曲小管和集合管液体的浓度基本上无变化，稀释尿被排出。

另一方面，ADH 水平高时，远曲小管和集合管对水的通透性大大增加，在渗透梯度的驱动下，水进入组织间隙，结果小管液的浓度与组织液达到平衡，浓缩尿被排出。

目的 I 描述肾脏在维持酸碱平衡**中的作用。**

肾脏依靠分泌氢离子又重吸收碳酸氢盐来调节酸碱平衡（图 21.11）。

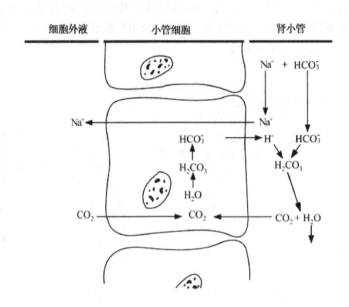

图 21.11 肾小管氢的分泌和碳酸氢盐的重吸收。

在**酸中毒**（acidosis）时（参见问题 18.27），由于产生 CO_2 增多或代谢过程中氢离子形成增多，导致细胞外液的 CO_2 与 HCO_3^- 的比值增加，肾脏将做出如下反应：

1. 从细胞外液进入管壁细胞的 CO_2 量增加。

2. H^+ 向管内的分泌增加。一部分 H^+ 在小管液中与 HCO_3^- 结合，余下的 H^+ 与管内的缓冲液结合。分泌一个 H^+ 同时重吸收一个 Na^+。

3. 管内的碳酸氢根离子（HCO_3^-）通过上述反应被重吸收进入细胞外液。

反应的净结果是分泌氢离子，同时机体保存了钠离子和碳酸氢根离子。

在**碱中毒**（alkalosis）时，HCO_3^- 与 CO_2 的比值增加，pH 值增高，肾脏的反应如下：

1. 从细胞外液进入管壁细胞 CO_2 量减少。

2. 减少 H^+ 向管内的分泌，同时由于 H^+ 与 HCO_3^- 的结合减少，HCO_3^- 的吸收下降。

其净结果时保存氢离子，分泌碳酸氢根离子。

21.22 小管液中的缓冲系统可携带多余的氢离子进入尿液，防止 pH 下降得太低。

磷酸盐缓冲系统（phosphate buffer system）（$HPO_3^{2-} + H^+ \longrightarrow H_2PO_4^-$）。由于 HPO_3^{2-} 持续被滤过而又不被重吸收，导致小管液中 HPO_3^{2-} 的量是 $H_2PO_4^-$ 的 4 倍。滤液中多出的 H^+ 与 HPO_3^{2-} 结合形成 $H_2PO_4^-$。

氨缓冲液（ammonia buffer system）（$NH_3 + H^+ \longrightarrow NH_4^+$）。由小管细胞产生的氨（$NH_3$）扩散进入小管内，它与 H^+ 反应生成铵根离子。

21.23 重度酸中毒或碱中毒时，尿液 pH 值在什么范围内进行变化？

pH 的变化范围在 4.5～8。

目的 J **概述**排尿机制。

参考图 21.12

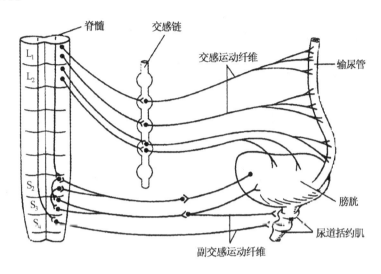

图 21.12 膀胱的神经分布及其相关结构。

1. 膀胱充满尿液并被扩张。
2. 膀胱壁的牵张感受器发生冲动并通过感觉神经传向骶部脊髓。
3. 感觉神经元将冲动由脊髓传向脑部高级中枢。
4. 副交感神经发放冲动兴奋逼尿肌和尿道内括约肌。
5. 逼尿肌进行节律性收缩,同时尿道内括约肌松弛。
6. 尿意加强。
7. 尿道外括约肌的自主收缩和大脑皮层对排尿反射的抑制均可以阻止排尿。
8. 如果有意排尿,尿道外括约肌松弛,大脑皮层发放冲动加强排尿反射。
9. 逼尿肌收缩,尿液通过尿道被排出。
10. 排尿反射中枢的神经元不活动时,逼尿肌松弛,膀胱再次充尿。

21.24 为什么婴儿不能控制排尿?

脑部和脊髓发育成熟后才能有意识地抑制排尿,而脑部和脊髓的发育成熟只有在生活几年之后才能完成。

21.25 尿失禁(成人)的定义。

尿失禁(incontinence)是指膀胱不能保留尿液,导致膀胱持续排空。尿失禁既可由中枢或周围神经损伤引起,也可由各种泌尿疾患,或是膀胱或尿道内的组织损伤所引起。

临床关键词

急性肾功能衰竭(acute renal failure) 肾功能的突发丧失。通常与休克或肾血管的强烈收缩有关,持续数天到三周。对于大多数病例,肾脏的损伤是可修复的。

氮质血症(azotemia) 血液中含氮化合物过多。

血尿素氮(blood urea nitrogen)(BUN) 由肾功能不全导致的尿素和尿液中其他含氮废物在血液中蓄积的指标。正常范围是:$8\sim25g/L$。

慢性肾功能衰竭（chronic renal failure）　肾脏的逐步损伤和萎缩，导致不能产生尿液。它可由肾小球肾炎或肾盂肾炎所引起。早期的症状是多尿和夜尿增多，之后患者出现虚弱无力，失眠，食欲下降，恶心，酸中毒和碱中毒。由于损伤是永久性的，患者只能选择血液透析或肾脏移植来维持生命。

膀胱炎（cystitis）　膀胱的炎症。

膀胱镜（cystoscopy）　膀胱镜是检测泌尿系统的手段之一。它不仅可用于获取诊断所需的组织和尿样，还可探测障碍物。

肾小球肾炎（glomerulonephritis）　肾小球的炎症；通常是由体内其他部位的细菌（链球菌）感染所引起。当链球菌释放毒素时，抗原－抗体复合物就沉积在肾小球，产生炎症。如果不进行治疗，肾小球被纤维组织所替代，将逐渐发展成为慢性肾脏疾病。

血尿（hematuria）　尿中带血。

血液透析（hemodialysis）　一种体外净化血液的技术。

肾结石（nephrolithiasis）　肾（肾脏）结石（从小颗粒到大的结石）的形成是由于感染、代谢紊乱、或脱水所致。当结石通过泌尿系统时，会导致阻塞和剧烈疼痛。

夜尿（nocturia）　夜间排尿增多。（在睡眠期间）。

少尿（oliguria）　尿量减少。

多尿（polyuria）　尿量过多。

肾盂造影（pyelography）　静脉注射放射线透不过的染料，当染料经过泌尿系统时，用 X 射线检查肾脏、输尿管和膀胱。

肾盂肾炎（pyelonephritis）　肾盂的细菌感染和炎症。如果不治疗，病变将逐步扩散到肾盏和肾小管。

肾脏清除率（renal clearance）　每分钟被肾脏完全清除了某种物质的血浆体积称为肾脏清除率。设

$U=$ 某物质在尿中的浓度，mg/ml

$P=$ 某物质在血浆中的浓度，mg/ml

$F=$ 每分钟的尿量，ml/min

则，肾脏清除率 $=UF/P$

尿毒症（uremia）　由于肾功能不全，使在正常情况下应由尿排泄的成分遗留在血液中。

尿道炎（urethritis）　尿道的炎症。

尿分析（urinalysis）　对尿量（750～2 000 毫升/每天）、尿的 pH、尿的比重及尿中的蛋白质、黏蛋白、酮体、胆红素、血细胞、上皮细胞和管型的检测。

复 习 题

选择题

1. 移行上皮是下列（　　）的特点。　(a) 肾单位　(b) 肾小球　(c) 膀胱　(d) 尿道

2. 膀胱三角是（　　）。　(a) 肾脏内充满尿液的腔　(b) 膀胱颈部的括约肌　(c) 膀胱内平滑连续的组织区域　(d) 输尿管的被膜

3. 尿液通过输尿管的输送是依靠（　　）。　(a) 蠕动　(b) 重力的作用　(c) 液体的压力　(d) 被动转运

4. 肾小球是（　　）。(a) 位于一个肾单位的升支和降支之间　(b) 是由单层鳞状上皮构成　(c) 位于微小动脉和微小静脉的接合处　(d) 无尿液时萎陷

5. 足状细胞是特殊的细胞，它位于（　　）。(a) 肾单位袢　(b) 膀胱　(c) 肾小球　(d) 尿道　(e) 肾小囊

6. 关于肾脏，下面（　　）叙述是错误的。　　（a）肾脏通过输尿管输送尿液　　（b）它是由被膜，肾皮质和肾髓质组成　　（c）血液由肾动脉流入肾脏，再经肾静脉流出　　（d）它靠泌尿系韧带悬浮于膀胱

7. 抗利尿激素是由下面（　　）所分泌。　　（a）肾脏　　（b）肾上腺　　（c）甲状腺　　（d）下丘脑

8. 肾小管通透性增高是由于（　　）。　　（a）ADH　　（b）肾素　　（c）醛固酮　　（d）血管紧张素 I

9. 与肾脏有关的是（　　）。　　（a）碳酸氢盐缓冲液　　（b）磷酸盐缓冲液　　（c）氨缓冲液　　（d）以上都有

10. 近曲小管、远曲小管和集合管的上皮细胞都分泌（　　）。　　（a）醛固酮　　（b）ADH　　（c）碳酸根离子　　（d）氢离子

11. 肾脏的基本功能单位是（　　）。　　（a）肾小球　　（b）肾皮质　　（c）肾单位　　（d）肾髓质

12. 下列（　　）细胞分泌肾素。　　（a）致密斑　　（b）肾小球上皮细胞　　（c）近球细胞　　（d）基膜细胞

13. 钠平衡是依靠（　　）。　　（a）GFR 和钠的重吸收　　（b）GFR 和肾素分泌　　（c）钠的重吸收和钾的分泌　　（d）以上都不是

14. 为了纠正碱中毒，肾小管（　　）。　　（a）Na^+ 的重吸收增多　　（b）从血液进入小管细胞的二氧化碳减少，反应生成碳酸氢盐（和氢离子）减少，使碳酸氢盐随尿排出　　（c）血管紧张素 I 分泌增加，它刺激下丘脑分泌 ADH 增加，从而增加肾小球滤过　　（d）K^+ 的吸收增加

15. 肾小球滤过增加是由于（　　）。　　（a）心输出量增加　　（b）环境温度升高　　（c）液体摄入量减少　　（d）血压下降

16. 肾小管（　　）。　　（a）能主动将水分子分泌到尿液中　　（b）承担了肾脏的大部分水的重吸收　　（c）在很大程度上决定尿液的最终渗透压　　（d）在 ADH 存在的情况下，对水不通透

17. 醛固酮（　　）。　　（a）主要在近球小体产生　　（b）增加肾单位对钠的重吸收　　（c）增加肾单位对钾的重吸收　　（d）使血中氢离子的浓度趋向增高

18. 当用醛固酮拮抗剂治疗患者时，可能出现下列（　　）指标的下降。　　（a）尿量　　（b）血浆钾浓度　　（c）血液黏滞度　　（d）血量

19. 肾小球毛细血管血压（　　）。　　（a）比出球小动脉内的压力低　　（b）当入球小动脉收缩时压力增高　　（c）比体内其他毛细血管血压高　　（d）在动脉血压比正常值下降 10% 时，压力减少 10% 左右

20. 致密斑是下列（　　）的一部分。　　（a）近曲小管　　（b）入球小动脉　　（c）远曲小管　　（d）以上都不是

判断正误

_____**1.** 可在尿中发现胆红素，它是红细胞损伤的副产品。

_____**2.** 动脉血通过入球小动脉到达肾小球。

_____**3.** 大部分水的重吸收发生在远曲小管。

_____**4.** 在长期禁食的情况下，肾脏合成并分泌葡萄糖。

_____**5.** 肾脏重吸收多余 HCO_3^- 有利于纠正碱中毒。

_____**6.** 醛固酮仅增加远曲小管对水的通透性。

_____**7.** 肾脏依靠将多余的糖分泌到尿中来调节血糖水平。

_____**8.** 多尿是糖尿病的症状之一。

_____9. 静水压差是驱动血液通过肾小球形成滤液的机制之一。

_____10. ADH 是重吸收 Na^+ 所必须的。

填空题

1. 最原始的肾脏，_____，在胚胎第四周开始发育。

2. 排尿时膀胱壁内的_____肌强有力地收缩，驱使尿从膀胱排出。

3. _____是由肾小囊包绕的大约 50 条毛细血管构成的网。

4. 肾小囊内侧脏层是由称为_____的特殊细胞构成的。

5. 钠离子浓度增加刺激近球小体细胞分泌_____。

6. 大约有_____％的滤液由肾小管重吸收回到血液。

7. 尿中出现血则称为_____。

8. _____是指血液中含氮化合物过多。

9. _____是调节远曲小管水的重吸收的激素。

10. _____与肾单位袢平行分布，具有逆流交换的作用。

填图题 填入右侧图的结构。

1. _____
2. _____
3. _____
4. _____
5. _____
6. _____
7. _____
8. _____

匹配题 将结构与其描述或功能搭配。

_____1. 醛固酮 　　(a)靠近毛细血管的致密斑

_____2. ADH 　　(b)伴随肾单位袢进入肾髓质的又长又细的毛细血管

_____3. 近球细胞 　　(c)从肾脏延伸到膀胱的管道

_____4. 肾单位袢 　　(d)由肾小囊、近曲小管、远曲小管、肾单位袢和肾小球组成

_____5. 直小血管 　　(e)导致尿液排出的生理过程

_____6. 血液 pH 　　(f)从肾皮质延伸到肾髓质,再返回到肾皮质

_____7. 尿液 pH 　　(g)7.0～7.4

_____8. 肾单位 　　(h)刺激肾上腺球状带

_____9. 输尿管 　　(i)4.5～6.0

_____10. 血管紧张素Ⅱ 　　(j)球状带所分泌

_____11. 肾素 　　(k)近球细胞所分泌

_____12. 排尿 　　(l)由下丘脑合成

答　　案

选择题

1.(c) 衬在膀胱腔内的移行上皮使膀胱可以扩张（牵张）。

2．(c) 膀胱三角是位于两输尿管口和尿道内口之间的三角形的连续组织。

3．(a) 输尿管壁内的平滑肌收缩引起蠕动，蠕动可使尿液从肾盂流向膀胱。

4．(b) 液体和溶质可通过肾小球毛细血管上的单层鳞状上皮扩散进入肾小囊。

5．(c) 足状细胞有利于物质从肾小球到肾小囊的扩散。

6．(d) 肾脏并不是靠韧带悬浮，而是紧贴腹后壁。

7．(d) 抗利尿激素（ADH）与催产素是由下丘脑产生并由垂体后叶释放的。

8．(a) ADH 增加了肾小管对水的通透性。

9．(d) 所有的缓冲系统都与肾脏的酸碱调节有关（参见图 21.11 和问题 21.22）

10．(d) 几乎所有的肾小管上皮细胞都分泌氢离子，调节体液 pH 值。

11．(c) 肾单位是泌尿系统中形成尿液并进行血液清除的基本单位。

12．(c) 入球小动脉血压下降引起近球细胞兴奋并释放肾素，肾素激活肾素—血管紧张素系统从而升高血压。

13．(a) 产生的滤液量（包括钠离子）受肾小球滤过率（GFR）的调节，同时终尿中排出的钠量受钠离子重吸收的调节。

14．(b) 碱中毒时，进入肾小管细胞 CO_2 减少，因此向肾小管中分泌 H^+ 减少，从而导致碳酸氢盐排出增多。

15．(a) 随着心输出量的增加，肾血流量增大，因此肾小管滤过率增大。

16．(c) ADH 大量存在时，在高的渗透梯度的驱动下，水从肾小管被重吸收，尿被浓缩；缺乏 ADH 时，水被重吸收的量很少，尿液被稀释。

17．(b) 醛固酮调节远曲小管和集合管的钠的重吸收和钾的分泌。

18．(d) 如果醛固酮的作用被阻断，钠重吸收减少，尿钠增多。由于尿中钠增加，产生渗透性利尿；结果将是体液量和血浆量的减少。

19．(c) 肾小球毛细血管血压（50～60mmHg）比大多数其他毛细血管压（10～30mmHg）高。

20．(c) 远曲小管与入球小动脉颗粒细胞相接触的区域称为致密斑。

判断正误

1．正确

2．正确

3．错；大部分水的重吸收发生在近曲小管。

4．错；在禁食时，肝脏将糖原转变成葡萄糖并释放入血。

5．错；肾脏重吸收 HCO_3^- 有利于对抗酸中毒。

6．错；醛固酮增加钠的重吸收，水在渗透压的作用下随之重吸收。

7．错；过多的糖不在近曲小管重吸收。

8．正确

9．正确

10．错；ADH 只与水的重吸收有关。

填空题

1．前肾　　　　　　　　2．逼尿肌

3．肾小球　　　　　　　4．足状细胞

5．肾素　　　　　　　　6．99

7．血尿　　　　　　　　8．氮质血症

9．抗利尿激素（ADH）　10．直小血管

填图题

1. 肾锥　　　　　　　2. 肾小盏
3. 肾皮质　　　　　　4. 肾髓质
5. 肾脏被膜　　　　　6. 肾盂
7. 肾静脉　　　　　　8. 输尿管

匹配题

1. (j)　　　　　　　2. (l)
3. (a)　　　　　　　4. (f)
5. (b)　　　　　　　6. (g)
7. (i)　　　　　　　8. (d)
9. (c)　　　　　　　10. (h)
11. (k)　　　　　　12. (e)

（邵雪梅　张茂先　译）

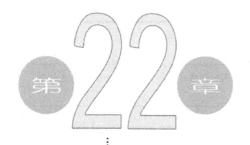

水与电解质平衡

目的 A 说明水在机体内的分布**并列出**机体内水的主要功能。

水（water）是人体内含量最丰富的物质（平均占总体重（［BW］）的60%，并在40%～80%范围内波动）。从本质上讲，机体内发生的所有代谢反应都需要水。体内水在两大部分之间分布：即细胞内液（位于细胞内）和细胞外液（位于细胞外）（图22.1）。细胞外液可进一步分为血浆（血液中的液体部分）和组织液（细胞周围的液体部分）。组织液又可分为淋巴和跨细胞液。跨细胞液包括脑脊液（位于中枢神经系统内）、眼内液（位于眼内）、滑液（位于关节内）、心包液（在心脏周围）、胸膜液（在肺脏周围）和腹膜液（在腹腔内）。

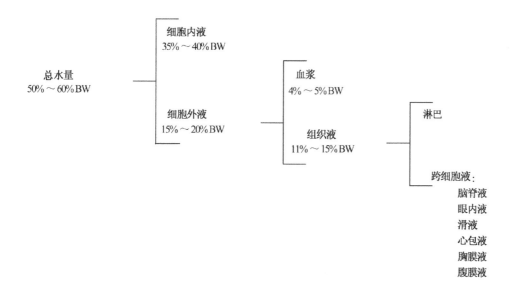

图 22.1　机体内水的分布。

22.1　列出机体内水的主要功能。

水是一种最常见的溶剂和悬浮介质。它有利于调节机体体温，参与水解反应，润滑器官，引起细胞膨胀并有利于维持机体稳态。

22.2　机体的总水量如何随着年龄、性别和体重变化？

见表22.1。

表 22.1　决定机体总水含量百分比的因素

年龄（age）	水占婴儿和儿童体重的 75%～80%。这个比例随年龄增长而下降；水仅占老年人体重的 40%～50%
性别（sex）	女子体内的含水量比男子低，因为女子体内脂肪组织相对比男子多，而脂肪组织的含水量比其他组织少
体重（weight）	肥胖人由于含有大量的脂肪组织而含水量较少

　　　　　成人机体内水的比例相对比他们的皮肤表面积高，因此不太容易导致严重的脱水。相比之下，当婴儿发烧（发热）或由于呕吐或腹泻而丧失液体时，他们发生脱水的危险度高。一个 10kg 重的婴儿大约含有 1 升的血浆。他在发热时，由皮肤丧失甚至是 100ml 的液体就会导致总血量下降 10%。因此控制发烧婴儿的液体量是维持机体稳态的关键。

目的 B　定义并描述溶解度（体液中）的概念。

百分溶液（percent solution）

％溶液 ＝（溶质的克数）/（100ml 的溶液）＝（溶质的克数）/（dl 的溶液）

例如：假如 5g 的 NaCl 溶于 200ml 的溶液中，则此溶液被称为 2.5% NaCl。

$Mg\%$ ＝（溶质的毫克数）/（100ml 的溶液）＝1000×（％溶液）

摩尔浓度（molarity）（克分子的浓度 molar concentration）

MW 表示溶质的分子重量（例如，NaCl 的 MW ＝ 23＋35.5 ＝ 58.5）。则 1 摩尔溶质的质量为 MW 克，因此

溶质的摩尔数 ＝（溶质的克数）/MW

摩尔浓度 ＝（溶质的摩尔数）/（溶液的升数）

例如：仍采用上述例子的溶液，则变成 5/58.5 摩尔 NaCl 溶于 0.200L 的溶液中，计算摩尔浓度为 0.427。此溶液被称为 0.427M NaCl。

细胞外液的液体平衡是靠调节液体的渗透压来维持的。例如，调节细胞外液的渗透压以防止细胞的萎缩或膨胀。体液的渗透压是指溶解在体液中的溶质颗粒的浓度。正常情况下，细胞外液的渗透压与细胞内液的渗透压是相同的。

22.3　0.9% 的 NaCl 溶液的摩尔浓度是多少？

NaCl 的含量是

$$0.9g/1dL ＝ 9g/1L$$
$$(9g/1L)(1mol/58.5g) ＝ 0.154mol/L$$
$$或 154mmol/L$$

22.4　列出细胞外液和细胞内液中较重要的溶质的平均浓度。

见表 22.2。

表 22.2　体液中重要溶质的平均浓度

液　体	Na^+	K^+	Ca^{2+}	Mg^{2+}	Cl^-	氨基酸	葡萄糖 $mg\%$
细胞外液	142	4	5	3	103	5	90
细胞内液	10	140	1	58	4	40	0～20

注：除葡萄糖外，所有浓度单位均为毫当量/每升。

22.5　如何测量某部分液体的体积?

采用间接溶解技术,将一定量的外来物质(染料、放射性同位素等)注入,这种物质的化学性质决定了它在某一部分的液体中均衡分布。从这部分液体中采样,可得到这种物质的浓度。

$$某部分液体量(ml) = \frac{这种物质的注入总量(mg)}{这种物质在这部分液体中的浓度(mg/ml)}$$

液体部分	所用物质
总　量	^3H_2O(放射性水),安替比林
细胞外	硫代硫酸盐,菊粉
血　浆	埃文蓝

细胞内液和组织液的量可作为差值间接测算出来。

目的 C　说明体液平衡的意义。

在正常情况下(平衡稳定),液体的摄入量与排出量相等,机体维持稳定的液体量。下面是关于水的出入量预算的一个范例。当机体进水量超过出水量时,呈现水的正平衡(水化作用)。相反,当出水量超过进水量时,呈现水的负平衡(脱水)。消耗水量和尿量是机体调节体液量的两大主要机制。

进水量		出水量	
消化液	1 400ml	尿液	1 500ml
固体和半固体食物	800	皮肤	500
食物的氧化	300	粪便	150
	2500		2500

通过位于下丘脑的渗透压感受器的作用,水被不知不觉地调节着。感受器感受血液的渗透压,并通过调节需水量的多少来维持正常的渗透压。在需水量多(血液浓度高)时,产生渴觉,引起饮水。而且垂体后叶释放 ADH,并通过图 22.2 所示的机制保存机体的水分。如果需水量少(血液稀释度高),渴觉被抑制,ADH 的释放也被抑制,大量稀释尿被排出。

一个人在 24 小时期间可以不感性散失一升水。这就叫**不显性失水**(insensible loss)。这种失水是从肺脏和无汗的皮肤上发生的。空气被吸入后变得潮湿,水随后通过蒸发而散失。水分子也可通过皮肤弥散和不感蒸发而散失。

22.6　水分的得失不伴有溶质的得失时,将会出现什么结果?

当细胞外液的游离水分子减少时,液体浓度增加(渗透压升高),处于**高渗状态**(hypertonic)。当游离水分子增多时,液体被稀释,处于**低渗状态**(hypotonic)。

血浆中钠的正常浓度是 150 mEq/L。当钠的浓度低于 120 mEq/L 时,将会导致昏睡甚至死亡。与其他重要溶质的缺乏不同,钠浓度下降最常见的原因不是钠的营养不足,而是水过多。**胃肠炎**即胃部的炎症可以导致呕吐和腹泻——而这又将引起水和溶质的丢失。如果人们在这种情况下用水而不用含有溶质的饮料,诸如果汁或体育饮料,来补充丧失的液体量,就很容易导致低钠血症,即血钠浓度低的状态。精神病人强迫狂饮也可导致这种状态。

22.7 脱水即血容量减少的原因、症状及机体的反应是什么?

原因（cause）：摄入减少（缺水、精神性的拒绝饮水）和/或排出增多（呕吐、腹泻、失血、烧伤消耗、糖尿病、使用利尿剂或由于尿崩症导致 ADH 的缺乏）。

症状（symptom）：体重减轻，体温升高，心率加快，心输出量增加，血压下降，眼球下陷。

反应（response）：唾液分泌减少并随后出现口腔和咽喉部的干燥，产生明显的渴觉。而且脑脊液的渗透压增高刺激垂体后叶释放 ADH，与肾上腺释放的醛固酮一起减少尿量并刺激饮水。参见图 22.2。

 抗利尿激素（ADH）也称为血管加压素，它由垂体后叶释放。ADH 对于调节总水量、血量和血压起重要作用。脱水或血浆渗透压增高使 ADH 的分泌增加。ADH 引起肾小管对水的重吸收增加，使尿量减少。其结果导致体液量、血浆量和血压的增高。而这又将伴有血浆渗透压的降低（见图 22.2）。

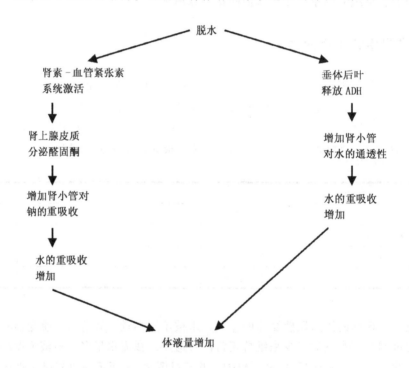

图 22.2　醛固酮和 ADH 调节水平衡的机制。

尿崩症是一种以缺乏 ADH 分泌为特征的疾病。症状包括多尿（每日尿量达 5～25 升），烦渴、脱水、发烧、舌干和谵妄。治疗包括应用合成的 ADH 或 Diabinese（氯磺丙脲，是一种降低血糖的物质，它可增加肾小管对 ADH 敏感度）。

22.8 血容量增多的病因、症状以及机体的反应是什么?

病因（cause）：输液过多，精神性狂饮发作以及由于肾衰或充血性心力衰竭导致的尿量减少。

症状（symptom）：体温下降，血压升高，水肿，体重增加。

反应（response）：下丘脑的液体渗透压下降导致渴觉被抑制，ADH 和醛固酮的释放减少。而 ADH 和醛固酮分泌减少又将导致尿量增加（与图 22.2 概括的过程相反）。

目的 D　区分电解质与非电解质。

电解质（electrolyte）是由离子结合而成的化学物质，当它们溶解在体液中时，解离成带电的离子（阳离子和阴离子）。酸、碱和盐都是电解质。**非电解质**（nonelectrolyte）是由共价化合物形成；当它们溶解在体液中时，不电离。大多数的有机化合物是非电解质。

22.9　列出电解质的功能。

1. 控制液体的渗透压。
2. 维持体液的酸碱平衡。
3. 作为必需的无机盐参与代谢。
4. 参与细胞活动。

22.10　常见电解质紊乱的鉴别。

低钠血症（hyponatremia）（血钠水平低）。病因：大量出汗、腹泻、某种利尿剂的使用、阿狄森氏病、进水量过多。症状：肌无力、头痛、低血压、循环性休克、神志不清。

高钠血症（hypernatremia）（血钠水平高）。病因：尿崩症、进水量不足、柯兴综合症。症状：神经系统紊乱、神志不清、昏迷。

低钾血症（hypokalemia）（血钾水平低）。病因：呕吐、腹泻、柯兴综合症、滥用利尿剂。症状：肌无力、瘫痪、浅呼吸及心律失常。

高钾血症（hyperkalemia）（血钾水平高）。病因：肾脏疾病、阿狄森氏病。症状：肌无力、瘫痪、心律失常、心脏停搏。

低氯血症（hypochloremia）（血氯水平低）。病因：呕吐、腹泻、脱水。症状：肌痉挛、碱中毒、呼吸抑制。

低镁血症（hypomagnesemia）（血镁水平低）。病因：严重的呕吐或腹泻。症状：反射亢进，有时会引起惊厥或手足抽搐。

高镁血症（hypermagnesemia）（血镁水平高）。病因：肾功能损伤排泄减少。症状：肌无力，镇静状态和神志不清。

低磷血症（hypophosphatemia）（血磷水平低）。病因：摄入减少或吸收下降，肾脏功能受损。症状：食欲下降、肌肉和骨骼疼痛。

复　习　题

选择题

1. 机体总水量占体重比例最高的是（　　）。　（a）新生男婴　（b）少年女子　（c）中年男子　（d）100 岁的老妇人

2. 制备 300ml 的 10% 的溶液，应加入（　　）溶质。　（a）10g　（b）10mg　（c）3mg　（d）30g

3. 体重下降，体温升高，血浆量减少，眼球下陷和尿量减少是下列（　　）疾病的症状。　（a）血容量过多　（b）水的正平衡　（c）血容量减少　（d）柯兴综合症

4. 下列（　　）情况通常不引起低钠血症。　（a）饮食中钠不足　（b）用水来补充汗液的损失　（c）用饮水来补充呕吐或腹泻所散失的体液量　（d）精神性狂饮

5. 引起渴觉的原因是（　　）。（a）体液渗透压降低　（b）血浆量增高　（c）血容量增多　（d）体液渗透压增高和 ADH 的分泌增多

6. 组织液是（　　）。　（a）细胞外液的一部分，占体重的 5%　（b）细胞内液的一部分，占体重的 20%　（c）细胞外液的一部分，占体重的 15%　（d）细胞核内的液体

7. 细胞外液（　　）。　（a）构成了机体总水量的主要部分　（b）主要由跨细胞液组成　（c）钠/钾的比值比细胞内液高　（d）所含的葡萄糖比细胞内液少

8. 高钾血症可（　　）。　（a）引起肌无力　（b）导致心律失常　（c）导致瘫痪　（d）由阿狄森氏病引起

9. 肾脏衰竭常引起（　　）。　（a）低钠血症　（b）高钾血症　（c）低镁血症　（d）高磷血症

10. 下列（　　）的液体量最小。　（a）细胞外液　（b）血浆　（c）组织液　（d）细胞内液

11. 细胞外液中含量最丰富的阳离子是（　　）。　（a）Na^+　（b）Ca^{2+}　（c）K^+　（d）Mg^{2+}

12. 占体重比例较小的是（　　）。　（a）血浆和细胞内液　（b）血浆和组织液　（c）细胞内液和细胞外液　（d）血浆和水

13. 一个 200 磅重的男子，其细胞内液大约重（　　）。（a）100 磅　（b）60 磅　（c）10 磅　（d）80 磅

14. 每天由肺造成的体液丧失大约可达（　　）毫升。　（a）800　（b）500　（c）350　（d）150

15. 对于下列（　　）腹泻带来的影响最严重。　（a）15 岁的男子　（b）30 岁的男子　（c）35 岁的男子　（d）80 岁的男子

16. 钾是下列（　　）体液中的主要阳离子。　（a）血浆　（b）组织液　（c）跨细胞液　（d）细胞内液

判断正误

_____**1.** 婴儿体液占体重的比例低而成人的比例高。

_____**2.** 通常情况下，女子的体液量相对比男子少，这是因为女子的脂肪相对较多。

_____**3.** 细胞内液氨基酸的浓度比细胞外液高。

_____**4.** 通过不显性失水，一个人在 24 小时期间可不感性排出一升水。

_____**5.** 消耗的水量和产生的尿量是体液调节的两大主要机制。

_____**6.** 高钠血症时血氯的浓度高。

填空题

1. 浓度高的体液可被称为_____。

2. 血容量减少可由缺乏 ADH 引起；导致这种情况的疾病是_____。

3. 水是由位于下丘脑的_____自主调节的。

4. _____在体液中溶解时可形成带电离子。

5. 血钾水平高是指_____。

6. _____由共价化合物形成并且在体液中不解离。

匹配题　将物质或疾病与它们的描述相搭配。

_____**1.** 细胞外液　　　　（a）血浆和组织液

_____**2.** 埃文蓝　　　　　（b）脱水

_____**3.** 尿崩症　　　　　（c）占体重的 35%～40%

_____**4.** 细胞内液　　　　（d）体液量的超常增加

_____**5.** 血容量减少　　　（e）用于测量血浆量

_____ **6.** 血容量增多　　　(f)缺乏 ADH

答　案

选择题

1.（a）总水量占婴儿和儿童体重的 $75\%\sim90\%$。

2.（d）百分溶液 ＝ 溶质的克数/100ml 溶液。

3.（c）血容量减少是由进水量减少或液体排出增多所引起。

4.（a）是水过多而不是饮食中的钠不足导致低钠血症。

5.（d）渗透压的增加或体液量的减少可引起 ADH 分泌，而它们也可增加渴觉。

6.（c）组织液是围绕在细胞周围的细胞外液的一部分。

7.（c）细胞外液（Na^+-142，K^+-4）而细胞内液（Na^+-10，K^+-140）

8.（d）高钾血症可由阿狄森氏病引起；低钾血症可由柯兴病引起。

9.（b）肾脏可主动分泌过多的钾。高钾血症是由肾衰所引起的常见而又致命的结果。

10.（b）血浆只占总体重的 4.5%。

11.（a）Na^+ 的量为 142mEq。

12.（b）血浆和组织液仅占体重的 14% 左右。

13.（d）200 磅的 40% 是 80 磅。

14.（c）350ml/天；这种类型的失水称为不显性失水。

15.（d）80 岁男子的危险性高，因为老年人的体液量相对较低。

16.（d）细胞内液含钾 140mEq

判断正误

1. 错；婴儿体液占体重的百分比高而年龄较大的人相对较低。

2. 正确

3. 正确

4. 正确

5. 正确

6. 错；高钠血症是血钠的浓度高。

填空题

1. 高渗液　　　　**2.** 尿崩症

3. 渗透压感受器　　**4.** 电解质

5. 高钾血症　　　　**6.** 非电解质

匹配题

1.（c）　　　　　**2.**（e）

3.（f）　　　　　**4.**（a）

5.（b）　　　　　**6.**（d）

（邵雪梅　张茂先　译）

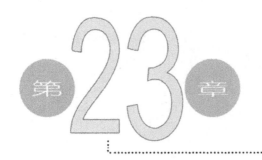

生殖系统

目的 A　评价有性生殖的生物学价值。

　　生殖系统是专门产生具有多种遗传表现型子代的系统。这一过程通过**有性生殖**（sexual reproduction）实现，即来自雌雄双方的基因随机结合成一个新的子代。基因的差异是自然选择的基础。环境改变，物种进化过程中，存活下来的种群基因被传代。

　　同时，父母养育并照料幼儿这种家庭社会单元模式更具有生物学和社会学价值。

23.1　什么是配子？

　　配子（gamete）又称生殖细胞或性细胞，是具有生殖功能的细胞（卵子或精子）。它们都是单倍体细胞，即只含半补基因或 23 条染色单体。**精子**（spermatozoon）（精细胞）进入卵子（ovum）（卵细胞）完成受精，形成一个正常的二倍体即**合子**（zygote），其中卵子的染色体与精子的染色体相配对。这样便有了基因的多样性。

23.2　给性交定义。

　　性交（coitus）也称交配，是两性的相交行为。通过性交射精，才能够使卵子受精。如果射出的精子暴露在空气中将会在几分钟内干燥（脱水）死亡。而性交时由阴茎进入阴道的精子可以存活 5 天。

23.3　孩子的性别怎样决定？

　　人的 23 对染色体中只有一对决定性别。性染色体分 X 和 Y 两种。女性的性染色体由 2 个 X 染色体组成，因此所有女性的配子或卵子只含 1 个 X 染色单体。男性的性染色体由一个 X 染色体和一个 Y 染色体组成，因此男性的配子或精子就会出现数量相等的 X 和 Y 染色单体。因此受精时结合的精子是 X⁻或 Y⁻染色体决定了男女性别。两者的概率几乎是相等的。

　　生殖器的分化受激素控制。因为在母亲的子宫内处于雄性激素较低的环境，所有胚胎发生均从女性开始。男性在胎儿早期睾丸开始分泌雄性激素，这种分泌可以使男性生殖器男性化。如果缺乏雄性激素，则胎儿会继续向女性方向发展。

目的 B　理解精子发生和卵子发生。

　　精子发生（spermatogenesis）是指精子在男性睾丸中产生的过程。**卵子发生**（oogenesis）是指卵子在女性卵巢内产生的过程。这两个过程都有一特殊的分裂称为减数分裂。

23.4　描述减数分裂并解释其在卵子发生和精子发生中是如何分化的。

　　减数分裂（meiosis）（见图 23.1）与有丝分裂（见图 3.9）一样，是每个染色体的自我复制。然而与有丝分裂的过程不同；同源染色体发生联会，紧密排列成对，形成四个染色单体组成的四联体。需要两次成熟分裂才能使四联体分成四个子代细胞，每个子代细胞含有一半的染色体。通过这些分裂母亲和父亲的染色体自由分配，在单倍体配子中产生多种组合。

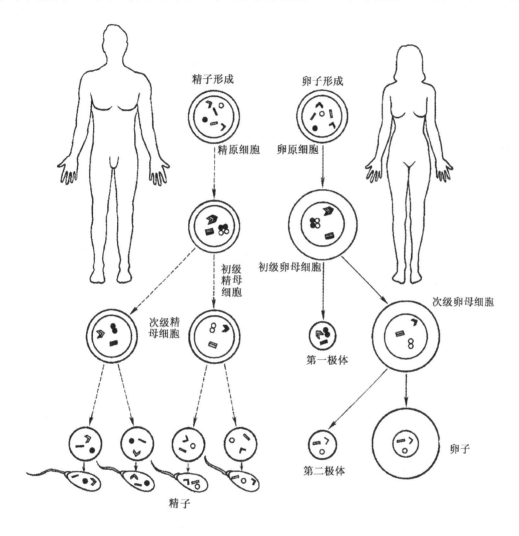

　　图 23.1　减数分裂过程：男性为精子形成，产生 4 个精子；女性为卵子形成，产生 1 个卵子。

目的 C　生殖有关的活动和条件。

　　生殖系统是以其潜在发育为特征的，即只有发育到一定程度这个系统才具有它的功能。生长发育和生殖系统的成熟是受激素调节的。虽然生殖器是先天形成的，但两性生殖器在青春早期（表 23.1）以前是发育不全的。青春期是指介于儿童和成人时期之间的生长发育期。女孩的青春期开始于 10 岁左右，男孩为 12 岁左右。大多数人在 20 岁时达到成人身高并获得生理成熟。

表 23.1　生殖行为和条件

行为/条件	定　　义
青春期	生殖器官具有功能的发育时期
月　经	女性的月循环周期结束时由子宫排出血液和组织（月经）
排　卵	囊状卵泡破裂并释放一个卵细胞
勃　起	生殖器的勃起组织充血肿胀
射　精	精液从勃起的男性阴茎射出
生育力	怀孕（能怀孕的卵巢）或受精（有活力的精子）的能力
怀　孕	女性体内怀有正在发育的后代
妊　娠	从卵子受精到胎儿出生受孕体在子宫内的发育期
分　娩	孩子出生，伴随子宫的系列收缩又称阵痛生产
泌　乳	乳腺产生和分泌乳汁
绝　经	女性生殖能力丧失，月经停止标志着停止排卵

23.5　人的怀孕期有多长？怎样判断"分娩日期"？

正常人的妊娠期是 9 个月。了解这一点以及月经周期就能确定分娩日期。典型的生理周期（见问题 23.32）中，女性在下次月经前 14 天排卵，排卵后大约 20～24 小时内受精。将排卵的时间加上 9 个月 或 38 周便推算出分娩日期。

目的 D　区分第一性器官和第二性器官以及第二性征。

第一性器官（primary sex organ）也叫**性腺**（gonad），男性为睾丸，女性为卵巢。性腺的功能是混合性的，既产生性激素（内分泌系统）又产生配子（生殖系统），因此是混合性腺体。**第二性器官**（secondary sex organ）或附属腺体是指在青春期成熟的一些结构，它们的作用基本上是营养和运输配子。**第二性征**（secondary sex characteristic）是一些具有性吸引力的特征。

23.6　是什么因素促使附属性腺成熟？

青春期释放增加的性激素是性腺成熟的主要原因——男性是睾酮，女性为雌二醇及其他雌激素。

23.7　下列哪些是附属性腺，哪些是第二性征？（a）输卵管（b）阴毛（c）附睾（d）乳房。

女性输卵管和男性的附睾可分别运输卵子和精子。由于它们都在青春期成熟，是有性生殖的基础，所以它们都是第二性器官（secondary sex organ）。增大的乳房在女性具有一种性吸引力，因此是**第二性征**（secondary sex characteristic）；而无论男女，阴毛也是第二性征。

目的 E　确定男性生殖系统的组成

男性性器官（male sex organ）在性腺（睾丸）分泌的睾酮影响下在出生前即形成。青春期时附属性腺开始成熟并发挥作用。表 23.2 列出了男性生殖系统的组成和各自的功能。

表 23.2 男性生殖系统的组成

器 官	定义和定位	功 能
睾 丸	第一性腺；位于阴茎后方的阴囊内	产生精子（配子）和睾酮（雄性激素）
阴 囊	皮肤囊；位于阴茎后方	封闭和保护睾丸
附 睾	附着于睾丸后面的大量小管	精液成熟部位；贮存精子
输精管	连于附睾和射精管之间的管道	贮存精子；射精时运送精子
前列腺	膀胱底部包绕尿道前列腺部的栗子大小的腺体	分泌碱性液体以中和阴道的酸性环境；增强精子的活力
精囊腺	附着于射精管，位于前列腺后面的管状腺体	分泌含营养物质和前列腺素的碱性液体
尿道球腺	前列腺前方和花生大小的腺体；在尿道膜部开口	分泌液体以润滑尿道和阴茎的尾端
射精管	位于输精管和尿道前列腺部之间的短管	接受精子，另外产生精液
阴 茎	阴囊前方笔状器官，附着于耻骨	将尿液和精液输出体外；性交器官

23.8 哪些男性生殖器是不成对的？哪些是成对的？

见图 23.2。阴囊、前列腺、尿道和阴茎是不成对的。睾丸、附睾、输精管、精囊腺和尿道球腺是成对的。

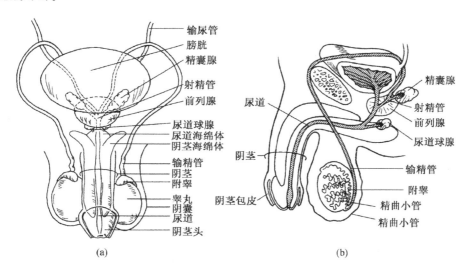

图 23.2 男性生殖系统。（a）前面观；（b）矢状位。

23.9 哪些器官组成男性外生殖器？

阴茎、阴囊、睾丸、附睾和部分输精管构成男性外生殖器，射精管、精囊腺、前列腺和尿道球腺位于盆腔的底部。每侧的输精管都包在精索（见问题 23.11）内经腹股沟管进入盆腔。

23.10 附属腺和输送精子的导管之间的相互联系。

射精管（ejaculatory duct）开口于**尿道**（urethra）的前列腺部。射精管是由**输精管**（ductus deferen）和**精囊腺**（seminal vesicle）的导管合并形成的。**前列腺**（prostate）包绕射精管和尿道的连接处，其排泄物直接汇入这些导管的液体中。**尿道球腺**（bulbourethral gland）的排泄物在阴茎底部排入尿道。

前列腺随着年龄增大会产生变化，因此男性的常规体检就包括前列腺的直肠触诊。常见的改变是良性前列腺增生或前列腺肥大。此时尿道容易阻塞，导致排尿困难。更为厉害的是前列腺癌，多发于60岁以上的男性，在美国这是第二大致死癌症。早期检测和治疗对成功诊治十分关键。

23.11　什么是精索?

　　精索（spermatic cord）是睾丸至腹股沟管腹环（见图23.2）的一段结构。由输精管、血管、神经、提睾肌（见问题23.12）和结缔组织构成。

23.12　影响睾丸在阴囊内位置的两块肌肉是什么?

　　阴囊的外形随着环境的变化而改变。它是由两块肌肉控制：肉膜和提睾肌。**肉膜**（dartos）是阴囊的皮下组织内的薄层平滑肌，**提睾肌**（cremaster）是沿精索走行的小束骨骼肌。提睾肌可随意收缩。当两块肌肉不随意收缩时，将睾丸提起接近温暖的身体，并使阴囊皱缩。当这些肌肉舒张时，睾丸下降离开体腔，阴囊的表皮柔软而松弛。

　　　96°F（35℃）是最适于精子产生和贮存的温度。若低于此温度，肉膜和提睾肌自主收缩将睾丸上提靠近身体；若高于此温度，这些肌肉舒张。紧身服会使睾丸与身体接触过近，频繁的热水浴或桑拿都会导致男性暂时性不孕。

目的 F　睾丸的结构和功能。

　　每侧**睾丸**（testis）呈卵圆形，色白，约4厘米（1.5英寸）长，直径约为2.5厘米（1英寸）。睾丸表面覆盖两层组织或被膜（见图23.3）。外层的**睾丸鞘膜**（tunica vaginalis）是出生前睾丸下降至阴囊时由腹膜形成的一薄层皮囊。**白膜**（tunica albuginea）是一层直接包裹睾丸的坚韧的纤维膜。白膜向内延伸将睾丸分隔成250～300个**楔形小叶**（lobules）。**阴囊间隔**（scrotal septum）分离两侧睾丸使之各居阴囊一侧。睾丸产生精子和雄性激素。雄激素可以调节精子形成，促进第二性器官发育与分化。

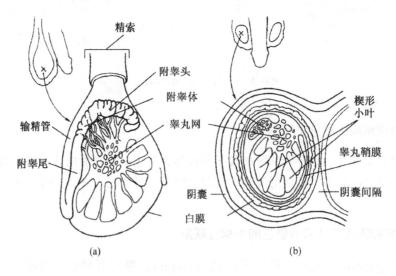

图23.3　睾丸、附睾和阴囊的结构图。(a) 矢状切面；(b) 冠状切面。

　　睾丸下降至阴囊在胚胎28周开始的，一般在29周完成。如果出生时一侧或双侧睾丸仍未下降至阴囊（称为隐睾），可以通过服用激素促其下降。如果这样仍不起作用，则必需进行外科手术并且要在5岁前完成。否则会导致不育或睾丸肿瘤。

23.13　精子是在睾丸的什么部位产生和贮存的?

精子形成是在生精小管内（见图 23.4）。精子一旦形成便沿生精小管游动，进入睾丸网，进一步发育成熟。然后通过一系列的输出小管被输送至附睾内完全成熟。成熟的精子贮存在附睾和输精管的第一部分。精子从产生至成熟的全过程约需 2 个月的时间。

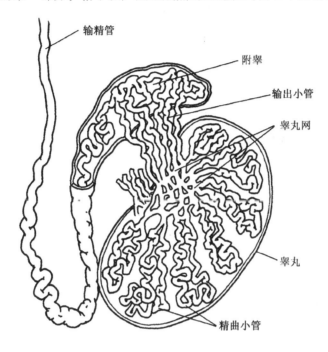

图 23.4　睾丸的组织结构。

23.14　区分支持细胞和间质细胞。

支持细胞（sustentacular cell）（塞尔托利细胞）是非胚胎细胞，为发育的胚胎细胞提供必需的分子。**间质细胞**（interstitial cell）（莱迪希细胞）位于生精小管之间，能产生和分泌雄性激素。

目的 G　成熟精子的结构。

　成熟的**精子**（spermatozoon）或精细胞在显微镜下呈蝌蚪状，长约 60um，由卵圆形的头部、圆柱形的体和细长的尾部构成（见图 23.5）。

23.15　精子各部分的功能是什么?

精子的头部包括带 23 条染色体（单倍体）的细胞核。头的末端（顶体）含有能协助精子穿透卵子的酶。鞭毛的体内含线粒体，为尾部的运动提供能量，尾部通过鞭打运动推动细胞以每小时约 3mm 的速率行进。

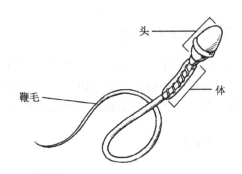

图 23.5　精子的结构。

目的 H　阴茎的结构及作用。

　　　阴茎（penis）表面覆盖松弛的表皮，由一个固定的根和游离的体组成，体的末端膨大为阴茎头。阴茎的特点是有三条柱状的勃起组织，性交时充血膨大以插入阴道。阴茎的尿道作为泌尿系统的管道，尿从膀胱经此排出。

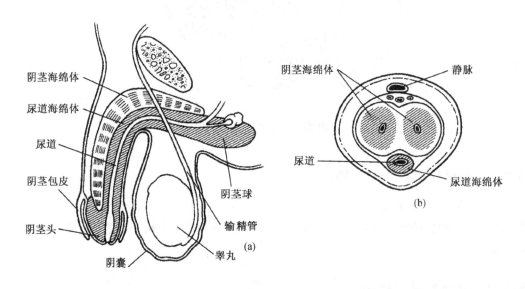

图 23.6　阴茎。（a）矢状切面；（b）冠状切面。

23.16　阴茎如何连于盆底（会阴）？

阴茎根部（root of the penis）向后形成阴茎球（bulb）和阴茎脚（crura of the penis）。阴茎球位于会阴的泌尿生殖三角，与会阴筋膜的深面相连系，并被球海绵体肌包裹。两个阴茎脚将阴茎根部与耻骨弓和会阴筋膜相连，坐骨海绵体肌包绕每个阴茎脚。

23.17　阴茎的哪些部位是勃起组织，哪些不是？

勃起部分（erectile parts of the penis）。阴茎体（body of the penis）由纤维组织联系起来的三条圆柱状勃起组织外覆皮肤而成。其中成对的位于背侧的叫阴茎海绵体（corpora caver-nosa penis），两海绵体之间有纤维组织形成的阴茎中隔。尿道海绵体（corpus spongiosum pe-nis）位于阴茎海绵体的腹侧，包绕尿道。

非勃起部分（nonerectile parts of the penis）。阴茎头（glans penis）是尿道海绵体的末端膨大。未行包皮环切术的男性，其阴茎头被包皮（prepuce）覆盖。阴茎头冠（corona glandis）是阴茎头的前缘。阴茎头的下面有一垂直的褶，称为**系带**（frenulum），将包皮连于阴茎头。包皮可以保护阴茎头的血管。

　　包皮环切术是对包皮进行切除的外科手术。主要是出于卫生的目的行此手术，因为阴茎头露在表面更易清洗。沿包皮的内表面会分泌一种脂质称为包皮垢。包皮垢滞留会滋生细菌，可能导致该部位轻度的发炎和感染。而清洗未行切除术的阴茎头则需使包皮退缩。包茎是包皮过紧而不能使之退缩出现的问题。这种情况就必须行包皮环切术。

23.18　是什么导致阴茎的勃起？

阴茎勃起必须有一定的血流量，即进入阴茎动脉的血流是要超过静脉回流的血量。一般情况下，阴茎小动脉受持续的交感刺激能使动脉壁内平滑肌收缩，因此有平稳的血流流过阴茎。当性兴奋时，副交感冲动舒张小动脉，血液流入多于流出，阴茎变得肿胀。同时阴茎海绵体和尿道海绵体的背侧静脉轻微收缩也会加强这种作用。

23.19　区分精子发射和射精。

连续的性刺激后阴茎勃起会导致精子发射。**精子发射**（emission）是指精子由附睾到射精管的射出行为和精囊腺、前列腺合成精液的分泌行为（见目的 I）。**射精**（ejaculation）紧接在精子发射之后，精液经阴茎的尿道快速喷出，并伴随性高潮的出现。与勃起相反，精子发射和射精是男性附属性腺受交感神经支配完成的。

　　阳痿是指成熟的男性不能维持勃起至射精。阳萎的原因可能是生理上的（如阴茎构造异常、血管调节不规律、神经病，某些疾病或衰老）。然而大部分阳萎的原因是精神上的，应尽早向性专家咨询。

23.20　女性生殖器有勃起组织吗？

有。女性的勃起组织与男性是同源的（起源于相同的胚胎组织），包括阴蒂（见图23.7）和前庭球。阴蒂与阴茎同源；前庭球与阴茎体的勃起组织同源。另外在乳房的乳晕内也有勃起组织。

目的 I　描述精液的组成以及与男性生育力有关的因素。

　　精液（semen）是勃起的阴茎射出的混合液。每次射精平均约射出 1.5～5.0ml 精液。精液由贮存在附睾和输精管内的成熟精子及精囊腺和前列腺排出的液体共同组成。射出的精液 99% 以上都来自精囊腺和前列腺。大部分（60%）由精囊腺产生，其余（约 40%）由前列腺产生。精子只占精液的 1% 以下。精液的 pH 值约为 6.5，内含大量的前列腺素（见问题 13.1）。

23.21　估计精液中精子的浓度（精子数量）。

通常一次射精约排出 2～5 亿个精子。也就是每 ml 射出物约含 1 亿精子。如果精子浓度低于 1 千万/ml，则该男子可能不育。做过输精管切除术（切除两侧输精管的一部分）的男性仍然可以射精，但精液内没有精子。

　　一侧或双侧的睾丸静脉肿胀曲张则发生精索静脉曲张，导致睾丸的血液循环不畅，进而防碍精子形成。男性不育主要是因为精索静脉曲张，可通过外科手术纠正。

目的 J   确定女性生殖系统的组成。

女性**第一性腺**（primary female sex organ）是卵巢。女性的**第二性腺**（secondary sex organ）因为无睾丸和雄性激素影响在出生前即发育。青春期在卵巢分泌的雌激素作用下，第二性腺成熟并发挥作用。表 23.3 列出女性生殖系统的组成和功能。

表 23.3   女性生殖系统的组成

器 官	定义和定位	功 能
卵 巢	第一性腺；位于子宫两侧盆腔的上部	产生卵子和雌激素
输卵管	连接卵巢和子宫的末端开放的管道	输送卵子至子宫；受精部位；输送胚胎至子宫
子 宫	形似倒置的梨形的中空肌性囊状器官；通过肌肉和韧带维持其在盆腔内的正常位置	胚胎植入部位；怀孕时维持胚胎和胎儿的生命；分娩时扮演重要角色
阴 道	位于前方膀胱、尿道和后方的直肠之间的中空性肌性囊状器官	输送子宫分泌物至体外；性交时容纳勃起的阴茎和精液；分娩时胎儿的产道
大阴唇	阴阜和会阴间的两块纵形皮肤褶皱；被会阴裂纵行分离	形成会阴裂的边缘；封闭和保护其他外生殖器
小阴唇	大阴唇中间的两条纵形皱襞；被阴道前庭纵形分开	形成阴道前庭的边缘；保护阴道和尿道的开口
阴 蒂	会阴裂上部的圆形突起被阴蒂包皮包裹	性刺激时提供快感
前庭大腺	位于阴道开口的皮下部分	性交时分泌滑液至前庭和阴道
乳 腺	乳房内的小叶	乳腺产生和分泌乳汁以营养婴儿

23.22   哪些女性生殖器不成对？哪些成对？这些词语的复数如何拼写？

见图 23.7。子宫、阴道和阴蒂是不成对的。卵巢、输卵管、大阴唇、小阴唇、前庭大腺和乳腺是成对的。

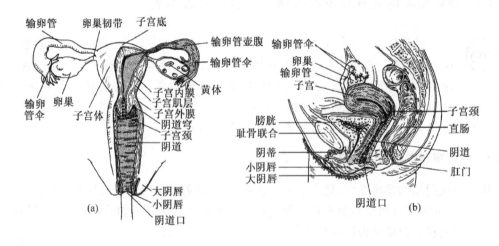

图 23.7   女性生殖系统。（a）前面观；（b）矢状切面。

23.23   哪些器官组成女性外生殖器？

女性外生殖器总称为女阴，包括阴阜、大阴唇、小阴唇、阴蒂和阴道口（见表 23.3 和

图 23.8）。

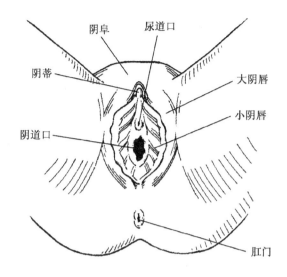

图 23.8　女性的外生殖器。

由于起源于相同的胚胎组织，许多女性生殖器与男性的是同源的。男女性腺（卵巢和睾丸）很明显就是同源的。其他同源器官如大阴唇和阴囊；阴蒂和阴茎头；小阴唇和阴茎体；前庭大腺和尿道球腺等。

23.24　阴道腔内被覆什么类型上皮？

成年女子的阴道约 8 厘米（4 英寸）长，但性交时可根据阴茎的大小形状而扩张。这种扩张是由于复层扁平上皮决定的，这些上皮形成**阴道皱褶**（vaginal rugae）。

23.25　阴道内的 pH 是多少？

阴道的肌层含少量腺体；阴道内的酸性黏液主要来自子宫的腺体。阴道内 pH 是强酸性（约 4.0）。这一酸性环境可以防止微生物生长但对精子活性不利。精液内的碱性成分可以暂时中和阴道内的酸性而保证精子的存活。

处女膜是一薄层黏膜，在某种程度上可以覆盖阴道口。它是进化时的残留组织，有着极大的个体差异。在女婴时处女膜就可能不存在或部分存在或完全封闭阴道口。如果有处女膜，也可能在孩提时因日常的运动或青春期时使用月经栓塞而破裂。另一方面处女膜也可能非常坚韧以至性交后仍然存在。因此处女膜并不足以作为处女的可靠标志。

23.26　描述子宫的结构。

子宫位于输卵管以上的穹窿部分称为子宫底；逐渐变细的区域是子宫体；下方突入阴道较狭窄的是子宫颈（见图 23.7）。子宫体内的空腔叫子宫腔；子宫颈的内部叫子宫颈管。子宫腔与子宫颈管的移行处称为子宫峡，而子宫颈管进入阴道内的开口叫做子宫口。

子宫壁由 3 层结构组成：子宫外膜、子宫肌层和子宫内膜。**子宫外膜**（perimetrium）位于外层，较薄，是盆腔外膜的一部分。较厚的**肌层**（myometrium）由平滑肌构成，子宫底部最厚，子宫颈最薄。经前痉挛由子宫肌层收缩引起；分娩时肌层强力收缩有助于生产。**子宫内膜**（endometrium）是位于子宫内层的黏膜。其浅层功能层由柱状上皮构成，行经时脱落形成月经。深层的基底层含丰富血管，在每次行经后修复功能层。

子宫内膜异位即子宫内膜不仅位于子宫腔而且出现在其他部位。常见的部位有卵巢、输卵管和子宫的外层。子宫内膜异位可通过行经时经血逆流检察。患子宫内膜异位的妇女每次月经时会有内出血。该症可经药物治疗，如不治则导致不育。

目的 K　描述卵巢的结构及卵泡、卵子和黄体的周期性发育过程。

卵巢（ovary）位于盆腔上部，子宫的两侧，靠一些韧带固定。每侧卵巢的外周有许多小细胞称为原始卵泡（见图 23.9）。每个原始卵泡内含有一个未成熟的卵子。卵巢周期为 28 天，周期开始时约有 20 个卵泡生长发育，但一般只有一个卵泡发育成熟，其他的则先后退化。卵巢中期携带几乎完全成熟的卵子的囊状卵泡逐渐突出卵巢表面，排出卵子。此过程称排卵。排卵后，卵泡细胞结构发生改变（黄体化）形成黄体。

23.27　月经周期与卵巢周期有什么不同？

没有。它们是女性生理周期的两种表示（见目的 M）。当使用"卵巢周期"时，更强调卵巢在激素作用下的变化；而使用"月经周期"，则强调的是同样激素作用下由子宫经阴道的出血或不出血的血流变化。

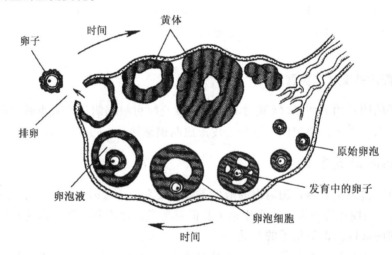

图 23.9　显示卵泡发育和排卵时的卵巢。

23.28　什么使原始卵泡成熟？

主要是促卵泡成熟激素（FSH）（见表 13.1 和表 13.3）及少量的黄体素（LH）。月经期的 15 天左右两侧卵巢之中会产生一个成熟的卵泡。

23.29　什么决定排卵和黄体化？

LH 的分泌量急剧升高会引起：
1. 成熟卵泡破裂，排出卵子。
2. 破裂的卵泡内充满血液（血体）。
3. 血块被富含脂肪的黄体细胞取代形成黄体。

23.30　排卵的体征有哪些？

体温（body temperature）排卵的基础体温会升高并维持至周期结束。每天清晨测量体温并记录下来可以检测排卵的发生。**宫颈黏液**（cervical mucus）排卵周期不同的时间取宫颈黏液涂于玻片上，干燥后在显微镜下观察可得到不同的结果。排卵期呈羊齿叶状结晶。**腹痛**（abdominal pain）排卵时卵泡破裂可能引起少量出血和局部发炎，会产生轻微腹痛。

23.31　月经周期中哪段时间为易受孕期？

精子在女性生殖道内能存活 5 天，而卵子在排卵后只能存活 24 小时。因此要想怀孕则应在排卵前 5 天和排卵后 1 天内性交。即受孕期一般约为 6 天左右。

目的 L　月经周期。

月经（menstruation）开始于青春期，月经周期一直持续到绝经，约为 36～40 年。阴道出血的日子是周期的第一天；周期一直到下次月经出现为最后一天。通常为 1 个阴历月或 28 天，但在 22～35 天之间也算正常。

23.32　描述 28 天的月经周期如何分为四个阶段。

见图 23.10。

月经期（menstrual phase or mense）：下次月经前第 1 天～第 5 天（±2 天）**增生期或排卵前期** [proliferative or preovulatory (follicular) phase]：下次月经前第 5 天～排卵日（14±2 天）**黄体期或分泌期** [secretory or progesterone (luteal) phase]：排卵日～第 28 天局部**缺血期**（ischemic phase）：第 27～28 天

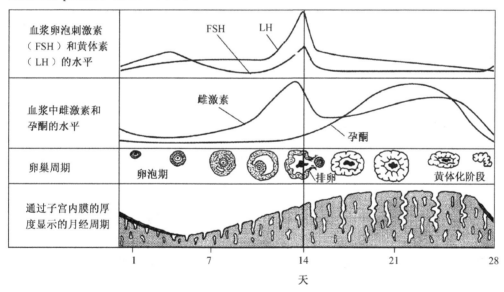

图 23.10　月经周期和卵巢周期。

23.33　定义月经初期

第一次来月经称为月经初期（初潮）；它标志女性生殖能力的开始，是青春期开始的最明显的标志。初潮通常开始于 9～17 岁（平均年龄为 12.5 岁）。

23.34　排卵前期与黄体酮分泌期哪一个更为恒定？

排卵前期变化较大，周期长时会适当延长（29 天～35 天）；周期短时（22 天～27 天）也会提前结束。而黄体酮分泌期则比较固定约为 14 天。

目的 M　描述女性的激素循环变化。

在下丘脑的控制下垂体前叶和卵巢会分泌固醇类激素。这种分泌的周期性变化可以调节女性生殖活动。

23.35　用递进的方式分析女性的激素循环。首先从 CNS 开始，并忽略其反馈机制。

1. 下丘脑释放促黄体释放激素（LRH）；靶器官为垂体前叶。
2. LRH 促进 FSH 和 LH 的分泌。
3. FSH 和 LH 如表 13.3 中所述作用于卵巢（这使得卵巢周期得以维持，当黄体退化为白体时终止）。
4. 成熟卵泡分泌雌激素，能促进子宫内膜增厚（月经周期中的增殖期）。
5. 黄体分泌孕酮和雌激素，稳定子宫内膜并为其植入做准备（月经周期的分泌期）。
6. 白体形成：孕酮和雌激素水平下降，子宫内膜脱落，开始一个新的周期（月经周期的局部缺血期；见问题 23.32）。

23.36　经血是如何出现的？

如果没有受孕——即没有形成胎盘——由于缺少人绒毛膜促性腺激素（hCG）（见问题 23.42）黄体在整个周期的约 23 天开始退化。当黄体的功能停止时，雌激素和孕酮的水平也快速下降；同时子宫血管收缩，内膜缺血。子宫内膜变性出血，组织残余碎片随同血液经阴道排出即流出经血。

23.37　口服避孕药是如何起作用的？

通过抑制垂体前叶 LH 和 FSH 的释放，阻止卵泡的成熟从而阻碍排卵发生。

23.38　促怀孕药如何起作用的？

促怀孕药物的基本作用就是增加 LRH 的释放，这样能刺激 LH 和 FSH 的释放（进一步加快排卵）。

目的 N　追踪卵子和精子通过生殖管道的路经并描述受精卵的早期胚胎发育。

精子进入阴道后必须从子宫颈管和子宫腔游到输卵管（正确的一个），这样才能遇到卵巢释放的卵子。通常**受精**（fertilization）发生在输卵管的远端 1/3 处。受精后，**合子**（zygote）（受精卵）经过有丝分裂并经过大约 3 天的时间由输卵管移动到子宫腔（见图 23.11）。然后发育中的**胚胎细胞**（blastocyst）仍保持游离状态约 3 天时间，最后胚胎在子宫内膜种植下来。

23.39　定义卵裂、桑葚胚、胚泡或囊胚和植入。

卵裂（cleavage）：受精卵早期连续的分裂过程。
桑葚胚（morula）：一个由 16～72 个分裂细胞构成的实心球状细胞团。
胚泡或囊胚（blastocyst）：受精后 3～5 天内进入子宫腔内的中空细胞球。
植入（implantation）：胚泡埋入子宫内膜的过程。

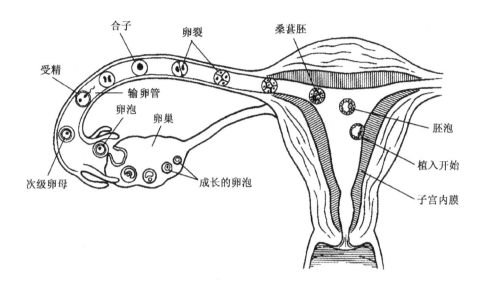

图 23.11　图示排卵，受精以及受精后第一周的发育过程。

23.40　大约有多少精子能分别到达子宫？输卵管？与卵子结合？

射入阴道内的精液含 2～5 亿个精子，其中只有约 1 百万个能到达子宫，而其中又仅仅 1 千个能到达含排出卵子的输卵管口，到达输卵管上部即受精部的只有约 100～200 个精子。

异位妊娠是指胚泡种植在子宫腔以外的其他部位发生的妊娠。最常见的异位妊娠是发生在输卵管的妊娠；有时称为输卵管妊娠。其他的异位点包括子宫颈（子宫颈妊娠）和腹腔（腹腔妊娠）等。异位妊娠对孕妇的健康有严重的危害。如果没有自动吸收（自发吸收）的话，一般都要做手术吸收。

目的 O　总结妊娠时出现的激素及其他变化。

在 hCG（见表 13.4）的作用下，黄体继续长大并分泌雌激素和孕酮直到胎盘具有产生激素的功能。整个妊娠期孕酮和雌激素一直发挥作用。

1．维持子宫内膜。

2．抑制 FSH 和 LH 的释放（因此中止月经周期）。

3．刺激乳腺增生。

4．抑制（孕酮）或促进（雌激素）子宫收缩。

5．增加（雌激素）子宫胎盘的血流量同时也导致子宫、乳腺、阴道和阴道的扩张。

胎盘分泌的人胎盘催乳素（PL）能促进乳汁生成及其他作用。母亲的心输出量、血量和热量需求都大大增加。

23.41　妊娠时只有性激素水平升高吗？

错误。糖皮质激素、甲状旁腺素和甲状腺素也有少量升高（见表 13.1）。

23.42　检测怀孕的大部分方法其实质是什么原理？

一旦卵泡细胞植入，即分泌人绒毛膜促性腺激素（hCG）。孕妇的尿中会出现 hCG；这是检测是否怀孕的最常用方法。hCG 的水平通常在受精后 10 天明显升高，这时使用家用早孕试纸即可检测。

23.43　妊娠期体重增长的合理值。

孕妇体重平均增长 20～25lb。一般胎儿占 7lb；子宫 2lb；胎盘和胎膜 2.5lb；乳房 2lb。其余则是脂肪、多余的细胞液和血液重量。

目的 P　描述生产和分娩的机制。

　　　　生产（labor）和分娩（parturition）是妊娠的高潮。生产由一系列心理和生理行为构成。生产的开始以子宫肌层有节律的强有力的收缩为标志。真的生产（与假的相对）其子宫收缩产生的疼痛是有规律间隔发生的，并且收缩的间隔期逐渐变短。此过程伴随着子宫颈扩张，子宫颈管排出带血黏液经阴道流出。生产时子宫收缩由下丘脑产生的垂体前叶释放的催产素，以及子宫自身产生的前列腺素共同作用而形成的。因此注射催产素或经阴道插入前列腺素栓剂可以诱导生产。

23.44　生产的过程分哪些阶段？

扩张阶段（dilation stage）。在此阶段子宫颈扩张至直径 10 厘米。内含羊水的羊膜囊（羊水袋）破裂。（如果不能自发破裂，则经手术使之破裂。）扩张阶段通常持续 8～24 小时。娩出阶段（expulsion stage）。强有力的子宫收缩及腹压使胎儿娩出。该阶段即真正的分娩期。娩出阶段需要 30 分钟，初产妇更长，但多次分娩的产妇只需几分钟。胎盘阶段（placental stage）。通过强有力的宫缩和腹压将胎盘从子宫内排出。该阶段在娩出阶段 10～15 分钟后完成。宫缩使子宫的血管收缩，导致出血减少并促使子宫复原（缩至原先的大小）。正常的分娩出血量不超过 350ml。

　　　　约 5％ 的阴道产是臀先露，而不是头先露，这种情况被称为臀位分娩。臀位生产其主要的影响是增加生产时间和生产时娩出阶段的难度。如果婴儿不能转动或臀位分娩，则需进行剖腹产。婴儿经腹部和子宫的切口娩出。

目的 Q　描述乳腺发育和泌乳的激素调控。

　　　　乳房内的乳腺（mammary gland）属于附属生殖腺，其特征是怀孕后产生乳汁。乳腺是特化的汗腺（见问题 5.27）。青春期初始，卵巢产生的激素促使乳腺和输乳管发育（见图 23.12）。妊娠时，在孕酮和雌激素作用下乳腺和输乳管进一步发育。还有其他几种激素也为乳腺的泌乳准备发挥重要作用。

妊娠时由于孕酮和雌激素水平较高，催乳素受到抑制。然而分娩后，雌激素和孕酮水平下降，催乳素的分泌不再受限。如同它的名称所示，催乳素可促进乳汁的生成。哺乳（动作）刺激了乳头和乳晕，这种感觉信息通过脊髓传入下丘脑，下丘脑释放催产素。催产素促进肌上皮细胞收缩，导致乳汁的射出。

23.45　什么是初乳？

分娩后的最初 1～2 天并没有乳汁产生；但这时会分泌几毫升黄白色不含脂肪的澄清的液体，称为初乳（colostrum）。它是婴儿最早的食品，能够为婴儿提供重要的母体免疫。

23.46　泌乳时能产生多少乳汁？

哺乳的高峰每天最多能分泌 1.5L 以上的乳汁。这些乳汁需要每天代谢约 100g 乳糖、50g 脂肪和 2～3g 磷酸钙。

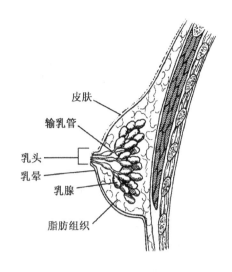

图 23.12　乳房和乳腺。

皮肤
输乳管
乳头
乳晕
乳腺
脂肪组织

23.47　哺乳期产妇能怀孕吗？

一般来说哺乳期催乳素的释放会抑制月经周期进而抑制排卵；但哺乳期产妇能够怀孕。哺乳并不能作为可靠的避孕方法。

目的 R　列举避孕的常用方法。

任何能够阻止卵子受精或胚泡植入的办法都可作用避孕方式之一。以下是几种较常见的计划生育措施。

安全期避孕法（rhythm method）排卵日前后几天禁止性交。

体外射精法（coitus interruptus）射精前收回阴茎。

避孕套法（condom）性交时给阴茎戴上橡胶或乳胶套，以防止精液遗留在阴道。

隔膜和杀精泡沫、凝胶、海绵（diaphragm and spermicidal fosm，gel，and sponge）防止精子进入子宫颈的各种障碍物。

口服避孕药（oral contraceptive）抑制促性腺激素（LH 和 FSH）的释放因而防止排卵的药物。

皮下埋植法（subdermal implant）将充满避孕药的小圆杆（2 英寸）埋入皮肤下，通常在上臂。

宫内节育器［intrauterine devices（IUDS）］阻止受精卵植入的设计。

输精管切除术（vasectomy）通过切断并结扎输精管而达到阻止射精时含有精子的目的。

输卵管结扎术（tubal ligation）通过切断并结扎输卵管而达到阻止卵子与精子相遇的目的。

23.48　口服避孕药内含什么物质？

通常口服避孕药内含有合成的雌激素和孕激素（迷你药片只含合成孕激素［孕酮］）。合成激素不会从 GI 途径降解，与天然激素的作用相同。这些激素维持高水平可以保护子宫内膜而不发生排卵。

临床关键词

闭经（amenorrhea）　月经抑制或没有。受各种压力会出现月经不调或停止，这是一种自然的反应，不会影响怀孕。

隐睾（cryptorchidism）　睾丸下降不全。

痛经（dysmenorrhea）　行经困难或疼痛，一般是由于梗阻、炎症或某种疾病导致。

外阴切开术（episiotomy）　切开会阴以促进分娩并防止（会阴）过度撕裂。

子宫切除术（hysterectomy）　切除子宫。

腹腔镜检查（laparoscopy）　对腹部器官特别是子宫、输卵管和卵巢的可视检查。

卵巢切除术（oophorectomy）　切除卵巢。

睾丸炎（orchitis）　睾丸的炎症；可能由一些感染引起如流行性腮腺炎。

巴帕尼科拉乌涂片试验（papanicolaou smear）　巴帕涂片试验是对子宫颈或子宫内膜癌变的诊断试验。通过检查阴道和子宫等部位的脱落细胞以检测是否有恶性过程。

子宫脱垂（prolapsed uterus）　子宫向下移位，甚至可扩张至阴道。

前列腺炎（prostatitis）　前列腺发炎。

外阴瘙痒（pruritus vulvae）　外阴严重瘙痒；经常伴有阴道炎。

性传播疾病（sexually transmitted diseases，STD）　影响男、女性生殖系统的传染病；多称为性病（VDs）。常见的性病如下所示：

淋病（gonorrhea）　一般称为 clap。由淋球菌或淋病奈瑟菌引起。其晚期会有泌尿生殖系病变、眼球结膜炎和关节病变。

梅毒（syphilis）　较淋病少见，但更为严重。由苍白密（梅毒）螺旋体引起，如不及时治疗会引起慢性退化变性。

获得性免疫缺陷综合征（acquired immune deficiency syndrome）（艾滋病，AIDS）　在男同性恋和毒品使用者人群中高发的无法治愈的性传播疾病。由人免疫缺陷病毒（HIV）感染引起并快速增殖。目前只能依靠教育和提倡安全性行为来阻止 AIDS 的传播。

软下疳（chancroid）　由一种杆菌即杜克雷嗜血杆菌引起的传染性生殖器溃疡。

生殖器胞疹（genital herpe）　由Ⅱ型单纯性胞疹病毒引起的不可治愈性病。复发感染阶段，病人会出现大量成群的生殖器水疱。

阴道炎（vaginitis）　阴道炎症；可能由性病或某种细菌或真菌感染所致。

复 习 题

选择题

1. 以下（　　）对性染色体组合可以发育成男孩。　（a）XX　（b）XY　（c）YY　（d）XO　（e）YO

2. 以下（　　）器官不是男性附属生殖腺。　（a）前列腺　（b）尿道球腺　（c）阴茎头　（d）精囊腺

3. 阴茎（　　）。　（a）是男性第一性器官　（b）由4条纵形柱状勃起组织组成　（c）与女性的大阴唇同源　（d）性交器官

4. 一般射出的精液中精子占（　　）含量。　（a）1%以下　（b）约10%　（c）50%　（d）90%以上

5. 精囊腺的分泌物占精液添加物的百分之（　　）。　（a）10%　（b）25%　（c）60%　（d）90%

6. 女性生殖器中与男性的阴茎头同源的是（　　）。　（a）大阴唇　（b）阴蒂　（c）卵巢　（d）阴道

7. 子宫的血管膜位于（　　）。　（a）子宫外膜　（b）子宫内膜　（c）子宫肌层　（d）滑膜　（e）肠系膜

8. 受精一般发生于（　　）。　（a）输卵管　（b）阴道　（c）子宫　（d）卵巢　（e）

腹膜腔

9. 沿耻骨弓至膀胱侧缘输送精子的管道是（　　）。　（a）附睾　（b）尿道　（c）精曲小管　（d）输精管　（e）精索

10. 以下（　　）部分不属于女性外生殖器。　（a）阴蒂　（b）阴道　（c）大阴唇　（d）小阴唇

11. 睾酮有助于（　　）。　（a）维持男性生殖功能　（b）同期性排卵　（c）子宫内膜成熟　（d）间质细胞　（e）以上都对

12. 男性附属性器官的功能是（　　）。　（a）输送精子至女性　（b）调节精子的生成　（c）产生精液　（d）产生雄性激素　（e）以上都对

13. 在性刺激作用下出现静脉窦充血最可能与（　　）有关。　（a）精子形成　（b）月经　（c）排卵　（d）勃起

14. 一个精子形成的简单过程产生的配子的数量（　　）。　（a）1　（b）2　（c）4　（d）8　（e）100 以上

15. 沿睾丸的后面排列的变曲小管是（　　）。　（a）生精小管　（b）睾丸网　（c）附睾　（d）输精管　（e）精囊腺

16. 精子由男性生殖道排出的顺序是（　　）。　（a）附睾、输精管、射精管、尿道　（b）射精管、附睾、输精管、尿道　（c）附睾、输精管、尿道、射精管　（d）输精管、附睾、射精管、尿道

17. 卵泡发育受（　　）影响。　（a）催乳素　（b）FSH　（c）睾酮　（d）胰岛素　（e）以上都不对

18. 下列（　　）器官分泌孕酮。　（a）垂体前叶　（b）黄体　（c）黄体和卵泡　（d）下丘脑　（e）垂体后叶

19. 下列（　　）关于绝经期血液激素浓度的描述是正确的。　（a）雌激素较低　（b）FSH 较高　（c）孕酮较低　（d）a、b 和 c 项都正确　（e）只有 a 和 c 项正确

20. 黄体的形成和维持主要受（　　）影响。　（a）FSH　（b）LH　（c）孕酮　（d）雌激素

21. 女性的体温（　　）。　（a）在月经期开始时升高　（b）排卵前 2 天下降　（c）排卵后比排卵前更高　（d）排卵后 2 天突然下降

22. 分泌雌激素的是（　　）。　（a）垂体前叶　（b）黄体和卵泡　（c）卵泡　（d）下丘脑　（e）垂体后叶

23. 月经开始于（　　）。　（a）垂体前叶释放 FSH　（b）由于黄体变性退化引起雌激素和孕酮减少　（c）黄体产生的雌激素和孕酮增多　（d）LH 突然下降

24. （　　）激素会刺激睾酮的分泌。　（a）LH　（b）孕酮　（c）FSH　（d）ACTH

25. 正常的 25 周岁的健康妇女的月经周期是 28 天，（　　）。　（a）子宫后增生期是由卵泡产生的雌激素引起的　（b）月经由黄体产生的孕酮引起的　（c）注射雌激素和/或孕酮会导致卵巢扩张，成熟卵泡的数量增多　（d）血浆雌二醇的浓度在排卵前开始下降并持续降低到月经开始　（e）以上都正确

26. 射精前精子贮存在（　　）。　（a）尿道列腺部　（b）前列腺　（c）附睾　（d）精囊腺　（e）射精管

27. 口服含雌激素和孕酮的避孕药（　　）。　（a）如果每日服用则会阻止月经生成　（b）主要是为了阻止胚泡的植入　（c）主要是抑制垂体前叶分泌促性腺激素　（d）是引起体重下降

28. 带 XX 染色体的胚胎会发育出女性附属器官是由于（　　）。　（a）雌激素　（b）雄激素　（c）雄激素缺乏　（d）雌激素缺乏

29. 射乳反射是由（　　）刺激形成。　（a）催产素　（b）雌激素　（c）催乳素　（d）

孕酮

30. 精子一旦被射入阴道可以存活（　　）。　　(a) 10～12 小时　　(b) 1 天　　(c) 2～3 天　　(d) 5 天以上

判断正误

——**1.** 除了进行过环切术的个体以外，其余人的阴茎头和阴蒂都被包皮覆盖。

——**2.** 卵巢和子宫是女性的第一性器官。

——**3.** 精囊腺、尿道球腺和前列腺都是男性生殖系的附属腺。

——**4.** 女性生殖器中的大阴唇与男性的阴囊同源。

——**5.** 减数分裂是有性生殖特有的。

——**6.** 异位妊娠是由于植入部位不在子宫内膜上导致的。

——**7.** 除了作为皮肤的退化鞘膜，阴茎包皮没有其他功能。

——**8.** 阴茎内的动脉受交感刺激会引起勃起组织充血同时动脉内的血流增多而静脉回流减少。

——**9.** 射精管在射精前贮存精子并产生精液。

——**10.** 乳腺是特化的皮脂腺。

——**11.** 青春期时催乳素导致乳房扩张，乳腺成熟。

——**12.** 第一次月经被称为初潮。

——**13.** 位于阴道口的前庭大腺能维持阴道的 pH 值为酸性。

——**14.** 睾丸内的间质细胞产生精子并分泌营养物促进精子发育。

——**15.** 月经的分泌期其特征是经血排出。

填空题

1. _____是指一侧或两侧睾丸没有下降至阴囊的状态。

2. _____是指勃起的阴茎射出精子的过程。

3. 女性的_____和男性的_____起输送配子的作用。

4. 位于睾丸的生精小管之间的_____细胞产生和分泌雄性激素。

5. 当一侧或两侧睾丸静脉血液回流不畅则出现_____。

6. _____是覆盖于阴道口的薄层黏膜残余物。

7. 射出的精子能存活_____天，而排出的卵子只能存活_____小时。

8. 第一次的月经称为_____。

9. 一个合子的有丝分裂被称为_____。

10. 当胚泡种植在子宫腔外的其他部位时称为_____。

填图题

1._____	2._____
3._____	4._____
5._____	6._____
7._____	8._____
9._____	10._____

匹配题　将下列结构与其功能相配对

——**1.** 前庭大腺　　(a) 保护性鞘膜

——**2.** 包皮　　(b) 产生睾酮

——**3.** 卵泡　　(c) 贮存精子

  4．阴囊　　　　　　（d）营养精子

  5．支持细胞　　　　（e）分泌雌液素

  6．输卵管　　　　　（f）分泌滑液

  7．阴蒂　　　　　　（g）封闭睾丸

  8．尿道　　　　　　（h）输送卵子

  9．间质细胞　　　　（i）容纳勃起组织

  10．附睾　　　　　　（j）运送精液

答　　案

选择题

1．（b）XY 基因组合 ＝ 男性；XX ＝ 女性。

2．（c）阴茎头是阴茎的一部分；不是腺体。

3．（d）阴茎含勃起组织，是性交器官，在性交时将精子运送至阴道。

4．（a）附属腺（前庭腺和精囊腺）产生的添加物占精液的 99％。

5．（c）精囊腺产生的添加物约占 60％ 而前庭腺占 40％。

6．（b）阴蒂内含勃起组织和深感受器，与阴茎头是同源组织。

7．（b）子宫内膜位于子宫内层，其功能层在月经时脱落。

8．（a）通常受精部位在输卵管的外 1/3 处。

9．（d）精子排出时由输精管到射精管。

10．（b）阴道属内生殖器，并不是外阴部。

11．（a）睾酮及其衍生物的作用是促使并维持男性生殖系的生长发育。

12．（a）男性附属腺能营养精子并在性交时运送精液至女性阴道。

13．（d）男性生殖器的勃起是由于勃起组织的静脉窦充血。

14．（c）精子形成时会产生 4 个同等成熟的配子，但卵子形成时只有一个成熟的配子。

15．（c）附睾以蝌蚪状线形小管附着于睾丸的后部。

16．（a）精子通过附睾和输精管的运动过程称为精子发射。精液经射精管和尿道的运动过程称射精。

17．（b）促卵泡生成素（FSH）及少量的黄体素（LH）能促进原始卵泡的成熟。

18．（b）孕酮由卵巢内的黄体分泌。怀孕时由胎盘分泌。

19．（d）停经时，垂体前叶继续释放 FSH 和 LH，但是卵巢对此不再起反应；因此卵泡不再发育。也就没有或只有少量的雌激素或孕酮生成。

20．（b）黄体素与黄体的形成和维持有关。

21．（c）排卵时基础体温升高并在卵巢周期的后半段一直维持较高。

22．（b）解释同 18 题

23．（b）雌激素和孕酮下降，当黄体退化时（没有怀孕）出现月经。

24．（a）LH 促进睾丸内的间质细胞（莱迪希细胞）分泌睾酮。

25．（a）增生期从排卵周期的第 5 天至排卵。

26．（c）精子贮存在附睾和输精管的起始部。

27．（c）复合口服避孕药抑制垂体前叶 LH 和 FSH 的释放因此阻碍卵泡的成熟。

28．（c）雄性激素促使生殖器男性化；缺乏雄激素胚胎则发育为女性。

29．（a）催乳素促进乳汁生成而催产素则刺激肌上皮细胞，导致射乳反射。

30．（d）在女性生殖道内精子能正常存活 5 天。

判断正误

1．正确

2. 错;子宫是附属性器官。

3. 正确

4. 正确

5. 正确

6. 正确

7. 错;包皮覆盖于阴茎头,是血管的保护性鞘膜。

8. 错;副交感冲动使动脉血管舒张从而使阴茎内的血流量增多而勃起。

9. 错;精子与附属腺的添加物是在射精管内混合的。

10. 错;乳腺是特化的汗腺。

11. 错;催乳素促进乳汁生成。

12. 正确

13. 错;前庭大腺的分泌物在性交时可以湿润和润滑阴道口。

14. 错;间质细胞分泌睾酮,而支持细胞为精子提供营养。

15. 错;分泌期是从排卵至月经期开始。

填空题

1. 隐睾   **2.** 射精

3. 输卵管;输精管   **4.** 间质

5. 精索静脉曲张   **6.** 处女膜

7. 5;24.   **8.** 初潮

9. 分裂   **10.** 异位妊娠

填图题

1. 输卵管   **2.** 子宫体

3. 子宫内膜   **4.** 子宫肌层

5. 子宫外膜   **6.** 子宫峡

7. 子颈管   **8.** 子宫口

9. 子宫颈   **10.** 阴道

匹配题

1.（f）   **2.**（a）

3.（e）   **4.**（g）

5.（d）   **6.**（h）

7.（i）   **8.**（j）

9.（b）   **10.**（c）

（杨　琳　高秀来　译）